U0233481

AESTHETIC
THREAD REJUVENATION IN ASIANS

东方线雕
美容医学

主编　崔海燕

北京大学医学出版社

DONGFANG XIANDIAO MEIRONG YIXUE

图书在版编目（CIP）数据

东方线雕美容医学 / 崔海燕主编 . -- 北京：北京
大学医学出版社，2019.5
ISBN 978-7-5659-1984-8

Ⅰ.①东… Ⅱ.①崔… Ⅲ.①美容－整形外科学
Ⅳ.① R622

中国版本图书馆 CIP 数据核字 (2019) 第 070477 号

本书封面图片由敦煌研究院提供。

东方线雕美容医学

主　　编：崔海燕
出版发行：北京大学医学出版社
地　　址：（100191）北京市海淀区学院路 38 号　北京大学医学部院内
电　　话：发行部 010-82802230；图书邮购 010-82802495
网　　址：http : //www.pumpress.com.cn
E － mail : booksale@bjmu.edu.cn
印　　刷：北京信彩瑞禾印刷厂
经　　销：新华书店
责任编辑：李　娜　　责任校对：金彤文　　责任印制：李　啸
开　　本：889 mm × 1194 mm　1/16　印张：22　字数：568 千字
版　　次：2019 年 5 月第 1 版　2019 年 5 月第 1 次印刷
书　　号：ISBN 978-7-5659-1984-8
定　　价：398.00 元

医学美容是医学限制条件下的艺术创作。

——崔海燕

编委会

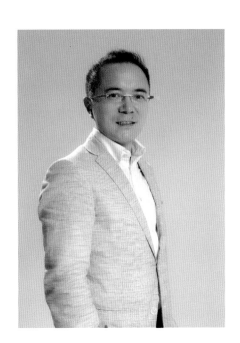

崔海燕

上海交通大学医学院附属第九人民医院虹梅门诊	主任
中国整形美容协会医美与艺术分会	会长
上海宋庆龄基金会怀训整形艺术公益基金	主席
美国《美容整形外科》（APS）杂志	编委
全球华裔整形外科医师协会（WAPSCD）	理事
国际整形美容暨皮肤抗衰老大师课程（IMCAS）	学术委员
《东方注射美容医学》	主编
中华医学会整形外科学分会医美艺术学组	组长
中华医学会整形外科学分会微创美容学组	副组长
中华医学会整形外科学分会激光美容学组	副组长
中国医疗美容大会	执行主席
美沃斯国际医学美容大会	联合主席

　　我的学生——上海交通大学医学院附属第九人民医院的崔海燕主任主编的《东方线雕美容医学》即将出版，我欣然受邀为其作序。这是他继《东方注射美容医学》之后的又一力作，也是"东方微创美容医学"系列丛书的第二部。在本书中，崔海燕主任不仅邀请了国内多位著名的整形美容外科专家和学者参与编写，还邀请了美国、格鲁吉亚、日本、韩国和新加坡等国的专家执笔，他们有的是该技术的原创者。

　　线雕美容是通过将特殊线材植入到人体内来满足人们年轻、美丽和愉悦需求的外科技术，它可以对组织器官进行紧致、固定和提升，从而达到形态、结构、功能改善和再造的目的，是当今世界上发展方兴未艾的整形外科技术，具有广泛的应用前景。研究发现，线雕美容达到的治疗作用不仅仅是线提紧的物理作用，还有后继的生物学效应，使治疗效果能得到一定时效的延续。线雕美容面部年轻化自马文熙教授于2004年率先在国内报告以来，纵观国内外发表的文献，还未见到大样本、多因子和长期随访研究的报告，我也衷心期望中国同行能填补这一空缺。

　　崔海燕主任多年来一直努力学习进取、勤恳专研和总结写作，获得了国内外同行的好评。他不仅担任国内诸多学术团体的重要职务和杂志编委及审稿人，还受邀担任美国《美容整形外科》（Aesthetic Plastic Surgery）杂志编委和国际整形美容暨皮肤抗衰老大师课程（IMCAS）学术委员。崔海燕主任等众多编者编写的这本《东方线雕美容医学》集权威性、科学性、人文性于一体，对指导整形外科医师及相关专业医师的临床实践具有很重要的参考价值。希望读者们能从中汲取营养，以便更好地为广大求美者服务。

　　整形外科医师是救死扶伤，带给人美丽英俊、年轻愉悦的天使，不仅能精准地治疗就医者，还要把善良和知识传给年轻一代人。学习和传授知识没有终点，只有永远！

王 炜
上海交通大学医学院附属第九人民医院整复外科终身教授
中国修复重建外科学会、中国医师协会整形美容分会创始和筹建人之一
美国《整形与重建外科》（PRS）杂志国际编委

Aesthetic thread placements for rejuvenation in various parts of the body especially for the face have indeed become a popular aesthetic procedure worldwide. This minimally invasive approach provides instant results but with minimal down time and recovery. In addition, thread itself may stimulate collagen formation around the adjacent cutaneous tissue even it will eventually be dissolved. Therefore, its lasting results may also be through tissue regeneration. In general, this is a patient driven market for aesthetic rejuvenations to improve facial aging so that the patient may look younger but without undergoing some major facial cosmetic surgical procedures. Therefore, this is a potentially huge market because it is very much driven by patients, even for those at a relatively young age, who require facial thread placements to improve their appearance so that they can look younger or even more attractive. However, performing facial or other thread appears to be simple but complications or less desirable cosmetic results are relatively common by less experienced practitioners. Therefore, there is an urgent need for a textbook that can be referenced by medical professionals who feel comfortable and qualified to perform thread placements for their patients.

Aesthetic Thread Rejuvenation in Asians will be published by Peking University Medical Press. The book's editor-in-chief, Dr. Haiyan Cui has really no need for introduction because he is a nationally or even internationally renowned expert for minimally invasive aesthetic procedures in Asians. This textbook edited by Dr. Cui, focuses on the anatomic approach to each area of the face or other part of the body with emphasis on aesthetic goals of thread placements to each unique area of the face or body. Many "thread surgeons" from USA, Singapore, Georgia, Japan, South Korea, Taiwan and Mainland China participated in writing chapters of this new but comprehensive textbook. The book starts with an overview and future perspective of the thread, principles of pre-procedure planning and aesthetic goals, and all current theories and techniques of thread placement, indications and contraindications, and management of complications after thread placement. It follows by a detailed description of thread's clinical application in each area of the face and in the neck, upper extremity, shoulder, trunk, buttock, and genital area. This book represents a landmark text that gathers extensive clinical experience from many renowned experts both nationally and internationally.

Many authors are not only true experts of "thread surgeons" but also excellent speakers to promote the safety and perfection of thread placements. Besides contributions from several international contributors who have invented this procedure, there has been a unique contribution from several Chinese plastic surgeons who have extensive clinical experience of thread placement for facial or other rejuvenation. The aesthetic goal of the thread placement would be to provide relatively long-lasting results of each patient's face or other part of the body so that the patients can be satisfied for the rejuvenation at least for a period of the time without undergoing a more extensive surgical procedure. All these can be accomplished through just thread placement performed primarily in an office-setting.

You will definitely find this textbook is not only comprehensive but also very useful. Each chapter has been carefully edited by the Editor-in-Chief so that it is consistent and easy to read. This book will not only be beneficial to junior practitioners who have started their careers but also for more senior practitioners who would learn some pearls from it. The book will certainly help me to sharpen my skills so that so I will be able to serve my patients better. There is no doubt in my mind that this textbook would be a must for all levels of practitioners because it is one of the very best books in the field. Dr. Cui, the Editor-in-Chief, should be congratulated to publish such a remarkable and high-quality textbook in aesthetic medicine.

Lee L.Q. Pu, MD, PhD, FACS, FICS

Professor of Plastic Surgery

Certified by American Board of Plastic Surgery

Associate Editor, Aesthetic Plastic Surgery

Clinical Editor, Aesthetic Surgery Journal

University of California Davis Medical Center

Sacramento, California, USA

在身体的各个部位特别是面部植入美容线来实现年轻化，已经成为世界范围内的一种流行的美容手术。这种微创的方法可即刻出现效果，并且停工时间短。此外，它可通过刺激周围皮肤的胶原生成来促进组织再生和维持其持久效果。总体来说，美容市场是以患者为导向，患者希望通过一些不太复杂的面部美容手术即能实现其面部年轻化。因此，这是一个很大程度上由患者驱动的潜在的巨大市场，即使是那些相对年轻的患者，也需要植入线材来改善他们的外观，以看起来更有活力或更有吸引力。然而，线雕美容看似简单，但对于经验较少的从业者而言，出现并发症或治疗效果不理想的情况并不少见。因此，我们迫切需要一本教科书来帮助医务人员进行规范的线雕美容操作。

《东方线雕美容医学》即将由北京大学医学出版社出版发行。本书的主编崔海燕教授无须多加介绍，因为他是国内外知名的亚洲微创美容手术专家。这本由崔教授主编的书籍侧重于面部和身体的解剖，强调在每个特殊区域植入线材的美学要求。很多来自美国、新加坡、格鲁吉亚、日本、韩国、中国台湾和大陆的"线雕外科医生"参与了这本著作的编写。本书开篇回顾了线雕美容的历史，并对未来的发展前景进行了预测；接下来对术前设计、美学原则、当前的理论和技术、适应证和禁忌证以及并发症的管理逐一进行了阐述。在此基础上，详细介绍了线雕美容在面颈部、上臂、肩部、躯干、臀部和生殖器部位的临床应用。这本里程碑式的教科书汇集了多位国内外著名专家宝贵的临床经验。

很多作者不仅是线雕外科专家，而且是致力于线雕美容安全性和有效性培训的杰出讲者。几位发明这种手术的国际专家在本书中介绍了他们的观点，除此之外，还有多位中国整形外科专家撰写了相关章节，他们在面部或其他年轻化治疗领域有着丰富的临床经验。线雕美容的目标是使患者面部或身体的其他部位获得相对持久或至少在一段时间内的年轻化效果，通常在门诊即可完成手术，而无须接受更大创伤的外科手术。

你一定会发现这本书不仅全面，而且非常实用，每一章都经过作者的精心编辑，使其前后一致，易于阅读。本书不仅适用于刚刚开始职业生涯的初级从业人员，也有助于资深从业人员提高技术水平。对我个人而言，我也一定能从中汲取营养，使我能更好地为患者服务。我认为《东方线雕美容医学》无疑是该领域最好的著作之一，是所有从业者的必备参考书。祝贺崔海燕教授等众多编者编写了如此优秀和高质量的美容医学著作！

蒲力群

医学博士，实验外科博士

美国加州大学戴维斯医学中心整形外科教授

美国外科学院院士

国际外科学院院士

美国整形外科医师协会常务委员

《美容整形外科》杂志副主编

《美容外科杂志》临床主编

前　言

王国维曾在他的名作《人间词话》中写到，做学问有三重境界，第一重境界"昨夜西风凋碧树，独上高楼，望尽天涯路"；第二重境界"衣带渐宽终不悔，为伊消得人憔悴"；第三重境界"众里寻他千百度，蓦然回首，那人却在灯火阑珊处"。

当将《东方线雕美容医学》的书稿交付北京大学医学出版社之际，我感慨万千。王国维提到的三重境界中，每一重境界都包含了书稿写作过程中一幅幅鲜活的画面。为了深入地了解线雕，我穿越美国与墨西哥两国的边境，从圣迭戈到蒂华纳的工厂考察；到韩国首尔线材研究所和工程师讨论；和Quill线的发明人Dr. Ruff促膝长谈；和Dr. Woffles一起欣赏交响乐；以及无数个夜晚对着电脑敲打键盘；还有很多小伙伴们夜以继日地搜集资料、整理校对。从杂乱无章的资料，到书稿的大纲形成，再到每个细节的推敲，以及几易其稿，才有了今天这本倾注了全体编者大量心血的《东方线雕美容医学》。

"东方微创美容医学"系列丛书的诞生，源于我对东方文化的深深热爱和自豪。这些年来，在诸多的国际学术交流中，我一直倡导和推广东方审美特征与审美方法、东方解剖学特点与东方微创美容医学的系统化解决方案，强调如何用国际语言讲好东方医学美容，这样的坚持得到了很多国内外朋友的支持和认同。《东方线雕美容医学》是继《东方注射美容医学》之后"东方微创美容医学"系列丛书的第二部。微创美容医学有五种重要治疗手段即"加、减、紧、亮、弹"，线雕美容除了紧致提升作用外，还具有加、减、亮、弹这四种作用，可以说线雕美容在微创美容领域占有极其重要的地位。

现阶段，线雕美容非常受欢迎，几乎所有的医疗美容机构和医生都在做，所有的学术会议都在讲，但大多数都停留在技术层面和营销层面，照搬硬套西方的方法，缺乏循证医学的依据，缺乏解剖学和组织学的研究，甚至违背了微创美容医学的基本原则，过度夸大线的作用，过度片面强调线的提升作用，导致临床上出现了"僵尸脸""面具脸"以及凹凸不平的现象，还有一些诸如面神经损伤的严重并发症。这些都促使我们去研究和探索线雕美容的定义到底是什么，线雕的解剖学依据是什么，线雕美容的原理是什么，线材植入到体内后会发生哪些组织学反应，线雕到底布线在哪一个层次更安全有效？线雕操作的基本原则是什么，什么样的线材才是好的线材⋯⋯

为了回答好上述诸多问题，我们一方面查阅了大量的中英文资料，并到美国、法国、德国、墨西哥、新加坡、韩国等地与线材研发人员及使用专家深入交流，实地考察工厂，从线材的设计、生产、储存、运输、使用等各方面详细了解每一个环节；另一方面开展了大量的临床实践和离体实验研究。在此基础上，我们逐渐形成了本书的大纲思路。

本书共24章。总论部分包括：线雕美容医学的回顾与展望、人体美学形象的整体设计与构建、线雕美容医学之专家笔谈、线雕美容医学的材料学简介、线雕美容医学相关解剖学与组织学研究、线雕美容医学的术前设计精选、线雕美容医学的麻醉与护理、线雕美容医学的适应证与禁忌证、线雕美容医学的并发症预防及处理、线雕美容医学的设置标准和线雕美容与其他微创美容技术的联合应用。各论部分包括：上面部线雕美容医学，中面部线雕美容医学，眶周线雕美容医学，鼻部线雕美容医学，下面部线雕美容医学，颈部线雕美容医学，乳房线雕美容医学，上臂线雕美容医学，肩、背部线雕美容医学，腰、腹部线雕美容医学，臀、腿部线雕美容医学，私密线雕美容医学和面瘫的线雕治疗。本书尽可能全面地回答了临床和线材研究中存在的问题。

在本书中，经过专家们的讨论，我们首次提出了线雕美容医学的定义和概念，建议将英文表述由"thread lift"改成"thread rejuvenation"，将中文表述由"埋线提升"改为"线雕美容"，这样更能客观地反映线雕美容的本质和指导我们的临床思路。根据SMAS除皱术的原理和解剖学基础，本书提出了面部线雕美容的双平面"两孔三扇面法"和双平面"连续多Z法"，使临床操作更加科学合理。上述这些都有助于线雕美容医学的健康发展。

写书的过程是学习的过程，也是提高认识的过程，更是享受幸福的过程。经过"衣带渐宽终不悔"的执着，最终发现"那人却在灯火阑珊处"的美好。

非常感谢我的老师上海交通大学医学院附属第九人民医院终身教授王炜老师，以及国际著名整形外科专家美国加州大学戴维斯医学中心Lee L. Q. Pu教授为本书作序，感谢Gregory L.Ruff、王晓军、Woffles Wu、Shinichi Soyano、Sulamanidze、黄柏翰等教授为此书的编写做出的重要贡献。

感谢参与编写的各国学者和朋友们，感谢北京大学医学出版社李娜等编辑老师们，感谢我的学生们，你们的无私奉献让我感到非常温暖。

崔海燕

目　录

Aesthetic
Thread Rejuvenation in Asians

目 录

各 论

目 录

总 论

第 1 章

线雕美容医学的回顾与展望

好雨知时节，当春乃发生。随风潜入夜，润物细无声。

——杜甫《春夜喜雨》

第 1 节　线雕美容医学的定义与概念

笔者通过对微创美容的研究，从解剖学依据、线材材料学研究进展，以及大量线雕美容的临床实践和教学培训中，总结概括了线雕美容医学的定义。线雕美容医学是通过将特殊线材植入到真皮层、皮下组织层、浅表肌腱膜系统（superficial musculoaponeurotic system，SMAS）层、肌肉层、骨膜上，从而达到局部皮肤软组织紧致、提升、填充、塑形及嫩肤的目的，以实现美丽化和年轻化愿望的一种微创美容方式。该定义非常重要，它是线雕美容医学的指南，对线雕美容手术方案的设计、技术操作层面以及线材的研究方向等均有一定的指导意义。

关于线雕美容的作用，很早就有报道，有考古学家发现古埃及皇后木乃伊的面部皮下植入了大量金丝，推测其是为了抵抗衰老、永葆青春。近 20 年来，线雕美容的兴起主要还是得益于整形美容的微创发展趋势以及线材研究的一系列进展。我们知道，整形美容从创伤很大的手术，逐渐向微创、无创方向发展，人们追求简便、安全、自然、无须恢复的美容方式。同时，线的材料学研究也有了很大的进步，这些都给线雕美容的流行带来了可能。

目前，从材料的特性上，线可以分为 PDO（对二氧环己酮）、PPDO（聚对二氧环己酮）、PCL（聚己内酯）、PLCL（己内酰与 L- 丙交酯共聚物）、PLLA（左旋聚乳酸）、PLGA（聚乳酸与羟基乙酸共聚物）、GA+TMC（乙二醇酸与亚丙基碳酸酯共聚物）、PP（聚丙烯）等材料；从线材类型上，有平滑线、螺旋线、倒刺线、铃铛线、鱼骨线、爆炸线、小辫子线、弹簧线等多种类型；从线的工艺上，则有切割、压印和超声波等模式之分。线的组织学研究也证实，PPDO 线材植入皮肤的真皮层和皮下组织层后，会在 24 周开始降解、碎片化，局部组织会产生新的毛细血管、成纤维细胞和结缔组织，植入线周围的脂肪也会发生溶解。

综上所述，整形美容的微创趋势、线的材料学研究进展、线植入后的组织学研究以及市场的繁荣，共同促进了线雕美容的蓬勃发展。

线雕的主要作用是紧致、提升、填充、塑形、嫩肤，其中，紧致作用相当重要，紧致使我们的皮肤软组织变得紧实、平整、年轻而有弹性，这也是线材本身的特性决定的；线有一定的提升作用，有力而持久的提升是我们追求的目标和研究方向。

然而，过度强调提升，忽略线材的基本特性，甚至违背微创医学美容的原则，就会出现凹凸不平、表情不自然的临床表现。过度的商业炒作也会使线雕美容走入一些误区，比如过度强调线的提升作用，过度夸大线的作用效果，按照植入线的数量收费等，导致临床出现了淤青肿胀、面孔僵硬、表情怪异，以及满脸凹坑的情况。这些都与微创医学美容的原则不相符合，我们不要把压死骆驼的最后那根稻草变成线雕美容中被过度夸大的那根线。

医学美容是医学限制条件下的艺术创作。首先要遵从基本的医学原则，其次要遵从人体美学形象整体设计的原则，不能单靠某一种手段或一种方式而达到目的，也不能只是简单的商业考量，而是综合、灵活地运用多种技术手段，本着客观科学及审美的态度，才能创造出完美的作品。

（崔海燕）

第 2 节　线雕美容医学的回顾与展望

线雕美容的历史相当悠久，古埃及人在公元前 50 年左右（距今 2000 多年）就已经开始尝试在面部皮下埋置金线来改善面部外观，有人甚至认为克利奥帕特拉七世（埃及艳后）是因为埋置金线才得以保持她的美丽容颜。在近代，俄罗斯、日本、西班牙、法国和中国等国家和地区也有以美容为目的在面部埋置金线的报道。埋置金线会引起轻度炎症反应，胶原沉积于线周围，瘢痕成熟时会出现轻度挛缩，从而改善面部外观。来自俄罗斯的 Adamyan 医生将金线和可吸收的聚乙二醇缝线结合，增强其炎症反应，从而改善手术效果，并于 2000 年获得了美国专利。

历史上曾用过多种平滑线进行线雕，但平滑线的疗效持续时间很短，因为线材在软组织中会有切割（cheese-wiring）效应，当缝线在软组织中发生切割时，提升效果就会渐渐消失。

为了获得更好的紧致、提升效果，避免平滑线的切割效应，倒刺线应运而生。相对平滑线，倒刺线有一定的优势：更好的抓持力、摩擦力和耐久性等。线雕技术的发展主要基于倒刺线的发展和演进。本章主要回顾倒刺线的发展史。

一、倒刺线的发展史

1964 年，普通外科医生 John Alcamo 首次在美国获得了倒刺线的专利，他早在 1956 年就开始为自己设计的倒刺线申请专利。他有许多优美的单向倒刺设计（图 1-2-1），而且有相应的技术来应用这些设计。然而，因为他设计的是单向倒刺线，外科医生需要把缝线再缝回来才能关闭切口，不太方便，限制了其在临床的广泛使用。Alcamo 医生预言，倒刺的抓持力可能足以关闭切口，而无须打结。

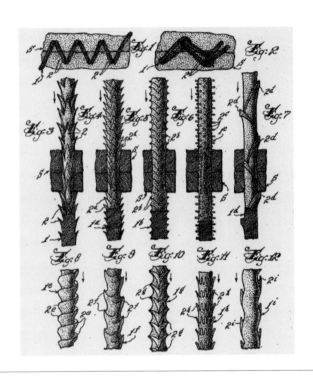

图1-2-1　Alcamo医生设计的倒刺线

紧随其后，也是在 1964 年，骨科医生 Alan McKenzie 发明了双向多重倒刺线，并提出倒刺线在进行肌腱修复的时候可能效果更好。McKenzie 医生自己在解剖显微镜下制作倒刺，费时、费力，而且制作的倒刺线对组织的抓持力较弱。虽然他于 1967 年在英国获得了倒刺线专利，但之后并没有继续研发。

随后，美国的发明家 Tanner 发明了一种双向倒刺线，仅在缝线根部才有倒刺，他的倒刺线于 1972 年获得了美国的专利，但并未广泛应用于临床。

来自格鲁吉亚的 Sulamanidze 医生在 1997 年发明了用于面部年轻化的倒刺线，这是一种单向倒刺线，材料为不可吸收的聚丙烯，固定在颞肌筋膜上。他提出了缝线提升的概念，并在 1998 年莫斯科第二届美容年轻化外科会议上进行了首次报道，于 1999 年申请了专利。

Sulamanidze 医生对线材进行了不断改良，随后设计了一款双向倒刺线，以 2-0 号聚丙烯缝线为原料，并将其命名为 APTOS 线（anti-ptosis suture，即抗下垂缝线）（图1-2-2）。他于 2001 年起将 APTOS 线用于面部线雕的研究成果发表于多个学术杂志上，至此，这项技术在整形美容界得到了普遍认可和广泛发展。

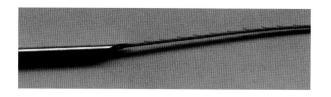

图1-2-2　APTOS线

最初的 APTOS 线是单针的，需要在颞部做小切口固定缝线。Sulamanidze 医生于 2002 年研发出双针的 APTOS 2G 线（图1-2-3）。双针倒刺线的优势在于，仅通过进针点，无须小切口即可固定缝线，应用更加方便，而且患者创伤也更小。

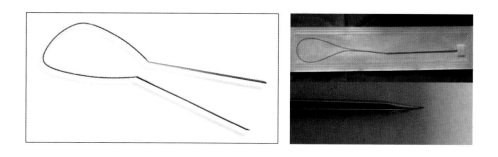

图1-2-3　APTOS 2G线

APTOS 线在面颊部的提升效果最好，因为该部位表情较少，而且肌肉活动较弱，但 APTOS 线在下颌线（jaw line）的效果不佳，因此 Sulamanidze 医生又对 APTOS 线进行了改进，研发出弹簧状的 APTOS Spring 线（图1-2-4），以聚丙烯作为线材，是一种卷曲的平滑线，带有记忆功能，可提升下颌线，改善下颌轮廓。与对抗肌肉运动的倒刺线不同的是，APTOS Spring 线可随肌肉一起运动，持续提升和支持组织。

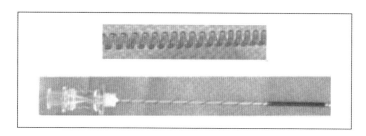

图1-2-4　APTOS Spring线

来自美国的 Harry J. Buncke 医生在显微重建外科方面做出了诸多贡献，被称为"显微外科之父"。他在 1997 年申请，并于 1999 年获得了美国的专利，专利内容包括多种单向和双向倒刺线的设计（图 1-2-5）、生产和应用，并且计划将其应用于关闭切口、修复肌腱及面部提升。后来他的专利被 Gregory L. Ruff 医生的 Quill Medical 公司收购。

Ruff 是来自美国的整形外科医生，他曾在密歇根大学获得动物学的学士学位，他受到豪猪身上倒刺的启发，开始在手术室用 PDS 缝线自制倒刺线，尝试用于提眉、面部提升和颈部提升（图 1-2-6）。他于 1993 年申请，并分别于 1994 年和 2001 年获得美国批准的单向和双向倒刺线装置的专利。

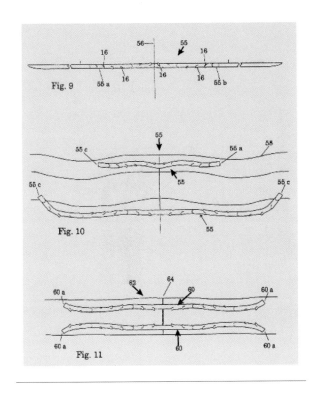

图1-2-5　Buncke医师设计的部分倒刺线

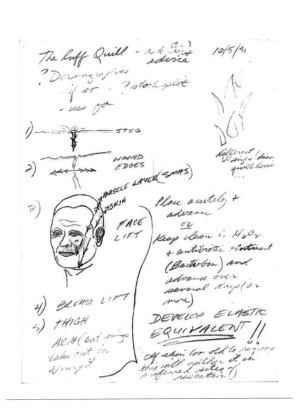

图1-2-6　Ruff医生的倒刺线设计图

Ruff 医生于 2000 年创立了 Quill Medical 公司。Ruff 医生后来又研发了专门用于面部提升的 Contour Threads 缝线，这是一种 2-0 号聚丙烯缝线，全长 25 cm，中间的 10 cm 有倒刺，并于 2004 年获得 FDA 批准用于中面部提升（图 1-2-7），这也是 FDA 批准的第一款用于面部提升的倒刺线。随后，Ruff 医生对 Contour Threads 缝线进行了改良，推出了双直针、长度 55 cm 的倒刺线，称为"Articulus"。最近，Ruff 医生自己的做法是，在小切口面部除皱术中，完成皮下潜行分离，切除多余的皮肤之后，应用倒刺线做悬吊缝合。另外，他创立的 Quill（快翎）缝线有多种规格和材料，广泛用于各种伤口缝合，特别是内镜手术缝合中。

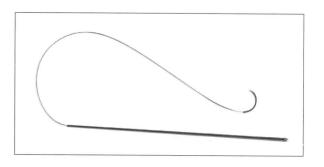

图1-2-7　美国FDA批准的第一款Contour Threads倒刺线

Woffles Wu 是新加坡的整形外科医生，他在 2001 年看到了 Sulamanidze 医生的研发成果之后，购买了一些 APTOS 线并应用于临床。随后，他对 APTOS 线进行了改良，设计了 Woffles Thread 线，并于 2003 年在悉尼的会议上汇报了自己的成果，并于 2004 年发表论文。随后，Woffles Wu 医生对线进行改良，2.0 版为"V"形，3.0 版为"X"形（图 1-2-8），以更好地避免线对软组织的切割作用。

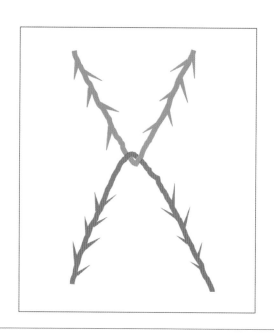

图1-2-8　Woffles Wu倒刺线3.0版

Nicanor Isse 是美国的整形外科医生，在内镜面部除皱术方面做了很多开创性工作。Isse 设计的第一种倒刺线称为"Isse Endo Progressive Facelift Sutures"，并且于 2003 年按照美国 FDA 的要求进行了临床试验。早期效果很好，患者满意度很高。然而，疗效并不持久，许多患者在术后 6 个月左右复发。

Isse 开始从病理学角度分析疗效不够持久的原因，并总结了四点原因。第一，他观察面部组织对线材的反应，发现聚丙烯作为一种组织反应很小的缝线材料，并不会产生强烈的炎症反应。正因为没有强烈的炎症反应，所以在聚丙烯缝线周围无法形成大量的新生胶原，影响疗效的持久性。第二，在筋膜处的线结和倒刺与脂肪组织的交界面仍有组织切割的可能性。第三，线材本身就有问题。在电镜下观察，聚丙烯由一捆细线组合而成，随着时间的推移和面部表情肌的作用，缝线最薄弱的倒刺部位可能会出现断裂。第四，线材稍有松弛，提升效果就会受到很大影响。深入研究面部运动之后，Isse发现，5~7 mm的提升就能塑造出年轻的面颊，如果线材松弛2.5 mm，就会导致提升效果减半。

考虑到上述因素后，Isse研发了铃铛线（Silhouette Suture），线材上不但有线结，而且有小小的锥形"铃铛"（图1-2-9）。铃铛有两个重要功能。首先，在埋线的时候可以增强缝线的抓持力。其次，铃铛的材料会在8个月后吸收，在吸收过程中会出现比较强烈的炎症反应，从而增加线结和线材周围的新生胶原，延长线雕的疗效。

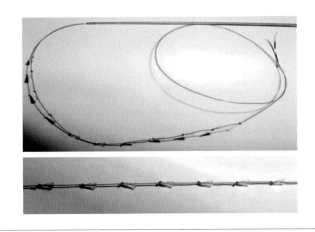

图1-2-9　铃铛线，可见线结和"铃铛"

在2001—2003年期间，是线的基础研发和临床实践的高峰阶段，很多医生在尝试不同的线材和线雕方法。2002年，Sasaki和Cohen报道用不同种类的线进行面中部年轻化，例如Gore-Tex（膨体聚四氟乙烯）、Vicryl（90%乙交酯+10%左旋丙交酯的可吸收聚合物）、Polyproylone（聚丙烯）。

随着求美者和医生对微创美容要求的提高，2009年，韩国医生开始使用PDO（PPDO）线材进行线雕美容。2010年前后开始流行套管针和线一体化的套装，使用和操作起来更加方便。

Sapountzis等使用不可吸收性网状倒刺线Reeborn，由前端平滑导入段、倒刺段、网状段、中部倒刺段及最末的锚定段五部分组成。其独特的1 mm小孔构成的网状结构使得其抗张强度增加，而直接锚着于颞深筋膜的末段也加强了其稳定性，并减少了线头外露等风险。

Fukaya使用了"Xtosis"线，该线因由两根0号（USP）不可吸收倒刺线交叉成字母"X"状而得名。其特殊的交叉结构使得线四端的作用力可沿不同方向传导，埋入面部后，交叉点一般位于颞部。又因其较其他线更粗，可承受更大的拉力。

意大利的Savoia使用Happy Lift线，这是一种可吸收的PCL（聚己内酯）缝线。他治疗了37例患者，随访1年，89%的患者表示效果满意。

二、目前常用的线材类型

目前主要应用的线材类型有 PDO（PPDO）、PLA、PCL、PP 等。

PDO（对二氧环己酮）/PPDO（聚对二氧环己酮）是市场上最常见的线材类型，应用历史比较长，是由合成可降解聚合物制成，大约维持 6 个月时间，可通过水解作用被人体吸收，并刺激成纤维细胞在靶区产生胶原蛋白而起作用。PDO 主要有平滑线、倒刺线和螺旋线三种类型。单股的平滑线光滑、无倒刺，主要是收紧皮肤，仅有少量的提升力。倒刺线有钩住组织的倒钩，以提供支撑并提起下垂组织。螺旋线在针的周围两线缠绕，可以很好地修复皮肤凹陷区域。倒刺线和螺旋线周围产生的胶原蛋白有助于恢复体积，改善皮肤纹理和弹性，从而产生自然的美学效果。

PLA（聚乳酸）/PLLA（左旋聚乳酸）是一种生物相容性聚合物制成的，聚合物来源于乳酸。与PDO 相比，PLA 被吸收的时间和刺激胶原蛋白再生的时间更长。植入后有肉芽肿的报道。PLA 线通过锥体钩住组织，有利于恢复面部区域的形状，并有提升的效果。

PCL（聚己内酯）是一种生物可吸收的单丝己内酯的合成物，比 PDO、PLA 的吸收和再生胶原蛋白的时间更长，能够有效地紧致皮肤和防止皮肤下垂。线可引起纤维化反应，即使线被吸收后，提升和张力依然存在。线断裂后产生分子量小的分子，可以诱导皮肤产生胶原蛋白和透明质酸，使皮肤更滋润，有活力，紧致更持久。目前 PCL 的复合材料也是很多厂家的研究方向。

PP（聚丙烯）是由丙烯聚合制得的一种热塑性树脂，是一种惰性材料，不可吸收，无毒、无味，具有优良的力学性能。

三、小结

在线雕美容医学的设计和技术操作上，根据不同线材的不同特性，有很多方法。线雕美容的适应证很多，但线雕并不是万能的，线雕美容不适用于皮肤过薄、过松及过度肥胖的人。随着微创、无创美容越来越受欢迎，线雕案例越来越多。各国医生根据东西方审美的不同特点以及解剖学差异，都在探索适用本地人种的设计和操作方法。

上海交通大学医学院附属第九人民医院崔海燕医生根据线雕原理并结合自己多年的临床经验，提出了线雕美容医学的定义：即通过植入到真皮层、皮下层、SMAS 层、肌肉层、骨膜上的特殊线材，达到局部皮肤软组织紧致、提升、填充、塑形及嫩肤的目的，从而实现美丽化和年轻化愿望的一种微创美容方式；并且提出修改线雕中英文表述的建议，即英文表述 thread lift（suture lift）改为 thread rejuvenation（suture rejuvenation）或者 thread tightening（suture tightening），中文表述"埋线提升"改为"线雕美容"。

崔海燕医生总结了面部线雕的简单设计操作方法：第一种为双平面"两孔三扇面法"，第二种为双平面"连续多 Z 法"（图 1-2-10）。设计和操作方法根据 SMAS、面神经、腮腺及表情肌的解剖特点，在外眦水平外 1 cm 做垂线，垂线内、外进行双平面布线。在垂线外侧，线可走行在 SMAS 筋膜层；在垂线内侧，线须走行在 SMAS 浅层。这样既符合解剖学原则，又符合除皱术的原理，同时加强了紧致、

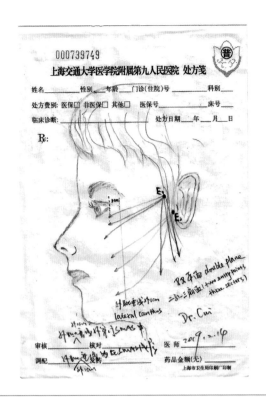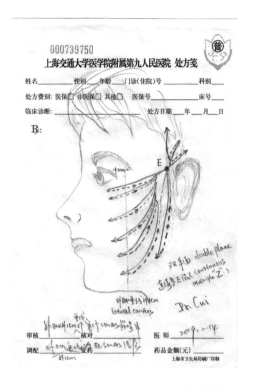

图1-2-10　左图：双平面"两孔三扇面法"，右图：双平面"连续多Z法"

提升的效果，使得线雕美容成为每个整形美容外科医生都可以简单掌握的面部美化和年轻化工具（设计方案详见第6章"线雕美容医学的术前设计精选"）。

　　大量的临床实践不仅改进了线雕美容的技术方法，也促进了线材研究的进步。医生和材料学家根据实际需要研发了倒刺线，从倒刺的长度、角度、方向、空间分布、线再吸收的时间以及刺激产生胶原蛋白的能力等方面都做了研究，力图让线雕美容更加科学。倒刺线的制备工艺从切割到压印是一个进步，压印的倒刺更稳定，且抓持力更好。从压印到超声波制备又是一个进步，这种方式摒弃了高温压印所带来的线材损伤以及可能的有害物质的释放，是一种环保有效的好方法，依现在市场的状况，目前应提高超声波工艺制线的效率。

　　线雕美容医学在不断发展，各种线材在不断推陈出新。审美在进步，操作技术在进步，材料学也在进步，目的只有一个，就是创造完美的作品。临床上一直都在期待能用上安全、简便、得心应手的材料工具，笔者认为最受欢迎的线材应该符合以下几个特点：①良好的组织相容性；②能够预防感染、抵御细菌附着；③有一定的抓持力；④相对的耐久性；⑤有一定的柔韧性；⑥可以人工降解或易取出；⑦有一定的刺激胶原蛋白再生的能力。这些都需要临床研究人员和材料学家的共同努力。

　　今后，随着新的、更好的线材出现，以及线雕与其他治疗手段（如肉毒杆菌毒素注射、填充剂注射、除皱术及各种光电设备）的联合应用，线雕美容医学一定会迎来更光明、更美好的明天。

（崔海燕　黄久佐）

参考文献

[1] Ruff GL. The history of barbed sutures. Aesthet Surg J, 2013,33(3 Suppl):12S-16S.

[2] Wu WTL. Barbed sutures in facial rejuvenation. Aesthet Surg J, 2004, 24:582-587.

[3] Isse NG. Barbed polypropylene sutures for midface elevation. Arch Facial Plast Surg, 2005,7:55-61.

[4] Sulamanidze MA, Sulamanidze GM. Facial lifting with "APTOS" threads: feather lift. Otolaryngol Clin N Am, 2005, 8(5):1109-1117.

[5] Gülbitti HA, Colebunders B, Pirayesh A, et al. Thread-lift sutures: still in the lift? A systematic review of the literature. Plast Reconstr Surg, 2018, 141(3):341e-347e.

[6] Paul MD. Barbed sutures in aesthetic plastic surgery: evolution of thought and process. Aesthet Surg J, 2013, 33(3 Suppl):17S-31S.

[7] Sulamanidze MA, Sulamanidze GM, Vozdvizhensky I, et al. Avoiding complications with Aptos sutures. Aesthet Surg J, 2011, 31(8):863-873.

第 2 章 人体美学形象的整体设计与构建

江山如此多娇，引无数英雄竞折腰。

——毛泽东《沁园春·雪》

第 1 节 东西方人体审美的异同

随着人们生活水平的提高和思想观念的解放，人们对于美化、年轻化的要求也越来越高。纵观整个人体美化、年轻化的发展历程，经历了由粗放到精细，由创伤很大到微创甚至无创的过程，由单独一种手术、一种治疗方式，衍进为系统化的整体设计。医学模式也已经由单纯的生物医学模式发展到生物 - 心理 - 社会医学模式。我们可以清楚地看到，面部美化、年轻化的发展和医学模式的发展是一脉相承的。这带给我们的启示是：微创美容是趋势，整体设计也是趋势，而医学模式的变化已经是定势。我们要顺应这种趋势，通过系统化的整体设计，以及"未来"的审美设计方法，在医学限制条件下创造出完美的"作品"，发掘出求美者潜在的、个性化的美。

一、医学美容的审美

所谓人体美，是指人体在形式结构、生理功能、心理过程和社会适应等方面都处于健康状态下的协调、匀称、和谐与统一，这是一种富有体型美和生命活力美感的人体。它是一种人的自然美、心灵美和社会美高度和谐统一的多层次系统。

人体美属于形式美、自然美范畴，但又有一定的社会属性。人体的自然属性来自先天的遗传，是自然美的最高形态；人体又是人类在改造客观世界，同时也是在改造自身的社会劳动实践过程中形成和演变的，体现了人的本质力量和特定时代，以及民族的审美观念、审美态度。

对于医学美容的审美，东西方因人种和地域文化的差别，审美标准是不完全一致的。就面部而言：西方人面部轮廓清晰，颧骨窄小，结构立体，层次错落有致，光影效应明显；皮肤质地粗糙，缺乏弹性。东方人面部圆满，颧骨复合体宽大，缺乏清晰轮廓和面部层次感，明暗对比不清晰；皮肤细腻，弹性良好。西方人的主要需求为面部年轻化及抗衰老，需要填充和提拉，东方人则重在填充和轮廓塑形。

无论是东方还是西方，也不管种族和文化有无差异，经典的形式美学原则是共通的，包括对称、均衡、比例（黄金分割）、协调、多样性统一、节奏和韵律。

对于美丽形象的评价，除了形式美学的原则，我们还可以从艺术性和感性的评价上归纳为以下几点：

1．优雅的气质。优雅的气质是一个人内在素养的外在体现，笔者把它放在审美的第一位，因为它对每个人都是公平的，每个人都可以通过学习和修炼实现，腹有诗书气自华，举手投足都会自然散发出无穷魅力。

2．修长的身材。修长的身材婀娜多姿、玉树临风，是造物主赐给个人的最美的礼物。目前，整形美容只能通过形体雕塑稍加改善，而不能去根本性地改变。

3．姣好的面容。姣好的面容给人以面若桃花、春风十里的感觉。面部是整形美容医生大有作为的部位，目前的面部美化和年轻化技术、产品、设备等已较为成熟。

4．颀长的颈部。颀长的颈部会让你像天鹅一样高贵。我们可以看到那些芭蕾舞演员，她们微微抬起的下巴尽显颈部的美丽，让人自信美好。

5．丰满的胸部。丰满挺拔的胸部是无数艺术家竞相描述的地方，无论是绘画、雕塑，还是文学等作品中都有精彩的呈现。乳房是哺乳器官，也是性器官，更是美学器官，它寄托着人类的无限遐想。目前，乳房整形美容已相当成熟，并为大众所广泛接受。

6．灵动的腰身。俗话说"小蛮腰"，让人首先想到那些翩翩起舞的舞蹈演员，青春活泼，富有生气；而一个粗壮肥硕的腰身，就很难展现那份灵动。

7．浑圆的臀部。浑圆的翘臀性感迷人，是人体美丽三围胸、腰、臀围中的重要一围。

我们仅仅通过这些词语的描述，即使未见其人，也可以想象出斯人的美丽。当然，这些都是理想化的描述，作为整形美容外科医生，我们要不断学习，从文化艺术中提升我们的人文艺术及审美修养，以便更好地为求美者提供最为优质的服务。

笔者一直倡导，医学美容的最高境界应该是医学限制条件下的艺术创作。那么，不懂得审美的医生也很难做好医学美容。由此可见，医学美容不是我们想象的简单的线雕、注射、激光或手术，这些仅仅是技术手段，是基础，如果没有审美，那么结果只能是简单的堆砌，劣质且呆板，也就失去了整形美容的意义。医学美容中包含众多的科学与技术、艺术与人文的丰富内涵。作为整形美容外科医生能够徜徉其中，实在是非常幸福且幸运的事情。

二、面部上、中、下各部位的审美

（一）上面部的美学特征

额头高度应为整个面部高度的1/3，饱满圆润，有温和的、向前突出的弧度，并柔和平稳地过渡到鼻根部，其弧度优美流畅；双颞部没有明显的凹陷；眉弓微微隆起；皮肤细腻、光亮，无明显皱纹和瘢痕（图 2-1-1）。

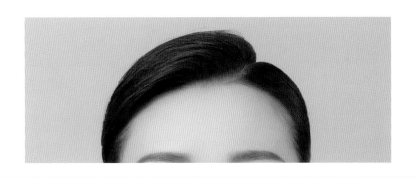

图2-1-1　上面部的美学特征

（二）中面部的美学特征

1. 眼的美学（图 2-1-2）

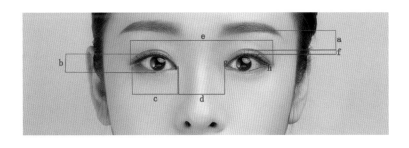

图2-1-2　眼的美学

a：眉眼间距，平均20 mm；b：睑裂高度，平均7~12 mm，最高处位于内、中1/3交界处；c：睑裂宽度，平均25~30 mm，与眼水平线面宽比例符合"五眼"；d：内眦间距，平均30~32 mm，与睑裂宽度相似；e：外眦间距，平均90~100 mm；f：重睑宽度，平均6~8 mm；g：内眦角度，稍圆钝，角度为45°~50°；f：外眦角度，稍锐，角度为30°~40°，极度睁眼时可达到60°

上睑缘位于角膜的上顶点切线，但角膜上顶点不能显露巩膜。下睑缘位于角膜的下顶点切线，或中外侧略低于角膜下缘；不遮盖任何角膜部分，但角膜下顶点巩膜显露不超过 1.5 mm。

上睑双眼皮两侧对称，弧形自然流畅，高度、深度适当，与眉毛、眼裂、脸型协调，睫毛上翘，无痕、无褶皱。下睑无外翻，无脂肪膨出，而且"眼台"轮廓明晰自然。内眼角内眦赘皮轻度遮盖（不大于一度），由上而下倾斜走向，泪阜适当暴露。外眼角无赘皮，无下垂。

瞳孔中央垂线到内外眼角的距离之比为 0.9：1.1，角膜（黑眼）与巩膜（白眼）都充分显露，而且黑白比例协调。上、下睑丰腴而不臃肿，眼窝明晰而不凹陷，皮肤紧致、有弹性，无泪沟。

眼睑无肿物、无炎症，角膜透明，巩膜蓝白色，结膜无充血、无斑块（眼部无疾病，黑眼珠明亮，白眼珠无充血、无色斑、洁白或白中带蓝）。

2．眉毛的美学

（1）眉毛的分布和位置：眉毛包括眉头、眉梢、眉峰和眉腰。眉毛的内端称为眉头，位于内眼角正上方，在鼻翼边缘与眼角连线的延长线上，两眉头之间的距离近似于一个眼睑的宽度；眉毛的外端称为眉梢，稍倾斜向下，其末端应在同侧鼻翼与外眼角连线的延长线上，末端下缘与眉头下缘大致在同一水平线上；自眉梢起，眉毛长度的中外 1/3 交界处，眉毛位置最高，称为眉峰；眉毛的中、内 1/3 为眉腰（图 2-1-3）。

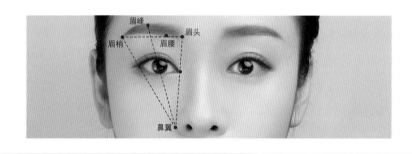

图2-1-3　眉毛的美学

（2）毛发的排列和长势：眉毛的自然生长规律是由一根根短毛，分上、中、下三层相互交织、重叠而成。眉头部分较宽，毛发倾向外上方生长；眉梢部分较窄，毛发向外下方生长；眉腰部分中间毛发较浓密，毛发方向水平向外，其上下左右毛发相对较淡。整体上看，眉毛的颜色浓密相宜，层次有序，富于立体美感。

（3）毛发的数量和变化：眉毛属硬质短毛，密度为每平方厘米 50～130 根。面部许多表情肌与眉部可以活动的皮肤相联系，所以眉毛可被牵引活动，做出表情，如烦恼、高兴、痛苦等。两眉头之间通常是平滑无毛的眉间，但有时可能长有稀而短的毛而将两眉连接起来，这种眉俗称"连心眉"。眉毛的长短、粗细、色泽与种族、性别、年龄等多种因素有关。通常，儿童的眉毛较短而稀，成人较密而色黑；男性眉毛较粗宽而密，女性则窄而弯曲；老年男性眉毛可增长，变白，俗称"寿星眉"，而老年女性眉毛则易脱落，变稀疏。

（4）标准眉形：眉毛双侧对称，与脸型、眉形协调，眉峰高度适中。眉梢略向外上的柳叶眉是东方女性典型美的特征，给人以漂亮、秀气、温柔、自然的感觉，被认为是标准眉形。目前公认的四种娇美的眉形是：拱形眉，活泼、可爱；上升眉，雅致、时尚；长拱形眉，妩媚、典雅；锐利型眉，显示出个性美和曲线美。不同的脸型应选择不同的眉形和眼形，三者的和谐不但会起到扬长避短的作用，而且会使面部曲线显得柔和生动。

3. 鼻子的美学 鼻梁直，鼻尖界限分明，拥有很好投影和旋转效果，一个垂直的鼻唇沟角度和杏仁状的鼻孔，会对容貌有极大的提升。Hinderer线条即耳屏—鼻翼连线及眼外眦—口角连线，将面中部分为四个象限（图2-1-4），以便我们区分设计。中面部的美学标准主要是线条和曲线，一张年轻的、有吸引力的脸庞是由一系列自由起伏的曲线所组成，没有尖锐的棱角和平坦的表面，弯曲的曲线（S曲线）应该适用于所有平面（横向的、垂直的、倾斜的），它随着年岁的增长而消失，修复手术应着眼于恢复弯曲曲线。

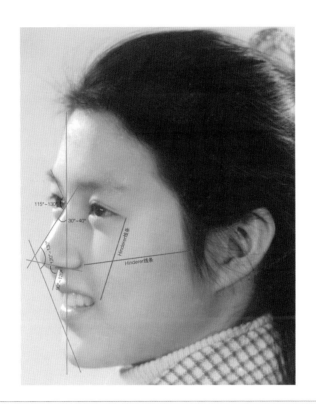

图2-1-4　Hinderer线条示意图及鼻部美学角度

Hinderer线条即耳屏—鼻翼连线及眼外眦—口角连线。鼻额角：鼻尖至鼻根的连线与眉间至鼻根的连线构成的夹角，为115°～130°；鼻面角：面前垂直平面与鼻背线之间的夹角，为30°～40°；鼻颏角：鼻颏线（鼻尖至颏前点的连线）与鼻背线构成的夹角，为120°～130°；鼻唇角：鼻小柱基底至鼻尖的连线与鼻小柱基底至上唇中点的连线构成的夹角，为90°～120°

（三）下面部的美学特征

丰满的人中嵴可增加上唇至鼻基底的丰满度；丘比特之弓锐利且边界清晰；上唇的投影应在下唇前方，唇红缘清晰，唇体饱满，上唇：下唇大小＞1：1.6，下唇"撅起"，位于鼻孔外侧之间，嘴唇长度由角膜内侧缘界定。面下部皮肤软组织紧致，口角外侧、下颌缘、耳垂周围皮肤软组织无松弛下垂，无"赘肉"；下颌缘线条流畅、均匀，面颈界线分明（图2-1-5）。

衰老嘴唇的特征有：容积减少（变薄）、唇线（起皱）、唇缘边界消失、人中嵴变平、丘比特之弓消失、嘴角向下。

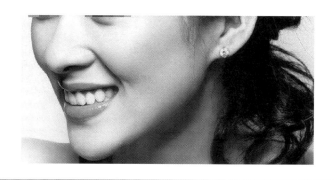

图2-1-5　下面部的美学特征

三、乳房的审美

人类关于女性乳房美的标准是不断变化的。关于女性乳房的意识尽管受到种族、地域、文化传统和价值观的影响，但作为美的体现和美的象征，总是以丰满、匀称的乳房为美。漂亮美观、起伏有致的乳房是女性胸部曲线美最为重要的组成部分之一。丰满健美的乳房是成熟女性的标志，是女性魅力的表征。什么样的乳房才是理想的乳房呢？对于女性的乳房是否发育良好，我们一般要重点考虑以下几个因素：外形、大小、挺拔程度、位置高低、两乳房的间距大小、乳头的大小、乳晕的面积以及颜色。

乳房并非越大越好。如果乳房的大小与自己的身高、三围比例相协调，这个人的乳房就是美丽的。通常美丽的乳房具有以下特点：乳房左右对称，发育状况良好，乳房内脂肪充足、不干瘪，大、小胸肌发达，乳房总体感觉柔软、有弹性、丰满、挺拔，乳房皮肤光滑、细腻，乳头、乳晕为粉红色，颜色过深、过浅都不好。

（一）乳房与全身均衡的关系

虽然人们崇尚并赞美丰满的乳房和突出的胸部线条，但乳房过于肥大不仅破坏了其美感，也对人体的健康带来各种危害。乳房的美首先表现为与全身整体均衡、协调。

1. **与身高的关系**　经乳头胸围与身高之间存在一定的比例，普通型乳房的比例在0.5~0.54。一般来说，普通的乳房经乳沟胸围较身高的一半稍大一些。中国女性经乳头胸围与身高之间的比例关系大致如下：①<0.5，乳房过小；②0.5~0.54，普通型乳房；③0.54~0.56，丰满而有魅力；④>0.56，乳房过大。

2. **与腰围、臀围的关系**　经乳头胸围与经脐部腰围和臀围之间的比例关系大致如下：①腰围与胸围之比为0.72~0.73。②臀围与胸围之比为1.1。一般认为，健康女性的臀围较轻，乳头胸围稍大一些。腰围越小，越突显胸部和臀部，体现女性的形体曲线美。

3．与肩宽的关系 女性乳房与肩部的形态和宽度有一定的关系。同样大小的乳房，溜肩女性的乳房在视觉上较实际感觉大，而耸肩女性的乳房较实际感觉为小。肩宽与经乳头胸围的比例大致为0.4，即肩部的宽度较胸围的一半稍小一些。

乳房美是女性美的重要标志。女性的胸肌虽然较男性来说很薄弱，但要获得健美的乳房，必须有健美的胸肌作基础。女性胸肌健美的标准就是结实、柔软，并且富于弹性，在此基础上，我们再来关注女性乳房的美。

（二）黄金分割比

1．黄金分割与乳房美 黄金分割比例来源于西方几何，其等式是：黄金分割比例 r=0.618∶1。而乳房美的黄金分割比例是指：锁骨连线的中点与两边乳头的连接线构成一个正三角形（图2-1-6），每两边长度和除以总周长的数值在0.6~0.7。

2．几何度量与乳房美

（1）理想乳房型态：半球型、圆锥型、圆球型。

（2）乳房高度：8~10 cm。

（3）乳晕大小：直径3~5 cm。

（4）乳头大小：约为乳晕直径的1/3。

（5）乳头高度：1~2 cm。

（6）乳头间距离：约25 cm。

（7）乳房基底面直径：10~20 cm。

（8）乳房基底面积：85~200 cm²。

（9）乳轴与胸壁夹角：约90°。

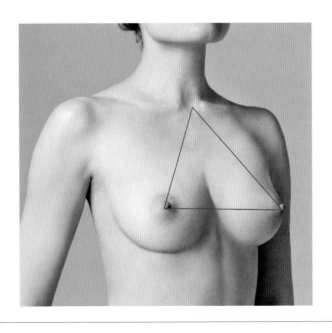

图2-1-6　乳房的美学特征

（三）乳房的分型

根据乳房前突的长度，可将乳房型态分为五型：圆盘型、半球型、圆锥型、下垂型和圆球型。

1. **圆盘型乳房** 前突的长度（2~3 cm）小于乳房基底部周围半径。乳房稍有隆起，其型态像一个翻扣的盘子，胸围环差约 12 cm，看上去不算丰满，着衣时难见乳房形状，不够理想乳房美的标准。

2. **半球型乳房** 是中国女性中较为常见的一种形状，这种形状的乳房前突的长度等于乳房基底部周围半径。

3. **圆锥型乳房** 前突的长度大于乳房基底部周围半径。

4. **下垂型乳房** 前突的长度更大，呈下垂形态。

5. **圆球型乳房** 是西方女性中较为常见的形状，乳房呈圆球状，乳房前突 8 cm 左右，丰满、浑圆，乳房肌肉发达，乳头朝外。

从医学美学与美容的角度来看，前三种乳房是正常的、健美的，尤以半球型乳房，其前突长度与基底部周围半径相等，像一个丰满的半球状，是最美的乳房型态。中国传统的审美习惯是以圆和柔为美的，圆不仅代表着中国人追求"圆满"的喜好和希望，更有着一种对事物线条的挑剔。这种对半球型乳房的情有独钟，与中国传统的审美观不无关系。

四、身体的审美

文明的发展使得身体本身也成为审美的对象。古希腊雕像中大量出现的 8 头身比例是公认的最美的身体比例（头身比 = 身高 / 头全高），亚洲人一般是 7.5 头身。最标准的身材比例为 0.618：1，即肚脐以下的长度与全身高之比等于 0.618。亚洲女性的三围（胸、腰、臀围）平均分别是 84 cm、62 cm、86 cm。

身体美从形式结构上包含以下几个主要因素：

1. **体型** 体型主要由骨骼组成以及肌肉的状态和功能决定，受遗传影响。

2. **骨骼** 人体的骨骼以脊柱为轴，左右基本对称，呈现出平衡的形式美。

3. **肌肉** 肌肉约占人体重量的 40%，那些发达而富有弹性的浅层肌肉是构成身体曲线美的基础。

4. **皮肤** 构成皮肤美的三要素是颜色、光泽和洁净。

5. **毛发** 毛发集中在头部，最易为视觉感受。毛发中最引人注目的是发型，可塑性也最强，需要与脸型和体型相协调，是彰显人体美的重要组成部分。

6. **形体** 形体美主要指身体表面令人悦目的形状和优美的姿态。经常进行体育锻炼，能够增加胸、背部肌肉体积，消除腰腹间沉积的多余脂肪，使胸、臀部丰满而富于曲线美。

（崔海燕）

第 2 节　人体医学美容的整体设计与构建

一、人体医学美容整体设计与构建的概念

人体医学美容整体设计与构建的概念包括：术前系统化的整体设计和美学评估，围术期的心理疏导，多种治疗手段的综合运用，术后的化妆、服装、造型、礼仪训练及社会生存状态的适当介入，达到局部与整体、局部与局部、机体与环境、躯体与心理统一和谐的整体美，从而打造一个积极的、充满美感的、有生命活力的美学形象。

如果我们把医学美容看成是医学限制条件下的艺术创作，那么创造美就不是单纯靠一项技术、一种治疗方式就能简单实现的，而应该是系统化、整体的设计。

我们曾经做过调查，按照国际通行视觉模拟评分法（visual analogue scale，VAS）对试验组与对照组的满意度进行评价（图 2-2-1）：在一根 10 cm 长的直线上，左端为不满意，右端为非常满意，请美容就医者（本人评价）及其家人或朋友（周围人群）、医生或护士（专业人士）在这条直线上对其术前（A）、术后（A'）整体形象满意度进行标记，然后分别计算手术前、后差值，对试验组和对照组进行统计学分析，结果发现，单纯接受某种治疗的满意度远远低于按照系统化整体设计的满意度。

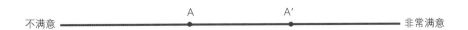

图2-2-1　视觉模拟评分法（VAS）

随着时代的发展和社会的进步，医学模式也发生了重大变革。过去的医学模式是单纯的生物医学模式，把病看好即可，而现在是生物 - 心理 - 社会医学模式，也就是说，一个手术做得再好，也只占30% 左右，还须兼顾到美容就医者精神心理、社会因素的影响，这在整形美容领域体现得尤为明显。

医学美容同样应遵循这样一个系统化整体设计的原则。我们一直在强调，技术对于医生来言是最基本的、必备的素质，但更重要的还是审美，要知道什么样是美的，怎样去审美。有些美容就医者线雕后并不满意，例如本来意在消除皮肤松弛下垂，线雕后，软组织堆积在外上侧，颧骨显得更宽，脸却显得臃肿，这是为什么呢？这里就有美学的问题，有设计与解剖的关系、局部与整体的关系问题。同样，医生做完一个自认为好看的鼻子，美容就医者却并不满意，这就是医生忽略了他们精神心理的真实需求。因此，提高医生的美学艺术修养及加强人文关怀精神尤其重要，正如加拿大的特鲁多医生所说："有时去治愈，常常去帮助，总是去安慰。"

在进行线雕美容前，不能过度强调线的单一作用，这既不科学，效果也不理想。一定要重视人体美学形象整体设计，因为整体设计能给美容就医者带来更好的形体视觉、心理满足和社会认同度。现

代医学模式强调社会、心理因素在治疗中的作用，重视美容就医者的心理状态是整形美容医生在术前、术中和术后应该倍加关注的大事。人体美学形象整体设计与构建是由医生积极主动地、系统地参与到整个医学美容的术前、术中和术后活动的始终，医患双方充分有效地沟通，既体现形式美学原理，又遵循个性化原则，多维度打造美容就医者优雅的、充满生命朝气的良好形象。

二、人体美学形象整体设计的"未来"审美评估方法

当我们掌握面部医学美容整体设计与构建的理念，有了面部审美的意识后，我们如何去发现一种简单有效的方法，既可以把专业的医学美学内容，用浅显的方式表达，让各种文化层次的美容就医者都能够很容易地听懂理解，又可以在医学美容教学中让初学者能够迅速掌握面部医学美容的要领，我们从若干次的教学培训中，总结发现"未来"这两个字作为面部审美评估的设计方法最为贴切。

在系统化整体设计理念的指导下，运用一个叫"未来"的设计方法，就可以帮助医生很好地去交流、创作。简单来说，一个人的漂亮和衰老，主要就体现在"未来"两个字上。首先，沿眉弓包括太阳穴画一条横线；其次，沿"苹果肌"画一条横线，再以额、眉间、鼻、唇、颏画一条中线；最后，法令纹这"一撇一捺"，就是未来的"未"字，如果再加上泪沟这两个点，就是未来的"来"字。"未来"二字很形象地概括了面部衰老和美丽的核心内涵。一个人的漂亮与否首先看轮廓，轮廓的比例和谐了，整体看起来就比较舒服，而轮廓重要的美学点、线在"未来"两个字上都得到了体现（图2-2-2）。

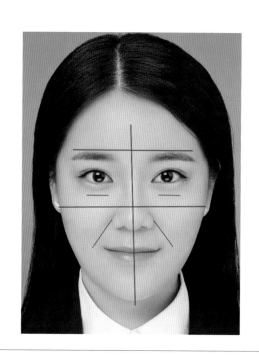

图2-2-2 "未来"设计示意图

衰老主要是皮肤软组织的松弛下垂，组织结构移位，皮肤皱褶出现、质地改变、容量缺失等，这些也体现在"未来"二字上。具体来看，以额、眉间、鼻、唇、颏组成的中线决定着一个人面部的立体、对称、均衡以及光影明暗，所以做好中线非常重要。眉弓和太阳穴这条横线，以及"苹果肌"这条横线，也是重要的轮廓线和衰老评判标准，法令纹和泪沟的加深更是衰老的重要表现（图2-2-3）。

尤其对于线雕美容初学者而言，要善于运用"未来"的审美评估方法，在"未来"二字上做好线雕、做好文章，结果基本不会差到哪里去，而且能够达到美容就医者很高的满意程度。掌握"未来"二字，我们医生会有一个美好的未来，医疗机构也会有一个美好的未来，美容就医者更会有一个美好的未来。

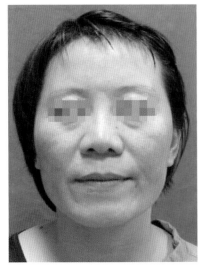 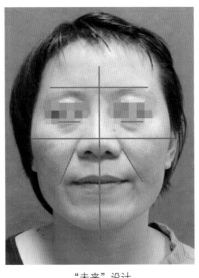 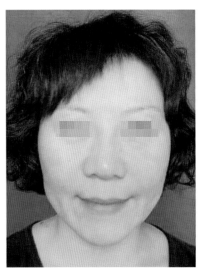

| 术前 | "未来"设计 | 术后 |

图2-2-3　按照面部整体化设计理念和"未来"设计方法，整体打造的作品

三、人体美学形象设计是帮助人们实现美丽年轻梦想的重要保障

在实际临床工作中，当我们掌握了系统化整体设计的理念、"未来"的设计评估及治疗方法后，作为一名整形美容医生，如何帮助美容就医者实现美丽年轻的梦想呢？以下的几条总结会对我们所有帮助：

1. 需要了解整形美容的历史演进和掌握整形美容各项技能及材料的综合运用。
2. 需要有面部审美及面部解剖基本知识。
3. 需要深入理解整形美容是精神心理需求。
4. 需要有整体设计的理念。
5. 需要"未来"设计操作方法。

在理顺以上的逻辑关系后，我们要遵循线雕医学美容的基本原则：

1. 线雕术前设计、选好线材、不同类型线材相结合。

2. 线雕层次的选择在皮下脂肪层、SMAS 浅层、真皮层、肌肉层和骨膜上。

3. 线雕的主要作用是起到紧致、提升、填充、塑形、溶脂、改善肤质。

4. 边线雕，边压迫止血，边轻柔按摩塑形，边沟通交流。

5. 大轮廓要柔和，小轮廓要立体。

6. 线雕与填充剂、肉毒杆菌毒素注射、各种光电设备以及其他微创方式的联合应用。

掌握了这些基本原则，使美容就医者的大轮廓柔和化、小轮廓立体化、皱纹模糊化、鼻唇沟圆润化，从而达到一个良好的美容效果。

目前常用微创技术的功能包括以下五个方面：

1. 加：包括注射填充剂、自体脂肪移植、假体植入手术、线雕、组织工程软骨。

2. 减：包括肉毒杆菌毒素注射、注射溶脂、光纤射频溶脂、吸脂手术、线雕。

3. 紧：包括线雕、射频、光纤、肉毒杆菌毒素注射、拉皮手术。

4. 亮：包括激光、注射、化妆品、线雕。

5. 弹：包括注射、化妆品、射频、线雕。

我们要综合应用以上各种微创技术手段，扬长避短，同时结合美容就医者的特征，为美容就医者创造完美的效果。

为了便于医生更好地使用以上工具，我们编了一些形象生动的"顺口溜"，有助于对以上概念的理解：

解剖是基础，技术是手段，沟通无极限，审美最关键。

审美要点：三庭五眼要记牢，黄金比例很重要，动静兼顾观细节，和谐平衡两法宝。

解决方案：整体设计一理念，"未来"二字记心间，左右三条提拉线，繁星点点换新颜。

四、人体美学形象整体设计有利于创造完美的医学艺术作品

从整形美容医生不断学习、成长、进步的过程来看，大致分为三个阶段：

1. 初步掌握使用各种产品、材料、设备，掌握基本解剖和基本线雕技巧，解决基本问题。

2. 轻松驾驭面部不同部位的线雕，掌握系统的整体设计方法、综合运用多种治疗手段，有效预防和处理并发症。

3. 把医学美容看成是医学限制条件下的艺术创作，去发掘创造美容就医者个性化的美，打造一个积极的、充满美感的、有生命活力的美学形象，这是医学美容的最高境界。

作为整形美容医生，学无止境，我们不仅要有扎实的基础理论、基础知识、基本技术，能够解决基本的问题，更要有美学艺术修养和人文关怀精神，努力做个有温度、有情怀的整形美容医生，努力做到希波克拉底所说的：医生的艺术乃是一切艺术中最为卓越的艺术！

（崔海燕）

参考文献

[1] 崔海燕.东方注射美容医学.北京:北京大学医学出版社,2017.

[2] 胡小明.体育美学.北京:高等教育出版社,2009.

[3] 顾明远.教育大辞典.上海:上海教育出版社,1998.

第 3 章

线雕美容医学之专家笔谈

面朝大海，春暖花开。

——海子《面朝大海，春暖花开》

第 1 节　崔海燕：关于线雕美容医学的几点认识

一、关于线雕美容医学的定义

线雕美容医学即通过将特殊线材植入到真皮层、皮下层、SMAS 层、肌肉层或骨膜上，达到局部皮肤软组织紧致、提升、填充、塑形及嫩肤的目的，从而实现美丽化和年轻化愿望的一种微创美容方式。目前为止还没有学者提出线雕美容医学的定义，笔者对线雕美容医学定义的提出，对手术方案的设计、技术层面的操作以及线材的研究等方面均有一定的指导意义。

二、关于线雕美容的中英文表述

笔者查阅了一些英文文献和中文文献，发现目前"线雕美容"的英文大都表述为"thread lift"或者"suture lift"，而中文常用"埋线提升"。这种表述方式很容易让人有一些错误的理解，单一且片面，它强调的仅仅是线的提升作用。从解剖学研究、除皱术的原理以及实验数据来看，线的这种表述方式也是不恰当的。

根据线材的特性及线材的本质作用，以及线雕美容的解剖学依据和临床实践，笔者建议将"线雕美容"的英文表述改为"thread（suture）rejuvenation"或者"threat（suture）tightening"较为妥当，中文表述由"埋线提升"改为"线雕美容"较为妥当。如此表述才能真正地说明线的作用。其中，线雕美容的"雕"字形象生动地演绎了线雕美容"紧、提、填、嫩"几种主要作用，更反映了东方文化的意蕴和魅力。

线雕美容的定义及其表述非常重要，它是我们临床实践和实验研究的指导方向。过度提升违背了微创美容医学的基本原则。按照新的表述，我们的指导思想才能回到线雕美容的本质作用上来，才能避免出现过度提升带来的凹坑、不平整、恢复慢、不自然的临床结果（图3-1-1、图3-1-2）。所以，改变认识能够更好地发挥线雕美容的作用。

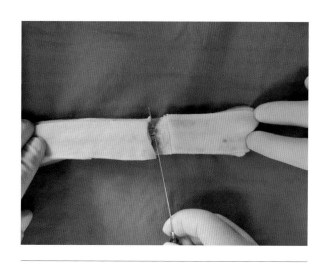 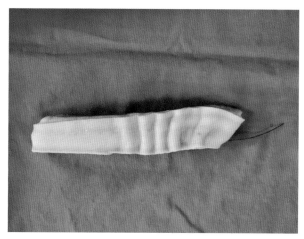

图3-1-1　正常张力　　　　　　　　　　　　　　　图3-1-2　过度提升

三、关于线材的特性

线雕的主要作用是紧致，紧致作用是贯穿线作用的始终，提升作用只是在较短的时间内存在。尤其对于初学者，过度强调提升会导致不良结果。以下从线的降解时间和线的切割性两方面来论述。

1. 线的降解时间　目前可查阅的资料显示 PDO 线的碎片化时间是 24 周，48 周基本降解。线的降解时间从植入开始，甚至在线的制备完成时就已开始，也就是说在线植入体内的 24 周时间内，已经没有提升所需的强度了。

线的作用主要是线植入体内后，刺激周围组织引起成纤维细胞和嗜酸性粒细胞聚集，产生炎性反应，形成新的胶原纤维和毛细血管，新的胶原纤维结缔组织和周边结缔组织形成连接，形成张力，张力使得皮肤软组织有一定的紧致作用。从实验猪的组织学观察显示，只要线的碎片还存在，这种刺激反应还存在，那么它的紧致作用就会存在，而提升作用只出现在短暂的时间内。即使线完全降解，形成的瘢痕组织软化也需要一定的时间，所以目前 PDO 线材的紧致作用维持 1 年是可以说的通的，而提升作用很难维持较长的时间。所以，线雕的主要作用是紧致，不能过度地强调提升作用。

2. **线的切割性**　虽然 PLA、PCL、PP 等线材的降解时间稍长或不降解，但我们也不能忽略线的切割作用。面部表情肌相当丰富，面部皮肤软组织的运动也相当丰富，仅靠一些倒刺很难来阻止线的切割作用，这样提升后的皮肤软组织就会很快归于原位，从而失去提升作用。即使对线进行所谓的锚定，也难以抵挡线的切割作用。

四、关于线材植入的层次与方法

1. 从解剖学依据看，SMAS 收紧是除皱术和面部年轻化的关键

面部除皱术从单纯的拉皮手术进展到 SMAS 筋膜收紧，进而发展到 SMAS 筋膜与骨膜下提紧联合除皱术，到 20 世纪 90 年代中期发展到顶峰。单纯的拉皮手术会出现效果不佳、皮肤坏死、切口张力性瘢痕等并发症。在解剖学上，SMAS 解剖层次的发现是面部除皱术中的一个里程碑事件。SMAS 收紧是现代除皱术的关键要素，既减轻了皮肤切口的张力，又加固了提紧的效果。SMAS 收紧就像人穿上了紧身内衣，原本臃肿松弛的皮肤软组织立即得到了塑形，回到曲线有致的状态，外面再穿上修身外套就会显得紧致窈窕。同理，在面部除皱术中，单纯的拉皮手术仅靠皮肤的提紧，张力太大，切口瘢痕明显，很难维持长久效果；而 SMAS 和皮肤同时提紧，才会得到满意的效果。

我们可将 SMAS 除皱术的原理用在线雕美容中。单靠线植入在皮下及真皮层，是很难达到皮肤软组织收紧的目的，且过度拉紧皮肤就会出现皱褶、凹陷、不平整。如果我们用线对 SMAS 进行编织收紧的话，就符合了除皱术面部年轻化的基本原理和解剖学要求。

2. 在解剖学指导下，实现线雕的双平面紧致提升

如何实现线雕美容的 SMAS 收紧呢？如何在面部避开面神经进行安全的操作呢？根据解剖学依据和除皱术的临床经验，一般来说，耳前 3~5 cm 是面神经浅出的地方，大约距离外眦水平 1 cm。所以，我们在外眦水平外 1 cm 做垂线，在垂线内侧区域，线走行在 SMAS 浅层；在垂线外侧的侧面部，SMAS 和这一区域的皮下脂肪相对较厚，面神经走行层次较深。我们在做传统除皱手术时，把这一区域的 SMAS 掀起是很安全的。我们把 SMAS 掀起后，多余的部分可以切除，然后缝合，以此提紧SMAS；还可以把耳前的 SMAS 筋膜做成"舌形"筋膜瓣，并向耳后乳突部牵拉固定，以提紧中下面部；还可以进行耳前 SMAS 筋膜折叠固定，以提紧 SMAS。所有这些给我们带来启示，在线植入的过程中，在外眦水平外 1 cm 的垂线外侧的侧面部，线可以走行在 SMAS 筋膜中间，类似波浪穿行，还可以对该区域的 SMAS 进行线的编织，以起到加强、固定、收紧 SMAS 的作用；并通过线植入后的瘢痕形成及炎性反应，使得 SMAS 筋膜粘连，从而达到增强和延伸面部紧致提升作用的效果（图 3-1-3）。

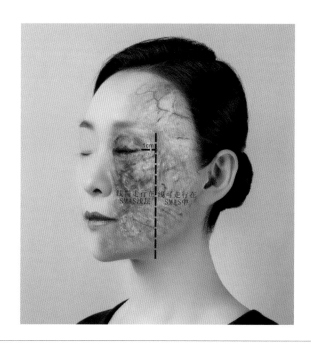

图3-1-3　双平面设计

五、关于线雕美容医学的作用和地位

线雕美容医学是微创美容医学的重要组成部分，在微创美容医学的"加、减、紧、亮、弹"五种手段中扮演了重要角色，但是不能过度夸大线雕的作用。医学美容的最高境界是医学限制条件下的艺术创作，这需要运用人体美学形象整体设计理念，综合、灵活运用多种手段，才有利于创造完美的作品。

（崔海燕）

Haiyan Cui：Several Viewpoints on Thread Rejuvenation

1. Definition of thread rejuvenation

Thread lifting is a minimally invasive cosmetic method which achieves the purpose of local soft tissue tightening, lifting, filling, shaping and skin tone, texture, color and hydration improving through implanting special threads into the dermis, subcutaneous layer, SMAS layer, muscle and periosteum, so as to satisfy people's desire of beautification and rejuvenation. So far thread lifting has not been defined. The definition and concept of thread lifting proposed in this book will have certain guiding significance for the design of surgical plan, operation technology and thread research.

2. Chinese and English discription about the cosmetic role of thread lifting Referring to English and Chinese literatures

The English version is simply described as thread lift or suture lift ; the Chinese version normally goes to "埋线提升". This one-sided discription can easily lead to some misunderstandings. It only emphasizes the lifting role of the thread. According to the anatomical study, the principle of rhytidectomy and experimental data, these discriptions above are inappropriate.

Thread (suture) rejuvenation or thread (suture) tightening is more appropriate than thread (suture) lift according to the nature and properties of the thread , anatomical basis and clinical practice because it can truly reflect the role of the thread. It is more suitable to change the Chinese version from "埋线提升" to "线雕美容". The new expression can really reflect the role of thread.

The definition and expression of thread rejuvenation is very important because it directs our clinical practice and experimental research. According to the new expression, our guiding ideology can return to the the essential role of thread tightening. We can avoid the pitting, uneven, slow recovery and unnatural clinical results brought by over-emphasizing thread-lifting . At the same time, excessive lifting also violates the basic principles of minimally invasive aesthetic medicine. Therefore, changing the perception of thread can help us to play the role of thread lifting better.

3. The characteristics of thread

The main function of thread rejuvenation is compactness which is everlasting , while lifting only exists in a relatively short period of time. Overemphasizing lifting will lead to misunderstandings, especially for beginners.

3.1 Degradation time of thread

The degradation time of the thread starts from the implantation, that is to say, there is not enough strength required for lifting 24 weeks after thread implantation.

The main function of the thread is to stimulate the surrounding tissues to induce the aggregation of fibroblasts and eosinophils. It also induce inflammatory reactions and production of new collagen fibers and new capillaries. New collagen fibrous connective tissues connects with surrounding connective tissues to form tension, which makes the skin have a certain tightening effect. From the histological observation of experimental pigs, as long as the debris of the thread and the stimulation response are still there, the tightening effect will exist. Even if the thread is completely degraded, it will take a certain period of time for the scar tissue to soften, so the tightening effect of PPDO thread can maintain for a year. But the lifting effect is difficult to maintain a long time, so the main role of the thread is tightening and the role of lifting should not be overemphasized .

3.2 Cutting characteristics of threads

Even the degradation time of threads such as PLA, PCL and PP is long, their cutting effect cannot be ignored. There are a large number of facial expression muscles , and the movement of facial skin and soft tissue is active. It is very difficult to prevent the cutting effect of the thread only by some barbs. The skin and soft tissues will soon return to their original position after thread implantation, thus losing the lifting effect. Even the thread is anchored so-called, it is difficult to resist the cutting effect of the thread.

4. The level and method of thread implantation

4.1 From the anatomical basis, SMAS lifting is the key of rhytidectomy and facial rejuvenation

Facial rhytidectomy developed from simple skin lifting into SMAS fascia lifting, then to SMAS fascia and subperiosteal lifting rhytidectomy, which reached its peak in the mid-1990s. Complications such as poor results, skin necrosis, tension scar appeared after simple skin lifting operation. The discovery of SMAS is a landmark in facial rhytidectomy. SMAS tightening is the key element of modern rhytidectomy, which not only reduces the tension of skin incision, but also strengthens the tightening effect. The lifting of SMAS is just like people wearing tight underwear. The originally bloated and flabby skin and soft tissues are immediately shaped and return to the curvy state. Then when wearing a slim coat outside, people will look tight and slim. Similarly, simple facial skin lifting operation rely only on the skin tightening, so it will cause too much tension and obvious scar . It is difficult to maintain a long-term effect. Tightening the SMAS and the skin at the same time will achieve satisfactory results.

The principle of SMAS rhytidectomy can also be used in thread tightening. It is very difficult to achieve the goal of the soft tissue tightening by implanting threads in the subcutaneous and dermis. Besides, the skin will appear wrinkled, sunken and uneven if it is excessively stretched. If we use the thread to weave and tighten the SMAS, the basic principles and anatomical requirements for facial rejuvenation of the rhytidectomy will be satisfied.

4.2 Under the guidance of anatomy, achieve the goals of thread biplane tightening and lifting

How to tighten the SMAS with thread? How to avoid injury of facial nerve during thread implanting? According to the anatomical basis and clinical experience of rhytidectomy, generally speaking, 3-5 cm before the ear is the area where the facial nerve distributes superficially , which is about 1 cm vertical line outside the canthus. So we make a vertical line 1 cm outside the lateral canthus. In the inner area of the vertical line, the thread should be implanted in the superficial layer of SMAS. There are relatively thick SMAS and subcutaneous fat in the lateral area of the vertical line. We can lift the SMAS in this area safely when doing the traditional rhytidectomy because The facial nerve in this area is in a relatively deep layer. We can tighten SMAS by removing excess parts and suturing it. We can make the SMAS fascia in front of the ear into a "tongue-shaped" flap and pull it to the mastoid behind the ear to tighten the middle and lower facial skin. We can also fold and fix the SMAS fascia in front of the ear to tighten SMAS. All of these give us inspiration that in the process of thread implantation, the thread can be in the middle of SMAS fascia in the lateral area of 1 cm perpendicular outside the lateral canthus. The threads are implanted like waving distribution, which can knit the SMAS in this area to strengthen, fix and tighten the SMAS. In addition, scar formation and inflammatory reaction after thread implantation will make SMAS fascia adhesion, which can help to improve the tightening and lifting effect of the face.

5. The role and status of thread rejuvenation

Thread rejuvenation is an important part of minimally invasive cosmetic medicine and plays a vital role in the five methods "adding, subtracting, tightening, brightening and elastic". The role of the thread lifting can not be overstated . The highest state of cosmetic medicine is artistic creation within the restrictions of medical science, which requires the overall aesthetic design concept of human body and the comprehensive and flexible application of various methods to create perfect works.

（Haiyan Cui）

第 2 节　Sulamanidze：关于线雕美容医学的几点认识

　　现代医学为解决重力引起的皮肤下垂问题提供了多种方法。几十年来，整形手术一直是抗衰老和保持年轻化的唯一方法，然而，由于手术禁忌证及经济成本的原因，它限制了患者进行抗衰老治疗。20 世纪 90 年代初，美容行业提出了微创手术的理念，之前，数以百万计的求美者由于各种原因未能接受外科手术，现在他们可以接受微创抗衰老治疗。

　　近年来，微创手术已成为一个重要的医学分支及全球医学界关注的热点。社会在不断变化，人们的品位、审美观念和生活方式也随之变化，那些曾要求外科医生进行手术将皮肤提拉到最大程度以获取年轻外观的患者现在对手术的欲望越来越小。如今，患者要求进行无创或微创的治疗，尽可能采取局部麻醉，并寻求瘢痕最少及创伤最小的最佳手术效果。在微创手术的所有创新中，线雕美容是非常有趣和值得关注的领域。软组织线雕美容不仅可以延缓及预防衰老，亦可针对面部和身体进行微创矫正。

伴随着重力作用对面容的影响，脸颊组织的支撑力削弱，皮肤开始松垂，面部脂肪丢失，曾经紧致的下颌缘线、下面部和颈部皮肤松弛，这种现象被认为属于皮肤及组织下垂的范畴。

以往，大多数人会因为皮肤松弛而寻求面部提升手术治疗，然而，现在已经有了一种微创的手术方式，对于那些寻求轻度及中度年轻化效果的患者，可以提升和改善其面部、颈部和身体部位松弛的组织。线雕美容是使用特殊设计的线材提升面部和身体，而不必像传统的拉皮手术那样做切口。除了提升皮肤，线雕还能改善肤色、质地、色泽和含水量。

如今线雕美容在患者中非常流行，因为它们可以避免传统的外科拉皮手术并发症及较长的停工和恢复期，并且还有很大的提升皮肤和塑形效果。线雕美容对外科医生也很有吸引力，因为与面部拉皮手术相比，这种方法易于实施，并且可以预测治疗效果。为了掌握这种"易用"的线雕美容方法，通过微创手术矫正重力引起的皮肤下垂，世界各地的专家一直在进行研究和创新。

20世纪20至30年代，人们认识到美容手术是一种抗衰老的方法。1926年，欧洲美容外科的先驱法国外科医生 Suzanne Noel 写了一本名为《美容外科的社会作用》的著作。20世纪40年代，面部提升手术成为一种标准的手术方法，后来又历经不断改进。20世纪中叶，英国杰出的整形外科医生、现代整形外科之父 Harold Gilli 和 Archibald McIndoe 发明的面部提升技术，至今仍在现代整形手术中使用。最早的一种提拉线是"金线"，然而它没有锚定功能，在手术后没有真正的提升效果，所以"淘金热"很快就过去了。

医学文献中关于线雕美容方法的记载最早出现在20世纪中叶，以下列出的所有著作都是有关平滑线的使用。20世纪50年代中期，Buttkewitz 描述了用缝合线对"鼻唇沟皱纹"进行矫正。1967年，Rene Guillemain 发表了他关于使用 Reverdin 针的"螺旋提升"技术，在局部麻醉下使用 Reverdin 针提升组织，并将其固定在肌腱或纤维组织上，虽然取得了满意的结果，但这种方法并没有得到广泛的应用。Mario gonzalez-ulloa 使用类似的技术，通过细分尼龙线来提升组织。意大利整形外科医生 Sergio Capurro 在"整形重建手术"中介绍了一种针管，这种针管有两个针尖；除了通过1~2 mm 长的切口在皮下组织中进行缝合之外，他还谈到了通过锯齿形或几何图形来悬挂皮下组织。1986年，日本外科医生 Akira Yahai、Osama Fukuda 和 Hiribayashi 公布了他们的一项技术，利用一根弯曲的双刃针头沿中心方向收紧固定皮肤。Cappuro 向日本的外科医生表示祝贺，因为他们制造了一种非常薄的双头针，它不会对儿童鼻部皮肤造成损害。2002年，Sassaki 和 Cohen 描述了一种类似的使用双针头的方法，为了提高效果，他们将这种技术与面部提升相结合。Maximiliano Florez Mendez 提出了一种独特的技术，利用双头针简化了面部提升的过程。菲律宾专家 Mathay 经常使用皮下缝合来缩小患者的鼻尖。新保加利亚大学的 Nikolai Serdev 教授采用套管针进行了类似的治疗。除了可以移动软组织层外，这些技术还可以将线固定到筋膜、骨膜，这提供了一个长期可靠的结果。法国外科医生 Pierre Fournier 通过在各种科学会议上进行演讲和撰写科学论文，对线雕美容提升方法的发展做出了贡献。

美容医学从来没有停止研发新材料和新技术，在线材方面不断有新的倒刺、线结等的改进。1968年，德国专家为一种用于治疗急性跟腱断裂的带刺螺纹线申请了专利。美国外科医生建议用带刺的线横向缝合创面边缘，但这种方法没有实用价值。两年后，APTOS 公司针对用带倒刺线连续缝合伤口的方法申请了专利。值得注意的是，如今这种方法越来越多地被各个专业的外科医生应用。

1996 年，格鲁吉亚专家 M.A. Sulamanidze 和 G.M. Sulamanidze 首次向世界展示了软组织线雕美容技术。他们的创新被称为"APTOS"，由"anti"和"ptosis"这两个希腊单词组成。随后，由 M.A. Sulamanidze 和 G.M. Sulamanidze 研发并投入实践的所有非侵入式提升产品和技术都采用了相同的名称。第一代 APTOS 线材具有单向倒钩，早期的线是单侧突起的线，与长针相连。根据皮肤标记，他们会把多根线通过颞区皮下置入，将针拉出后去除多余线材，皮肤得以适度提升。对上颌下区和颈部软组织的提升采用同样的方法，将线材的上端固定在乳突骨膜上。后来，一种无针线材被研发出来，它具有收敛的突起，可通过套管针在皮下置入。这种方法操作更简单，而且无明显的伤口。这种线材在充分考虑不同区域和解剖、功能和病理特征的基础上，可针对面部各个区域进行治疗。这种线雕美容提升技术很快变得流行起来，并被称为 APTOS 线。

线材成分组成的演变是研究线雕美容提升历史的基本要素之一。该材料本身可分为不可吸收材料和可吸收材料。在开发可吸收线之前，使用的是永久性手术线，由硅酮、金和聚丙烯组成。这些线需要通过切口和全身麻醉进行插入，并没有在外科医生和执业医生中广泛普及。现如今，求美者不仅需要年轻化的效果，还要求提高皮肤的质量，达到生物年轻化的效果，这也成为可吸收线材流行的原因之一。如今的可吸收线材包括 PDO、PPDO、PLA、PCL、PCL+PLA 和许多其他成分。

综上所述，线雕医学美容正处于不断发展的过程中，成为非侵入性美容外科领域最热门的方向之一。现在有很多方法和产品，但大部分还未被研究，所以我们需要在这个领域进行更多的科学研究。求美者寻求使用微创技术进行年轻化治疗，他们希望治疗后恢复时间短、副作用小、即刻可见效果、具有长期显著的提升作用，并可整体改善肤质，现代线雕医学美容技术可以满足所有的这些要求。

（Sulamanidze）

Sulamanidze：Several Viewpoints on Thread Rejuvenation

Modern medicine offers many methods for solving the problem of gravitational ptosis. Plastic surgery has been the only method for biological process of ageing and preservation of youth for decades. However, it limits availability of aesthetic medicine for many patients, there is a fairly serious list of contraindications, as well as the cost of such services. Minimally invasive surgeries became a new proposal in the beauty industry in the early nineties. Anti-aging procedures have become available to millions of people who previously did not come to a surgeon for various reasons.

In recent years, minimally invasive surgeries are becoming a vital and important branch of medicine, and there is a high interest of the world medical community to such methods. Society is changing and consequentially so are tastes, concepts of beauty, and style of life. Patients who were asking surgeons to be transformed or pulled to the maximum to give a youthful appearance now desire less. Today patients ask for non-invasive and less traumatic surgery, possibly with local anesthesia, and are looking for the best result with the least scar and the least trauma. Among the all innovations of the minimally invasive surgery, thread lifting is of extreme interest and of great curiosity. Soft tissue thread lifting is not only proposed for the deceleration of aging and in preventive medicine, but also for the mini-invasive correction of face and body.

As the effects of gravity become more noticeable on our faces, the supporting tissue of the cheeks weakens and starts to sag, facial fat is lost, the jaw line that used to be firm and tight forms jowls at the edges of the mouth that drift down towards the chin, and the lower face and neck sag. This sagging or drooping action of the tissue is considered by doctors as ptosis.

Traditionally, the tendency for sagging would lead most people to a cosmetic surgeon in search of a facelift; however, there is now a less invasive procedure available which can lift, contour and suspend the sagging tissues of the face, neck and body in those people who need only little to moderate rejuvenation.Thread lifting is a procedure which involves elevating various parts of the face and body using specially designed threads without having to make incisions as during the conventional Face Lift. Besides lifting, threads improve skin tone, texture, color and hydration.

Today thread lifting methods are very popular among patients because they can avoid a conventional surgical facelift, which is associated with considerable health risks and downtime, and have a great result of lifting and contouring. These methods are also attractive for surgeons because they are ease of use in comparison with Face Lift and allow them to predict the result. In order to achieve such "ease of use" thread lifting methods and provide us with the unique availability through minimally invasive surgery correct gravitational ptosis, specialists from all over the world have to research and innovate.

Aesthetic surgery as a way of dealing with the signs of aging was recognized in the 20-30s of the twentieth century. In 1926, the French surgeon Suzanne Noel, a pioneer of aesthetic surgery in Europe, wrote a plastic surgery handbook entitled "The social role of aesthetic surgery". In the 40s of the 20th century, a surgical facelift became a standard procedure, which, with minor modifications, has been using later. Outstanding British plastic surgeons of the middle of the last century such as Harold Gillie, who is widely considered the father of modern plastic surgery, and Archibald McIndoe developed Face Lift techniques which are still used in modern reconstructive surgeries . One of the first lifting thread was "golden threads", because of them thread lifting became a separate category in the sphere of aesthetic medicine. However, golden threads did not have an anchor function, there was no real lifting effect after the procedure, so the "gold rush" passed very quickly .

The information about thread-lifting methods in the medical literature was firstly presented in the middle of the last century. All the works listed below describe the using of smooth threads . In the middle of 1950s Buttkewitz described the correction of "nasolabial wrinkles" using suture threads. In 1967, Rene Guillemain published his work about thread lifting method using Reverdin needle named the "Curl Lift". Reverdin needles were used in order to lift up the tissues and secure them onto tendons or fibrous tissues using local anesthesia . Although there were satisfactory results, this method has not been widely used. Mario Gonzáles-

Ulloa perfomed thread face lifting elevating the tissues by means of subcut nylon threads in the similar technique . The Italian plastic surgeon Sergio Capurro presented the type of needle with two tips in the "Plastic and Reconstructive Surgery". Besides the possibility of carrying out sutures in the subcutaneous tissue through a 1-2 mm-long cut, he said about the possibility that this instrument has to modify or hang the subcutaneous tissue by means of zigzags or geometric figures . In 1986, the Japanese surgeons Akira Yahai, Osama Fukuda and Sinichi Hiribayashi published their technique of using a curved double-edged needle with the fastener along the center . Cappuro expressed congratulations to the Japanese surgeons who made a double-tipped needle so thin that it does not cause damage to a child's nasal skin . In 2002, Sassaki and Cohen described a similar method using two needles. In order to improve results, they combine this technique with Face Lift. Maximiliano Florez Mendez proposed a special unique technique, which simplified the process of face lifting, using the double-tipped needle. The Philippine specialist Mathay often used hypodermic sutures to narrow the tip of the nose of his patient. The professor of New Bulgarian University Nikolai Serdev presented similar methods with the using of cannula. Apart from the possibility of shifting various layers of soft facial tissues, these techniques can provide a fixation of the thread to the anchor zones – fascia, periosteum; which provides a long-term result . The presentations and scientific papers of the French surgeon Pierre Fournier at various congresses and scientific conferences contributed to the development of thread lifting methods.

Aesthetic medicine has never been standing still developing new materials and techniques. There are new modifications of threads with protrusions, barbs, cones, knots. In 1968, German specialists patented a thread with barbs which were designed for the treatment of acute Achilles tendon rupture. American surgeons suggested to connect wound edges with the help of transverse single suture using the thread with barbs but this method did not have practical use. Two years later, APTOS company patented the method of sewing wounds using a continuous cosmetic suture with barbed threads. It is worth noting that today this method is increasingly used by surgeons of various specialties.

Soft tissue thread lifting was firstly presented to the world in 1996 by Georgian specialists – M.A. Sulamanidze and G.M. Sulamanidze. Their innovation is called "APTOS" which consists of the two Greek words: "anti" and "ptosis". Later the same name was adopted to all products and technologies of non-invasive lifting, which were developed and introduced by M.A. Sulamanidze and G.M. Sulamanidze into practice. The first generation of the APTOS threads had barbs with the one-way direction. The early threads were threads with unilateral prominences, which were attached to a long needle. According to markings made on the skin, they would pull several threads subcutaneously through the small cut in the temporal region, where the lower remainder of the thread together with the needle would be cut off after pulling it out of the skin and the upper end after moderate lifting would be sutured to the fascia of the temporal muscle. The same method was used to lift soft tissues of the sub-maxillary and cervical areas with fixing the upper end of the thread to the periosteum of the mastoid. Later, a needleless thread was created; it had converging prominences and could be introduced subcutaneously through a conducting needle; it also needed a more simplified manipulation, without needing a significant incision . Accordingly, the optimal skin marking was developed for each area of the face, with full consideration for different anatomical, functional and pathological features of the different areas and pathologies. This technique of thread lifting became popular very soon and came to be called the Aptos Thread .

One of the fundamental factors in studying the history of thread lifting is the evolution of the composition of the thread material. The material itself can be classified into non-absorbable and absorbable material. Before the development of absorbable threads, permanent surgical ones were used, which were composed of silicone, gold, titan and polypropylene. These threads, which required insertion through incision and general anesthesia, did not bring wide-spread popularity among surgeons and practitioners. Today patients want not only to have the rejuvenation effect but also to improve the quality of the skin, to achieve the effect of bio revitalization, which became one of the reasons of the popularity of absorbable materials. Today there are PDO, PPDO, PLA, PCL, PCL+PLA and many other compositions. This topic will be discussed in details in the Chapter.

In summary, the thread lifting methods are in the constant development, and becoming one of the most discussed topic in the sphere of non-invasive aesthetic surgery. There are a lot of methods and products now but the majority of them have not been studied yet, therefore today we need more scientific research in this field. The average patient seeks to use minimally invasive technique for rejuvenation, minimal post-treatment downtime, little to no side effects, overall improvement and skin quality, immediately visible results, significant lifting result for a long time, modern thread lifting methods can meet all of the requirements.

（ Sulamanidze ）

第 3 节　Gregory L. Ruff：关于线雕美容医学的几点认识

几千年来，人们用线来缝合伤口，对缝线的灭菌和可吸收缝线的出现是缝线发展过程中的重要进步。然而，传统缝合造成的缩窄环及随后的缺血，仍然是伤口裂开及组织坏死最常见的原因。鉴于此，我设想了一个双向的倒刺线，可以在不影响血液循环的情况下保护组织。我的灵感来源于北美豪猪毛，一组倒刺可以锚定另一组倒刺。本文对带刺缝线从概念到专利、再到美国食品药品监督管理局（FDA）的审批等一系列发展过程进行了综述。随着内镜手术变得越来越普遍，无结、坚固、易置、有刺缝合线在未来将取代常规缝线。另外，这种缝线还有一个有趣的用途，即在不依靠外科手术的情况下提拉下垂的组织。

从生物学上讲，每个种群都有倒刺。这种趋同的进化导致多种组织可形成倒刺，从啄木鸟舌头上的骨头，到豪猪毛上的角蛋白，再到种子中的纤维素。尽管自然界的倒刺种类繁多，但它们都有一个共同的特点：它们的方向只有一个。另外，带刺缝线有双向和单向两种形式，双向缝线在两个方向都有倒刺，因此可一端固定另一端，这使得组织贴近，而不需要一个固定的结；单向带刺缝线具有单个方向的刺，用环状末端固定。这些线材的发展时间与几千年来使用结扎来缝合伤口相比是短暂的。传统的缝合技术在这段时间内只取得了两项重大进展：灭菌和可降解线材的产生，然而导致伤口裂开的主要原因，即闭环内组织缺血引起伤口边缘坏死，并没有得到解决。

带刺缝线可以在无须打结的情况下使组织贴合，这引发了其与常规缝合的诸多讨论。在本文中，我将简单回顾带刺缝线的发展历史，并推测这些缝线在促进伤口愈合和组织提拉方面更大的未知潜力。

一、早期发展

1964 年，普通外科医生 John Alcamo 博士获得了美国带刺缝线的专利。他描绘了许多优雅的倒钩刺设计（都是单向的）以及使用这些设计的技术。然而，单向的倒钩刺限制了它们的使用，因为外科医生不得不"反向再缝合"，以确保关闭伤口。Alcamo 博士预见缝线将以迂回的模式被放置，且倒钩的抓合力将足以关闭伤口。

不久之后，矫形外科医生 Alan McKenzie 博士构想出了一种在两个方向上都有多个倒刺的线材，他认为这样可以更好地进行肌腱修复。他在一个圆柱形的单线中切割了 4 道，这样使它的横截面看起来就像"+"。他在解剖显微镜下修剪倒刺，他写道："我无法像传统锯片那样把倒刺底部磨圆"，也许是因为锯片不是抓取组织的最佳方法，他的结果令人失望。虽然他看到了这个设计的潜力，但他告诉我，由于在承担矫形外科工作的同时花费了太多的时间来构建缝线，他不得不放弃了这个项目。McKenzie 博士还对缺少赞助商的支持表示遗憾。

McKenzie 博士随后利用新西兰本地绵羊作为研究关节松动的模型，他的工作在美国取得了专利，但没有被下一位美国发明家 Tanner 引用。Tanner 在 1972 年对双向倒刺线材申请了专利，但倒刺只位于线材的末端。同样，1992 年，我自己的专利也没有涵盖 McKenzie 博士的工作。

二、我的首批专利

带刺缝线的设计直观，并为人们所熟知，故医生们在基于经验的基础上用带刺缝线开展了面部年轻化手术。1991 年，我在思考：结扎时沿线排列的像豪猪毛一样的倒刺是否能牢牢地抓住组织，如果是这样的话，可以想象，在两个方向上都有倒刺的线材可以用来闭合伤口。组织将向倒刺改变方向的点移动，并且因为有大量倒刺，组织可以像窗帘一样被收紧，缠绕的边缘会相互挤压。因为这样的带刺缝线可以使组织重新分布，所以它们可以在没有任何切口的情况下达到收紧皮肤的目的。我的设想是：一是一个足够锋利的末端模型（如针头），二是一个套管模型，它可以遮挡倒刺，但允许单向插入。

在构造出一个原型并在纽约长条牛排中测试后，我对它的抓持力印象深刻。最初我在无菌的 PDS 缝线上剪出倒钩（Ethicon, Inc, Somerville, New Jersey），并在治疗中应用。我首先用带刺缝合线进行传统的修复，关闭伤口后上提眉毛、面部和颈部以进行美容治疗。1993 年，我申请了单向置入套管针专利和双向置入套管针专利，它们分别于 1994 年和 2001 年获得批准。

三、双向倒刺线材的演变

其他发明家也描述了双向倒刺线材。1997 年，Sulamanidze 博士在俄罗斯发明了一种带有倒刺的聚丙烯线，目的是重新定位面部的皮肤，使其年轻化。套管针置入皮下后就像一个紧绷的吊床，防止组织下垂。他使用"APTOS"这几个字母代表提拉线。在获得俄罗斯的专利后，Sulamanidze 博士在全球范围内进行了演讲，并普及了倒刺缝线可以进行面部年轻化治疗的观点。

构想双向倒刺线材的另一位发明家是著名的 Harry Buncke 博士，他的专利描述了用于肌腱修复和面部提升的线材以及制造方法。虽然他描述了一种具有两组沿轴排列倒刺的线材，但他没有获得这种线材的专利。有关部门认为他申请的专利不具备创新性。Buncke 博士的专利审查员是我的一项专利的合伙人，但他显然忘记了以前的工作。我的专利没有被 Buncke 引用。Buncke 的第二个设计是在伤口的每一边都引入一组倒刺，它们通过打结或其他融合方式在伤口内连接在一起。Buncke 的专利在 1999 年获得批准，但在生产方面却受到了阻碍。在旧金山共进午餐时，我们同意合作，他把他的专利转让给了我们的 Quill 医疗公司。有趣的是，他和我一样都曾受到大自然的启发，他的灵感来自于他的小屋附近紧紧相连的种子。

2001 年，Woffles Wu 博士试图改进 APTOS 线，他大大增加了每个方向上的倒刺数量，并以 V 形而不是 APTOS 的微拱形展开缝线。V 形消除了后者的组织迁移和挤压倾向。然而，V 的顶点依然存在松弛，而且与较薄的带线缝针相比，套管针降低了抓合力。

2003 年，在与 Wu 交谈之后，Nicanor Isse 博士设计了一种不同的方法，即转动缝线使倒刺竖起来，这使得松弛的皮肤被提拉到颞部区域，并用线结固定每一根单向的线。他植入硅橡胶片作为支撑并通过套管针置入线材。这些缝线都没有获得美国 FDA 的许可。

四、伤口闭合与面部年轻化

尽管我曾用这些线材展示了其在面部和颈部美容领域的潜力，但我们在 Quill 医疗公司的合作致力于更好地缝合伤口。2004 年，美国美容整形外科学会（ASAPS）在加拿大温哥华召开的美容会议上举行了关于使用倒刺缝线进行面部年轻化的"热门话题"讨论。我渴望展示我们的作品，并被给予了在讲台上描述它的时间。第二天，商业展览开始，外科专科医生认为使用双向聚丙烯带刺缝线进行提升的申请将很快得到 FDA 的批准。我们的初创企业 Quill 医疗公司说服了外科专科医生与我们合作，生产和销售一种用于面部和颈部提升的 2-0 号聚丙烯缝合线材，该产品被命名为 Contour（轮廓）线。

2004 年 9 月，外科医生获准使用美国 FDA 批准的第一种带刺缝线，该缝线得到了 Quill 医疗公司的授权许可。这是一种单针 2-0 号聚丙烯线，用于面中部提拉。1 个月后，使用可吸收的聚二氧六环酮制成双针线材，获准在缝合伤口中使用。奇怪的是，美国 FDA 要求提供证据证明用于面部的线材可以将组织维持固定位置 5 min，同时坚持对 100 名患者进行至少 1 个月随访的临床研究，以证明用于闭合伤口的线材对软组织的作用。外科医生提供面部线材的数据，Quill 医疗公司监督伤口闭合研究。

经过 FDA 的批准，2000 多名医生接受了使用轮廓线的培训。同时，与此同时，Quill 医疗公司也为带刺线材缝合伤口技术寻求商业转化。美国 Angiotech 药物公司购买 Surgical Specialties，然后提出收购 Quill 医疗公司，以发展用于美容及重建手术的倒刺线材。然而，在这次收购后不久，Angiotech 从市场上撤回了轮廓线。尽管有大量的美国医生接受了使用轮廓线的培训，但产品被停止使用的部分原因是为了将资源分配给被广泛应用的 Quill 缝线，这种缝线已被许多外科专业采用。在难以打结的情况下，例如在内镜检查操作中，这种方法格外显示出了其优越性。

导致轮廓线停止生产的原因可能还包括来自患者的不满意报告和未经充分培训的从业人员对该产品的使用。虽然使用 7 英寸针看起来很简单，但是要在与皮肤平行的平面上摆动针头并保持适当深度从而增加抓持力需要从业者的经验。我在面部和颈部使用了 3000 多根这样的缝线，从未发生运动神经受损的情况，但有 4 位患者出现单侧耳部短暂感觉减退，原因是线材与耳大神经相连所致，1 例患者发生了线材感染，另外对几十例患者实施了线材取出，因为它们在面部运动时尤其是做抬眉动作时显露明显，另有 1 例患者因头痛也实施了线材取出。在我最初的 350 个病例中，有 24% 的患者因为改善轻微而感到不满意。因此，我现在通常使用足够的轮廓线和聚二氧六环酮 Quill 线，以重新分布多余皮肤以达到提升的效果。与传统的 SMAS 手术一样，使用带刺缝线在皮肤边缘施加必要的张力之前，先推进靶组织。这种方法不需要额外的操作来柔和轮廓，我最初的 129 名患者中只有 8% 的患者不满意。

五、带刺缝线的性能及优点

目前，有两种带刺线材被美国 FDA 批准用于伤口闭合，即 Quill 线（Covidien, Mansfield, Massachusetts）和 V-Loc 线（Covidien, Mansfield, Massachusetts）。后者依靠一个环形的末端来固定缝线。由于没有两组倒刺相互固定，仍然有可能发生缺血性坏死，从而导致伤口开裂。尽管如此，这两种产品的销量正在加速增长，并被许多专业所接受。带刺缝线虽然有效，但仍有一些特性需要加以进一步研究以优化其性能。早期的实验室研究已经揭示了带刺缝线的重要原理，但仍存在许多细微的问题有待解决。

任何伤口闭合装置的强度都是至关重要的。用带刺的缝线而不是用打结的缝线来确保有效缝合，其作用机制显然是通过胶原纤维来"钩住"组织。每个倒刺的形态可能是首要考虑的因素，次要因素是倒钩的分布和线轴的路径所构成的三维空间。

当然，胶原基质会影响抓合力，这意味着对于特定的组织可能存在最佳的缝合方式，倒刺切割的深度和角度决定其特征。在一个模型中，切割角度从 28° 改变至 18° 不仅提高了拉伸强度，也提高了抓合力。更紧密的螺旋分布倒刺也显著提高了抓合力，轻微降低了张力。意料之中的是，针头直径会影响倒刺在体内和体外的固定能力，但在伤口闭合后不同时间的效果尚未进行评估。对大鼠腹白线和猪真皮分别进行 4 周和 6 周的研究发现，炎症反应温和，类似于传统的缝合。伤口破裂程度没有显著性差异，这显然无法在人类身体上进行测试。对抓合力影响最大的因素是带刺缝线的三维结构，弯曲的路径比笔直的路径抓合力更强，对猪肌腱的研究也得到了类似的结论。不打结的情况下可使用更粗的缝线，如在复杂手部手术中，而且引发肌腱直径的变形更小，因此可促进其滑动。

有关肌腱修复最有希望的研究是将倒刺延伸到损伤区域之外。在对犬屈肌腱的深入研究中发现，无论初始强度如何，常规缝线均于术后 5 天全部撕脱出，也许进一步延长损伤后的修复会阻止这种情况的发生。

Ingle 和 King 对不同组织进行了比较，发现真皮和筋膜抓合缝线的方式不同，这意味着进一步的研究将有助于缝线的个性化设计。

带倒刺缝线的另一个潜在用途是肠吻合。对新鲜猪空肠的研究显示，它具有与传统缝线相当的抓合力。Zaruby 等在厚的猪皮中对 Quill Monoderm 和 V-Loc 带刺线进行了 3 周愈合期对比试验，V-Loc 线吸收时间慢，并未导致伤口裂开的概率增加。

迄今为止，对有刺缝线进行的最彻底的临床研究是使用传统缝线和 Quill 带刺缝线行剖宫产手术的比较，结果表明每种类型的缝线在疼痛、感染、美容和伤口裂开方面是等同的，但传统缝线线结比倒刺缝线末端显露的比例高出 4 倍。

Karol Gutowski 博士提出了在腹壁成形术中使用带刺缝线施加渐进张力的概念，在 58 例无引流管的患者中，常规超声随访仅发现 1 例 10 ml 血清肿的患者。Malcolm Paul 博士认为使用带刺缝线进行减重手术可显著节省时间。

六、展望

带刺缝线正在迅速取代传统的伤口缝合线材，但由于研究尚少，对面部和颈部年轻化治疗方面的潜力仍不明确。根据我的经验，用于面部年轻化手术的线材的地位处于注射和手术之间。未来将会有更多的使用经验和技术改进的报道，让我们翘首以待。

（Gregory L. Ruff）

Gregory L. Ruff：Several Viewpoints on Thread Rejuvenation

Ligatures have been used for millennia to close wounds. Sterilization and synthetic polymers that degrade in a commensurate fashion with wound healing have been the most significant improvements in these age-old devices. However, the constricting loop of a traditional suture and subsequent ischemia("approximate, don't strangulate")still account for the most common cause of wound dehiscence-necrosis. Inspired by the quill of the North American porcupine, I envisioned a bidirectional array of barbs that could secure tissue without relying on constricting loops. One set of barbs could anchor the other. In this article, I document the development process of these barbed sutures from concept to patent to manufacture and US Food and Drug Administration approval. Knotless, strong, and easy to place, barbed sutures could foreseeably supplant conventional sutures, particularly as endoscopic procedures become more common. They also offer the intriguing potential to suspend ptotic tissues without surgical intervention.

Biologically speaking, barbs have arisen in every phylum. Such convergent evolution has resulted in barbs composed of a wide array of tissues, from the bones in a woodpecker's tongue, to the keratin in a porcupine's quill, to the cellulose in a stick tight seed. Despite the diverse variety of nature's barbs, they share a key characteristic: they are oriented only in one direction. Barbed sutures, on the other hand, are offered in both bidirectional and unidirectional formations. Bidirectional sutures have barbs in both directions, so that one end anchors the other. This enables tissue approximation without the need for a securing knot. Unidirectional barbed sutures have barbs in a single direction, secured by a looped end. The development period of these devices has been brief compared with the millennia during which ligatures have been used to close wounds. Traditional ligatures have arguably had only 2 major advances over all this time: sterilization and the synthesis of polymers that degrade in strength commensurate with wound healing. However, these advances have not resolved the leading cause of wound dehiscence: ischemic necrosis of the wound margin abetted by garroting of the tissues within closed loops.

The ability of the barbed sutures to approximate tissues without tying knots merits a discussion of the way their use differs from conventional closure. In this article, I will review the brief history of barbed sutures to convey what is known and speculate on the much larger unknown potential of these sutures to advance wound closure and tissue movement.

1. Early Development

Dr John Alcamo, a general surgeon, was granted a US patent for barbed sutures in 1964.He depicted many elegant barb designs(all unidirectional)along with techniques to employ these designs. However, the single direction of the barbs restricted their use because the surgeon had to "double back" to secure the closure. Alcamo foresaw the sutures being placed in a sinuous pattern and anticipated that the grasp of the barbs would be sufficient to close the wound.

Shortly thereafter, Dr Alan McKenzie, an orthopedic surgeon, conceived of a device with multiple barbs in both directions, postulating that it might provide better tendon repair. He cut 4 channels in a cylindrical monofilament, so that its cross section resembled a "+" sign. He cut out the barbs himself under a dissecting microscope. He wrote, "I could find no way to round off the base of the barb as in a conventional saw blade." Perhaps because a saw is a suboptimal means to grasp tissue, his results were disappointing. While he saw potential in the concept, he told me that he abandoned the project because his sutures took too much time to construct alongside the responsibilities of his orthopedic practice. McKenzie also lamented the lack of support from his sponsor, Ethicon.

McKenzie subsequently adopted a more readily available model while using the ubiquitous native New Zealand sheep to study treatment of articular loose bodies. McKenzie's work was patented in the United Kingdom but was not cited by the next relevant American inventor, Tanner, who patented a device in 1972 with barbs in 2 directions but only located at the terminal ends of the shaft. Likewise, my own patent search in 1992 failed to disclose McKenzie's efforts.

2. My First Patents

The design of barbed sutures to rejuvenate the face arose empirically, perhaps because barbs are so ubiquitous and familiar that their design seems intuitive. In 1991, I was thinking about ligatures and wondered if barbs along an axis, like a porcupine's quill, could grasp the tissue securely. If so, a filament with barbs in both directions could conceivably be devised to close a wound. The tissues would move toward the point where the barbs changed direction and, given the multitude of barbs along the axis, the tissues could be gathered differentially like a curtain. The wound edges would then compress each other. Since such barbed sutures could thereby be used to redistribute tissue, perhaps they could reconfigure the skin without any incisions. I envisioned 2 ways to deploy these devices: (1) a model with "sufficiently sharp ends" (ie, needles) or (2) a model within a cannula, which would shield the barbs and allow one-way insertion.

After constructing a prototype from weed whacker cord and testing it in a raw New York strip steak, I was impressed by its holding strength. I proceeded to cut barbs in sterile PDS sutures (Ethicon, Inc, Somerville, New Jersey) on the back table in the operating room. The initial

cases I performed employed these hand-cut barbs and were subject to doctor-patient confidentiality I placed the barbed sutures to support conventional repairs at first, then closed wounds and later lifted brows, faces, and necks for cosmetic purposes. I applied for patents on the cannulated device for single-direction insertion as well as the bidirectional design in 1993. These were granted in 1994 and 2001, respectively.

3. Evolution of Bidirectional Devices

Other inventors also described devices with barbs in 2 directions. In Russia, in 1997, Dr. Marlen Sulamanidze created a barbed polypropylene thread intended to reposition the facial skin for rejuvenation. Placed in the subdermis with a trocar, it acted like a hammock being tightened to keep the tissue from sagging. He used the acronym APTOS, for Anti-Ptosis threads. After being granted a Russian patent, Dr Sulamanidze lectured worldwide and popularized the idea that barbed sutures could reverse facial aging.

The other inventor who envisioned bidirectional sutures is the renowned Dr. Harry Buncke. His patent described closing wounds, including those for tendon repair and face lifting, as well as methods of manufacture. Although he described both sets of barbs along a single axis, he was not granted a patent for this device. The government claimed that an already patented barbed staple would, when straightened out, be a preexisting conceptual equivalent! Although Buncke's examiner was an associate on one of my patents, he apparently forgot the previous work,and my patent was not cited in Buncke's listing of predicates. Buncke's second design had a set of barbs introduced through each side of the wound that mirrored one another, requiring that they be joined together within the wound via a knot or some other fusion. Buncke's patent was issued in 1999, but he was stymied in production. Over lunch in San Francisco, we agreed to collaborate, and he assigned his patent to our company, Quill Medical. Interestingly, he was inspired, as I was, by nature. He had encountered the pesky sticktight seeds I mentioned earlier near his cottage in the Sierra Nevadas.

In 2001, Dr. Woffles Wu sought to improve on the APTOS thread. He greatly increased the number of barbs in each direction and also deployed the suture in a V-shaped pattern rather than the slight arch of the APTOS. The V eliminated the tendency for migration and extrusionseen with the latter. However, the laxity still remained dependent at the apex of the V. Also, the trochar delivery compromised holding strength compared with a thinner swaged needle.

After speaking with Wu in 2003, Dr. Nicanor Isse devised a different approach, flipping the suture around that the barbs were pointed up. This allowed the laxity to be transferred to the temple area, where he anchored each unidirectional thread with knots. Concerned about cheese-wiring in the deep fascia, he added a silastic sheet for support. He also inserted the thread through a trochar. None of these sutures had regulatory clearance by the US Food and Drug Administration (FDA).

4. Wound Closure versus Facial Rejuvenation

Our collaborative efforts at Quill Medical focused on better wound closure, although I anecdotally demonstrated the aesthetic potential by lifting the face and neck with these devices. In 2004, the American Society for Aesthetic Plastic Surgery's (ASAPS's) Aesthetic Meeting in Vancouver, British Columbia, included a "Hot Topics" report on facial rejuvenation using barbed threads. I was eager to present our work and was graciously given time on the dais to describe it. The next day, the commercial exhibits opened and Surgical Specialties announced that it was rapidly nearing FDA approval for use of bidirectional polypropylene barbed sutures to perform a Feather lift (Angiotech Pharmaceuticals, Vancouver, British Columbia, Canada). Our start-up venture, Quill Medical, persuaded Surgical Specialties to join with us in an exclusive collaboration to manufacture and market a 2-0 polypropylene suture for face-and necklifting. This product was named the Contour Thread.

In September 2004, Surgical Specialties received FDA clearance for the first barbed suture that was licensed from Quill Medical; it was a unidirectional 2-0 polypropylene thread with a swaged straight needle for midface suspension. One month later, the bidirectional design made of absorbable polydioxanone, with a curved needle on each end, was allowed for wound closure. Curiously, the FDA required that the facial version demonstrate that it could suspend tissue for 5 minutes yet insisted that the wound closure version be supported with a clinical study of 100 patients followed for more than a month to document adequate healing in order to approve the suture for soft tissue approximation. Surgical Specialties provided the data on the facial thread, and Quill Medical oversaw the wound closure trials.

After FDA clearance, more than 2000 physicians were trained to use Contour Threads. Meanwhile, Quill sought commercialization options for wound closure variations of the barbed suture technology. One prospect arose when Angiotech Pharmaceuticals purchased Surgical Specialties and then offered to acquire Quill so that it could develop both the aesthetic and reconstructive barbed devices. Not long after this acquisition, however, Angiotech withdrew Contour Threads from the market. Despite the large number of US physicians trained to use the Contour Threads, the product was discontinued, in part to allocate resources to the broadly applicable Quill suture, which has been adopted by many surgical disciplines. Already, it had been found to be particularly useful where knots are difficult to tie, such as in endoscopic procedures.

Speculation on the decision to drop Contour Threads from production also included reports of patient dissatisfaction and use of the product by inadequately trained practitioners. Despite the apparent simplicity of using a 7-inch needle, experience is required to improve one's ability to maintain the appropriate depth while oscillating the tip in a plane parallel to the skin, so as to increase holding strength. Having placed more than 3000 of these sutures in the face and neck, I have never had even temporary compromise of motor nerves, although I have had 4 patients with transient hypesthesia of one ear due to the thread engaging the great auricular nerve. Only one thread has ever been infected. I removed several dozen because they were visible with facial animation-usually raising of the eyebrows-and I removed 3 in the forehead of a patient who developed headaches. The bottom line was that, in my first 350 cases, 24% of patients were dissatisfied due to minimal improvement. Accordingly, I now often perform limited undermining sufficient to excise redundant skin along with use of either a Contour Thread or a polydioxanone Quill. Like conventional superficial musculoaponeurotic system (SMAS) plication, the barbed suture advances the target tissues before the requisite tension is placed on the skin margin. The corrugated gathering of the SMAS does not require the added maneuvers needed to soften the outline of a purse string. Using this method, only 8% of my first 129 patients were dissatisfied.

5. Properties and Benefits of Barbed Sutures

Currently, there are 2 FDA-approved barbed devices for wound closure, Quill and V-Loc (Covidien, Mansfield, Massachusetts). The latter relies on a looped end to anchor the suture line. Because there are not 2 sets of barbs to anchor one another, the first bite of tissue still has the potential for ischemic necrosis and consequent wound dehiscence. Nonetheless, both products are experiencing accelerated sales and have been embraced by many subspecialties. While effective, there are attributes of barbed sutures that need further research to optimize their performance. Early laboratory work has revealed important principles about the behavior of barbed sutures, but many nuanced questions remain.

The strength of any wound closure device is paramount. With barbed sutures, the barbs, rather than a knot, secure the closure; the mechanism of action is obviously to "snag" tissue, predominantly via collagen filaments. The morphology of each barb may be the primary consideration but, analogous to a protein structure, the secondary factor is the distribution of the barbs and the tertiary dimension described by the path of the axis in 3 dimensions.

Of course the collagen matrix influences holding strength, implying there may be an optimum suture for a given tissue. A barb is characterized by the depth and angle of its cut. In one model, a change in the cut angle from degrees to degrees raised not only the tensile strength but also the holding strength. Distributing the barbs in a tighter helix has also dramatically improved holding strength, while only slightly reducing tensile strength. Unsurprisingly, a needle diameter larger than the suture compromised the ability of the barbs to hold, in vivo and in vitro. Although striking, this effect has not been assessed at various times after wound closure. Inflammation was mild, similar to conventional suture, when studied over 4 weeks in the linea alba of rats and 6 weeks in porcine dermis. Wound-breaking strength, which obviously cannot be tested in humans, did not differ significantly. The most influential factor in holding strength is the 3-dimensional configuration of a barbed suture. A curved path holds better than a straight one. This precept has also been documented in porcine tendons. Not only does the absence of knots allow the use of larger sutures, as in the challenging zone II flexors of the hand, but there is less distortion of the tendon's diameter and hence gliding should be facilitated.

Potentially, the most promising aspect of tendon repair is the extension of the barbs beyond the zone of injury. Conventional sutures, regardless of initial strength, were all torn out at 5 days postoperatively in a thorough study of canine flexor tendons. Perhaps extending the repair further from the injury would preclude this.

A comparison of suture design with regard to various tissues was conducted by Ingle and King, who showed that dermis and fascia hold sutures differently. This implies that further research will help customize suture design.

Another potential use for barbed sutures lies in intestinal anastomosis. Studies in fresh porcine jejunum showed a holding strength comparable to conventional sutures, and both leaked at an intraluminal pressure far above arterial (and presumably physiologic) values (personal communication, G. T. Rodeheaver, single layer intestinal anastomoses, 2005). Zaruby et al tested the V-Loc barbed suture with Quill Monoderm in thick porcine skin over 3 weeks of healing. While this could be viewed as a comparison of apples and oranges, the much slower resorption of the V-Loc failed to enhance wound-breaking strength.

Arguably, the most clinically thorough research conducted thus far of barbed sutures was a rigorous comparison of conventional versus Quill subcuticular closure after a caesarean section. Results for each type of suture were equivalent in terms of pain, infection, cosmesis, and dehiscence, but there was a 4 times greater propensity for a knot to extrude than the end of a barbed suture.

Dr. Karol Gutowski advanced the progressive tension concept using barbed sutures in abdominoplasty. In 58 patients without drains where the deep subcutaneum was sewn to the external fascia, only one 10-ml seroma was found with routine ultrasound follow-up. Dr. Malcolm Paul demonstrated impressive time savings for post bariatric closures with barbed sutures.

6. The Future

Barbed sutures are rapidly replacing conventional devices for wound closure. The potential to rejuvenate the face and neck remains unknown, hampered by lack of suture availability. In my experience, these sutures applied to facial rejuvenation have a niche between inject tables and surgery. Further experience and improved design will be forthcoming and should better answer the question "Why knot?"

（Gregory L. Ruff）

第 4 节　Woffles Wu：关于线雕美容医学的几点认识

一、引言

20 世纪 90 年代中后期，我们对面部年轻化非手术技术的看法有了根本性的改变。肉毒杆菌毒素、胶原蛋白填充剂以及随后的透明质酸填充剂为放松、平滑、提亮和收紧面部组织提供了新的治疗手段。如今的填充剂除了可以为皮肤补充水分外，还可用于治疗泪沟、眼眶凹陷、前额和颞部萎缩等困难部位。

随着越来越多的患者要求缩短停工时间，并迅速重返社会和工作生活，他们已成为新技术发展的推动力量。

能够提拉面颈部组织并将其固定，而不需要切割皮肤或剥离软组织，从而避免瘢痕和长时间的停工期，这是 20 世纪大部分外科医生的梦想。在过去的二十年里，为了达到这种治疗效果，大量的激光和深层组织加热设备被引进，但是大多数都没有能够获得持续和显著的面部提升效果。

虽然我们可以利用肉毒杆菌毒素放松紧张的肌肉、改变下面部轮廓，利用填充剂来增加面部松弛部位的容量和利用非剥脱技术使肌肤光滑，但我们仍需要一种非手术方法来有效提升松弛的面颈部组织。

二、带刺缝线技术的历史

带刺缝线技术由来已久。1964 年，Alcamo 首次将其用于创面闭合；随后，Fukuda、Buncke 和 Ruff 设计了用于类似创面闭合和肌腱修复的单向和双向带刺线材，2000 年，Sulamanidze 首次利用他的 APTOS 技术将短刺缝线应用于面部美容。

为了增加倒刺的保持能力和效果的持久性，几种不同的 APTOS 线已经在世界各地出现。但笔者无法利用这些短线实现真正的面部提升效果。

笔者在 2002 年设想并发明了一种带刺缝线，它将悬吊缝线的特性与带刺线的自定位特性相结合。Woffles 线雕美容的临床应用于 2002 年底开始，它与 APTOS 线材的概念完全不同，尽管这两种线材都是带刺的。

三、Woffles线雕美容技术

Woffles 线雕美容技术是一种非手术整形方法，通过导引针置入长的带刺线材（Woffles 线），将松散下垂的面部组织悬挂到头皮的致密组织上，整个过程不伴有皮肤和软组织的切割或分层。

笔者获得专利的 Woffles 线是一条蓝色的 Prolene 2.0 缝合线，长 60 cm，在线的中间有一段 4 cm 长的透明（无刺）区域，可在该点折叠成 U 形，线材其余部分有双向倒刺（图 3-4-1）。

其基本原理是利用带刺线钩住皮肤、皮下脂肪和下面部的 SMAS 筋膜，并将这些层次向上拉，由线材的 U 形环悬吊到更致密和固定的颞筋膜上。

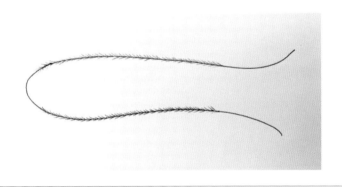

图3-4-1　Woffles线

这个比喻就像把一块肉通过钩子上吊起来。这种技术的有效性依赖于上、中、下咬肌前间隙的存在，这些间隙相当于滑动平面，允许面部组织向上移动。

Woffles 线通过一根长的脊髓穿刺针沿着提升的方向插入面部，并作为一个反向悬挂装置，其中线的 U 形弯曲部分位于致密的颞深筋膜上方，而线的自由端位于面部和颈部松散下垂的组织下方。

在过去的 17 年中，对于那些不愿意接受传统手术的合适患者，笔者专门使用了 Woffles 线雕技术进行了非手术治疗。其预后很大程度上取决于患者的皮肤弹性和组织容量，当然还取决于年龄。有效时间可以持续 1~9 年，平均有效时间为 1~3 年。采用适当的无菌技术，感染或肉芽肿的发生率小于 1%。

Woffles 线雕美容技术改变了我们的思维模式，并重新评估了我们传统概念上的面部提升机制和面部提升手术。

四、Woffles线雕美容的优势

Woffles线雕美容具有以下几个特点，使其对希望进行非手术整形的患者具有吸引力：①在不去除面部软组织和不破坏皮肤、肌肉、神经和血管解剖关系的情况下进行线雕美容；②操作简单快捷，可以在20~30 min内完成；③在局部麻醉下进行，无须镇静或全身麻醉；④停工时间短，可迅速返回社会生活；⑤并发症少；⑥并发症易于解决；⑦ Woffles线雕美容技术易于掌握。

五、为什么要用有倒刺的线材自悬吊？

如果用普通的无刺聚丙烯缝合线作为悬吊软组织的线材，线的两端必须绑在一起，以"闭合环"并提供一定的稳定性。反过来，缝合线的最大张力是在锚定点或承重区域，这两个点之间的组织没有承重。这会导致"干酪布线"穿过软组织，最终失去提升效果。

由于两侧带有倒刺的编织线全程都具有承载力，因此"干酪布线"较少，组织上张力分布更均匀。U形悬吊形式的线材设计具有更强的提升效果和拔出力。这可以通过实例得到证实，任何向下推动面部软组织的尝试都会受到环绕缝合线的多根倒刺的强烈阻力的影响。

随后，聚丙烯缝合线周围纤维化，加强和强化了真皮下基质，并在真皮深层和颞深筋膜之间形成新的人工"韧带"。纤维包膜形成后，即使拔除缝合线，也不会影响整体效果，因为残留的纤维组织可作为额外的"韧带"来支撑上层的皮肤。

六、Woffles线雕的应用范围

Woffles线可用于提升面部的各个部位：①眉毛提拉；②外眦提拉；③颧骨前软组织提拉；④下颌部提拉；⑤中面部提拉；⑥颞部提拉；⑦颈部收紧。

Woffles线雕对于中下面部提升最为有效，效果更明显。

七、对合适患者的评估

并不是所有的患者都适合做这个手术。面部和颈部皮肤严重松弛的患者最好接受传统的除皱手术，这样可以去除皮肤并重新悬挂SMAS筋膜。

寻求传统手术持久效果的患者也会对其中短期的效果保持时间感到失望，这一切都是由患者的期望值决定的。

患者采取坐位，用手指将面部组织向上推至太阳穴，评估面部松弛程度。这使我们能够确定面中部容量的恢复程度，以及在发际线部位皮肤堆积或形成褶皱的程度。同样重要的是，要确定这种提拉是否会伴随有明显的外眦提拉和眼睛向上倾斜，并确定患者是否喜欢这种效果。

如果他们喜欢这样的效果，线材可以置于更接近外眦区域和颧骨前的脂肪组织。如果患者不希望改变他们眼睛的角度，那么将线置于接近下颌、远离颧骨前的脂肪组织。

Woffles 线雕美容的合适人群包括：

（1）不希望进行外科整形手术，以及无法接受与之相关的停工期和并发症的患者。

（2）已经做过一次或几次面部拉皮手术，仍存在皮肤松弛，但不想再行手术治疗的患者。

（3）已经注射过肉毒杆菌毒素和填充剂，并对它们的作用、暂时性效果和需要在规定的间隔时间后重新注射的必要性都很熟悉的患者。

（4）需要立竿见影的效果，且希望能够快速地重新融入社会生活的患者。

（5）不介意每 2~3 年行再次治疗，以加强巩固之前效果的患者。

（6）不能耐受长时间外科手术的老年患者。

（7）瘢痕体质患者。

八、面部评估和标记

中下面部有 6 个关键标记点：①鼻唇沟上缘；②鼻唇沟下缘；③木偶纹；④上颚；⑤下颚；⑤下颌角。把这些标记在皮肤表面，然后从这些点到颞部绘制悬挂线，这些线是插入套管针的导引。

对于前额提升，标记线由眉毛的形状和高度决定。对于颈部提升，在中线的颈颏角处做一个水平标记，从这个点到乳突区画一条线。这是插入套管针以提升颈部的标记，可以使用 1.0 版或 2.0 版 Woffles 线进行提拉。

九、Woffles线雕美容技术（2019版）

（一）耗材和仪器

耗材和仪器包括：纱布 1 包、手术衣、刀片、刀柄、无齿镊、持针器、眼科剪、Ethilon 5/0 缝线或 Chromic Catgut 5/0 缝线、巴曲班软膏、18 G 套管针或脊髓穿刺针、Woffles 线 ×8、Elamax 5% 表面麻醉药膏或其他同类产品、梳子、绑头发的橡皮筋、可以用清洁液浸泡的发夹。

（二）局部麻醉

局麻溶液为含肾上腺素的 2% 利多卡因 12 ml（利多卡因与肾上腺素的配比为 1∶80 000），使用带有 30 G 针头的 1 ml 注射器将利多卡因沿面部或颈部标记线注射，采用皮内麻醉技术，它最先被用于热玛吉全脸治疗中。麻醉区域的真皮和真皮下层渗透了多个麻药微滴，这使得少量药物也可以达到足够的麻醉效果。

（三）消毒液

消毒液包括 1% 西曲溴铵、氯己定溶液和聚维酮碘。

（四）操作前咨询和准备

1. 患者取直立坐位，拍摄术前照片。

2. 医生与患者讨论并确定松弛下垂程度和需要矫正的部位。向患者强调潜在的并发症，提供选择和替代方案，并就预期效果和持续时间向患者提供咨询。

3. 将 Elamax 5% 表面麻醉药膏涂抹在面部和颞部（或颈部）20~30 min，然后患者洗掉药膏。

4. 识别面部标记点并做标记。

5. 局部麻醉用 2% 利多卡因加肾上腺素（1∶80 000）进行多点注射。

6. 然后用氯己定溶液清洗头发并梳理整齐。

7. 使用 1% 西曲溴铵和聚维酮碘消毒面部和颈部皮肤，铺巾。

（五）Woffles线雕美容的操作步骤

1. 将 18 G 套管针从 A 点向上（从下巴进入，通过 SMAS 和颧骨表面脂肪层），从 B 点（颞筋膜）穿出，用 11 号刀片在 B 点做一小切口，从 B 点插入一根线，直到在 B 点处可以看到和感觉到线材的无刺区域，取出套管针。

2. 然后将套管针从另一个下颌部的关键点（C 点）重新引入。套管针的末端将再次从 B 点退出。将另一半的 Woffles 线插入 B 点，直到其从 C 点退出。移除套管针，面部组织向上提拉，剪断线的末端。对所有不同标记重复相同的操作。对于支撑良好的下面部和中面部提升，每侧使用 4 根 Woffles 线。一旦所有的线材被置入，医生抓住线的末端，同时轻轻向上以垂直方向按摩面部组织。

3. 线端切至与皮肤齐平，用 5/0 Ethilon 或 5/0 Catgut 线封合切口部位（头皮处），然后于切口处涂抹巴曲班（2% 莫匹罗星）软膏。

4. 轻轻按摩皮肤，使皮肤表面上凹痕变得平滑。

5. 在面部两侧使用透明微孔敷料 2 天。

（六）恢复时间

Woffles 线雕美容的恢复时间是 2~3 天。可能会发生轻微的淤青，但可通过化妆遮盖或很容易隐藏在患者的头发里。患者出院后使用止痛药和口服抗生素 3 天。轻微的皮肤皱褶或凹痕会在 10 天内自行消除。如果没有缓解，可以对凹痕区域上方的区域施加牢固的压力，以释放一些倒刺，或者可以在凹陷区域填充少透明质酸，以改善轮廓。

（七）术后护理

建议患者在术后第 1 周内不要有过度的面部表情和动作，应告知患者他们会在 1 周内感觉到头皮及沿线材走行部位有牵拉感。

（八）并发症

在过去的 17 年里，Woffles 线雕美容的并发症很少并且可以纠正。在最初使用 1.0 版 Woffles 线的两年中，我们在颞部头皮处打结以加强和稳定缝合的 U 形环，这导致出现了几例缝线肉芽肿和线结露出，但因无明显感染发生，线材无须完全取出。此外，面部软组织的 U 形环形成了可见的凹痕或皱褶，这需要几天到几周的时间来消除。与 1.0 版相关的并发症包括肉芽肿、毛发包裹、皮肤不平整、线结暴露、皱褶和皮肤淤青，发生率为 17%。

目前首选 2.0 版 Woffles 线，线材无须打结且并发症发生率急剧下降到 2% 以下。在过去使用 2.0 版 Woffles 线的 15 年中，没有线材感染的情况发生，皮肤起皱和凹陷也不明显，只有个别病例线材的头端会紧贴皮肤表面或露出皮肤。

（九）维持时间

患者需要被告知，根据其自身的老化速度不同，线雕维持时间为 1~4 年，并且他们需要定期增加线材以维持效果。有些情况下，在手术 9 年后仍能看到效果（图 3-4-2）。

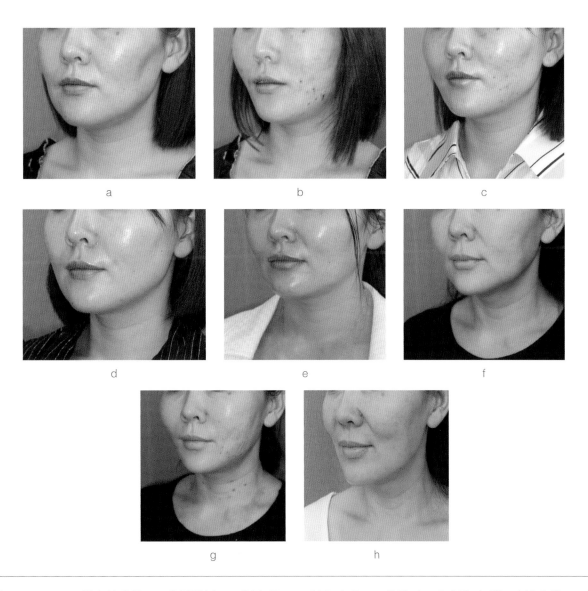

图3-4-2　a. 45岁女性术前；b.术后即刻；c.术后4天；d.术后4个月；e.术后1年；f.术后9年第二次治疗前；g.第二次治疗后即刻；h.第二次治疗1年后

置入新线材时无须去除已有的线材，笔者观察到随着线材的重复添加，效果更好且持续时间更长。

如果能有效地开展线雕美容，可以产生面部紧致提升的效果，技术的完善、对持久性和复发原因的认知提高都将有助于获得更持久的效果。成功的关键是娴熟的技术、对线材在面部作用的正确理解，以及管理患者的期望值。患者经常被错误地告知仅需要治疗一次，且效果会持续 7 年左右，这是不正确的。因为当 2~3 年后效果不明显时，患者可能会感到失望。他们应该被明确告知，使用 Woffles 线雕美容与在面部注射肉毒杆菌毒素或填充物是类似的，效果都是暂时的且需要重复治疗。这样当效果消失时，患者就不会感到失望。另外，还需要告知患者 Woffles 线雕美容效果可以维持 2~3 年，且需要随着面颈部的持续老化而定期再植入线材以保持效果。

十、结论

Woffles 线雕美容技术适用于需要面颈部提升但不愿进行传统开放手术及不接受术后停工的患者。这些患者可能仅需要轻微提升，面容不发生明显改变。另外，为了达到最好的疗效，Woffles 线雕美容应与肉毒杆菌毒素和填充剂注射结合使用，以达到提升、紧致和三维立体的效果。

（Woffles Wu）

Woffles Wu: Several Viewpoints on Thread Rejuvenation

1. Introduction

The mid to late nineties radically changed our perceptions of what could or could not be achieved with non surgical techniques for facial rejuvenation. Botulinum Toxins, Collagen fillers and subsequently Hyaluronic Acid fillers paved the way for new technologies that could relax, smoothen, brighten and tighten facial tissues. Today we have fillers that can hydrate skin, and treat difficult areas such as tear troughs, sunken orbits and atrophy of the forehead and temples.

Patients have become the driving force with ever increasing requests for less downtime and rapid re-integration into social and work life.

To be able to lift facial and neck tissues and hold them in place without any cutting of skin or delamination of soft tissues thus avoiding scars and prolonged downtime has been a dream of surgeons for much of the last century. A host of lasers and deep tissue heating devices have been introduced in the last two decades exactly for this purpose but most have not been able to achieve consistent and significant face lifting effects.

While we could relax tense muscles and change the contours of the lower face with botulinum toxins, restore volume to deflated areas of the face with synthetic fillers and non ablatively resurface the skin surface, there remained a void for a technique that could effectively lift sagging facial or neck tissues without resorting to surgery.

2. History of Barbed Suture Techniques

The use of barbed sutures technology is not new. Alcamo first conceptualized it for wound closure in 1964 and this was followed by Fukuda, Buncke and Ruff who designed mono directional and bidirectional barbed threads for similar reconstructive uses such as wound closure and tendon repair. It was Sulamanidze in 2000 who first popularized the use of short barbed sutures for cosmetic applications in the face with his APTOS technique.

Several variants of the APTOS Thread have emerged from various parts of the globe in an attempt to increase the holding power of the barbs and longevity of results. The author was not able to achieve a true face lifting effect with any of these short threads.

Instead, this author conceived and invented a barbed suture sling in 2002, combining the properties of a suture suspension sling with the self retaining properties of the barbed threads. Clinical application of the Woffles Lift commenced from late 2002. The concept of application is completely different from that of the APTOS threads although both threads are barbed.

3. The Woffles Lift

The Woffles Lift is a non surgical facelift method using long, barbed self retaining slings (Woffles Threads) inserted via a needle introducer to suspend loose, saggy facial tissue to the dense tissue of the scalp. There is no cutting or delamination of skin and soft tissues.

Patented by the author, the Woffles Thread is a blue Prolene 2.0 suture, 60 cm in length (fig3-4-1) with bi-directional barbs on either side of a 4cm clear (non barbed) zone at the mid point of the thread that allows it to be folded at that point into a U-shaped sling.

The underlying principle is to use the free ends of the barbed threads to ensure (or hook) the mobile skin, subcutaneous fat and SMAS of the lower face and pull these layers upwards to be suspended by the U-loop of the sling, to the more dense and immobile temporal fascia.

The analogy would be like suspending a slab of meat from a hook. The effectiveness of this technique relies on the presence of the upper, middle and lower premasseteric spaces which act as gliding planes and allow the the mobile facial tissues to be shifted or sheared in a cephalad direction.

The Woffles Thread is inserted via a long spinal needle into the face along the vectors of lifting and is deployed as an inverted sling where the U-bend of the thread is embedded superiorly in the dense deep temporal fascia whilst the free ends of the thread are engaged inferiorly in the loose and saggy tissues of the face and neck.

For the last 17 years, the Woffles Lift has been used exclusively by the author for non surgical facelifting in those appropriate patients who do not wish to undergo traditional surgery. The longevity of results depends largely the patient's skin elasticity and degree of volumization and of course, age. Results can last from one to nine years at the extremes of a range where the average longevity is 1-3 years.

With proper sterile surgical technique, the incidence of infection or granulomas is less than 1%.

The Woffles Lift is a paradigm shift that challenges the way we think, and seeks to re-evaluate our traditional concepts of face lifting mechanics and facelift surgery.

4. Advantages of the Woffles Lift

There are several features of the Woffles Lift that makes it attractive for patients who wish to have a non surgical alternative to traditional facelift surgery:

1) The Woffles Lift is performed without de-lamination of facial soft tissue and without the disturbance of the anatomical relationship of skin, muscles, nerves, and vessels.

2) it is a fast procedure and can be performed in 20-30 minutes.

3) it is performed under local anesthesia without the need for sedation nor a general anesthetic.

4) it has minimal down time with rapid reintegration into social life.

5) it has minimal complications.

6) any complications are easily resolved.

7) any doctor can easily learn the technique.

5. Why a barbed self retaining Sling?

If a normal non barbed prolene suture is used as a sling to suspend soft tissues, the two ends of the thread would have to be tied together to "close the loop" and offer some stability. In turn, the greatest tension of the suture is at the anchor points or load bearing areas, with no load bearing from the tissue between these two points. This leads to "cheese wiring" of the thread through the soft tissue and eventually the loss of lifting effect.

The Woffles Thread with the self retaining barbs on either side of the central clear zone has load bearing throughout the length of the suture due to the multiple barbs, and thus there is a more even distribution of tension on the tissues with less "cheese wiring". The design of the thread in the form of a U-shaped sling confers a stronger lifting effect and pull-out strength. This can be demonstrated after completion of a case where any attempt to push the facial soft tissues downwards would be met by strong resistance from the multiple columns of barbs encircling each suture.

At the same time the fibrosis that subsequently develops around the prolene suture strengthens and reinforces the subdermal matrix and creates new artificial "ligaments" between the deep dermis and the deep temporal fascia.

After the formation of the fibrous capsule, even if the thread were removed, it would not affect the overall result as the remnant fibrous tissue acts as additional "ligamants" to support the overlying skin envelope.

6. Where can it be used?

The Woffles Lift can be used to lift various parts of the face:

1) brow suspension

2) lateral canthus suspension

3) suspension of malar mound

4) jowls

5) mid face suspension

6) temporal suspension

7) neck tightening

It is however most effective for mid and lower face lifting where results are more apparent.

7. Assessment of suitable patients

Firstly, not all patients are candidates for this lift. Patients with severe facial and neck laxity would be better off having a traditional open rhytidectomy where skin can be removed and the SMAS resuspended.

Patients looking for the longevity of a traditional facelift will also be disappointed with its short to mid term longevity. It is all about expectations.

With the patient in a sitting position, the degree of facial laxity is assessed by pushing the facial tissues upwards to the temples using one's fingers. This allows us to determine how much restoration of midface volume can be achieved, and how much bunching or pleating of skin there will be at the anterior hairline. It is important to determine also whether this elevation will be accompanied by significant lateral canthal elevation and upwards tilting of the eyes and whether the patient likes this effect.

If they do the threads can be deployed closer to the lateral canthal region and mid malar mound. If they do not wish to have changes to the angulation of their eyes, then the the threads are placed slightly posteriorly to engage more of the jowls and less of the mid malar mound.

The best candidates for the Woffles Lift are those who:

1) do not wish to have a surgical facelift and the downtime and complications associated with that.

2) have already had one or several facelifts and have residual laxity for which they do not want to undergo surgery again.

3) are already using BOTOX and fillers and are familiar and comfortable with the concept of their use, their temporary nature and the need to come back after set intervals to be re injected.

4) want a quick result, to be able to reintegrate quickly with social life/activities.

5)do not mind coming back every 2-3 years to add more threads to reinforce those previously placed.

6)are elderly and who may not be candidates for a long surgical procedure.

7)are keloid prone.

8. Identifying Facial Vectors

There are six key suspension points/vectors that are identified for the midface and jowls:

1) Upper Nasolabial

2) Lower Nasolabial

3) Marionette

4) Anterior jowls

5) Posterior jowls

6) Mandibular angle

These are marked onto the face and then the vectors of suspension are drawn from these points to the temple. These vectors are the guides for insertion of the needle introducers.

For the forehead, the vectors are determined by the shape and height of the eyebrow desired.

For the necklift, a horizontal marking is made at the cervicomental angle in the midline. A line is drawn from this point under the jawline, to the mastoid region. This is the vector of insertion of the needle introducer for elevation of the neck. Either version 1.0 or version 2.0 can be used.

9. THE WOFFLES LIFT TECHNIQUE(2019)

9.1 Consumables and Instrumentation

1 packet of plain gauze, Basic Dressing Set, Blade 11, Bard parker blade holder #3, Non tooth Adson Dissecting forceps, Derf needle holder 5 ", Straight iridectomy scissors, Suture Ethilon 5/0 or Chromic Catgut 5/0, Bactroban ointment, 18G introducer or spinal needle, Woffles Threads × 8, Elamax 5% or equivalent, Comb, Rubber bands to tie hair, Hair clips that can be soaked in cleansing solutions.

9.2 Local anesthetic – microanesthesia technique

Lidocaine 2%: epinephrine 1:80,000 – 12 mls. 1ml syringes with detachable 30G BD superglide needles are used.

The Lidocaine is injected as lines of anaesthetic along the vectors marked on the face or neck. This employs the mesoan aesthetic technique first described for alleviating pain during a full face Thermage procedure. Multiple tiny blebs of anesthetic are infiltrated into the dermis and subdermal layer of the area to be anesthetized. This allows adequate anesthesia to be achieved with a small volume of fluid.

9.3 Cleansing Solutions

Cetrimide 1%, Aqueous Chlorhexedine (Hibiscrub), Povidone-Iodine.

9.4 Pre Procedure Consultation and Preparation

1）Patient sits in an upright position, 90 degrees. Pre operative photos (5 views) are taken.

2）Patient and doctor discuss and determine the degree of sag/ ptosis, and areas of desired correction. Potential complications are highlighted, options and alternatives are provided and the patient is counselled on the expected duration of longevity of results.

3）Elamax 5% cream is applied to the face and temples (or neck) for approximately 20-30 minutes after which the patient washes off the cream.

4）Facial vectors are then identified and marked with a skin marker.

5）Local anesthesia is delivered with Lignocaine 2% plus Adrenaline 1:80.000 using multiple mesoanesthetic injections.

6）The hair is then completely soaked and washed with aqeous Chlorhexidine solution and combed back neatly.

7）The face and neck skin are then prepared with sterile technique using Cetrimide 1% and Povidone after which drapes are applied appropriately.

9.5 Operative Steps for the Woffles Lift

1) The introducer (18G spinal needle) is inserted from point A upwards (from the jowls, through the SMAS and the malar mound) and exits at point B(dense temporal fascia), a #11 blade is used to make a small stab incision at point B. The stillete of the introducer is removed and one Woffles thread is inserted from point B until the mid point of the thread (non barbed area/smooth clear zone) is seen and felt at point B. The introducer is removed.

2) The introducer is then reintroduced from a new point (point C) of the jowl which is another of the key suspension points. The end of the introducer will again exit at point B. The stillete is once again removed and the other half of the WOFFLES thread is inserted into point B till it exits at point C. The needle is removed and the facial tissues are draped upwards.

The thread ends are shortened. The same process is repeated for all the different vectors. For a well supported lower and mid face lift, 4 Woffles Threads (8 filaments) per side are used. Once all threads are inserted, the doctor then holds on to the ends of the threads whilst gently sweeping/ massaging the facial tissue upwards in a vertical direction.

3) The ends of the threads are cut flush to the skin and the stab incision site (at the scalp) is closed with 5/0 Ethilon or 5/0 Catgut, and Bactroban (mupirocin 2%) ointment is applied to the wound.

4) Any dents or undulations on the skin surface can be smoothened down by gently tapping on the bunched

up skin above this level.

5) Transparent Micropore dressing is applied to either side of the face for 2 days.

9.6 Recovery Time

Recovery time for the Woffles Lift is 2-3 days. Slight bruising can happen, but is usually easily concealed with make up or restyling of the patient's hair. Patients are discharged with painkillers/ and oral antibiotics for three days. Slight skin puckering or dents will smoothen out on their own within 10 days. If not, firm pressure can be applied to the area just above the dented area to release some of the barbs. Alternatively a small amount of HA filler can be placed in the dented area to improve the contours.

9.7 Aftercare

Patients are advised not to have extreme facial expression or animation for the first week. They should be informed that they can feel a bit of tension at the scalp and along the line of the threads for about a week.

9.8 Complications

In the last 17 years, the complications have remained minor and correctable. When version 1.0 was used in the first two years of our experience, a knot was tied at the temporal scalp to strengthen and stabilize the u-loop of the suture. This caused a few cases of stitch granulomas and extrusion of the suture. However there were no frank infections of the threads necessitating complete removal. In addition the U-loop in the facial soft tissues created visible denting or puckering which took several days to weeks to smoothen out. The overall complication rate associated with Version 1 included granuloma, entrapment of hairs, undulations, extrusion, puckering and bruising and was 17%.

After converting to version 2.0 which is the currently prefered technique where no knots are tied anywhere, the complication rate fell dramatically to less than 2%. There have been no infections of the threads when deployed in version 2.0 in the last 15 years. Puckering and denting is no longer an issue and there have only been isolated cases where the free ends of the thread abuts against the skin surface or extrudes.

9.9 Longevity

Patients are informed that the lift lasts from 1- 4 years depending on their own rate of aging and that they will need additional threads periodically. There have been cases where persistence of results can be seen 9 years after the procedure（fig3-4-2）.

When new threads are inserted the existing threads are not removed. The author has noted that with repeated addition of threads, the result is better and lasts longer.

Barbed sutures can create a face lifting effect if effectively deployed. Better technology and understanding of the causes of loss of longevity or relapse will lead to longer lasting results. The key to success is proper technique, understanding the role of the Threads in the face and managing patient expectations. Too often patients have been misinformed that it is a one time procedure and that the result will last 7 years or so. This is incorrect. Naturally when there is a loss of effect after 2-3 years patients may be disappointed. They should be carefully informed that employing the Woffles Thread lift is conceptually the same as using Botulinum Toxin or fillers in the face. The effects are temporary and the treatments need to be repeated. Patients therefore expect this and are not disappointed when the effects wear off. They should be carefully informed that the Woffles Lift can give a face lifting effect for 2-3 years and that additional threads need to be inserted periodically to maintain the result and keep pace with the ongoing ageing of the face and neck.

10. Conclusion

The Woffles Lift is a suitable non surgical technique for patients who want a lifting effect but are not prepared for surgery and the downtime associated with an operation. They may also want a lift that is more subtle and does not significantly alter their appearance or identity. For best effect, the Woffles Lift should be combined with Botulinum toxins and fillers to achieve a lifted, relaxed and more 3-dimensional appearance.

（Woffles Wu）

第 5 节　Shinichi Soyano：关于线雕美容医学的几点认识

我是在 1984 年开始接触注射美容的。当时日本 Wyeth 公司接受了美国胶原蛋白有限公司的委托，在东京大学医院成形外科开展牛胶原蛋白（Zyderm Ⅰ）注射填充皮肤和皮下组织塌陷的临床试验。我为这个产品的推广做了大量的临床实验和数据分析，发现对于面部皱纹的治疗非常有效。

最初的患者是因为眉间纹来就诊，先进行皮内测试确认阴性后，在眉间的皱纹部位进行了注射。虽然当时我认为可能没什么效果，但出于好奇，我在 2 周后观察了治疗效果，我惊喜地发现眉间较深的皱纹毫无痕迹地消失了。由于看到了第一个案例的疗效，之后我对各类病例非常感兴趣并进行了治疗，积累了很多经验。

同年，我还接受了京都大学、北海道大学的委托进行了临床试验。期间我与老师们进行了探讨，较好的治疗效果得到了大家的肯定。2 年后，由于得到了厚生省的认可，美国胶原蛋白产品在亚洲以推广为目的，在各地进行了试验，但实际上在日本的认可度最高。牛胶原蛋白在日本的使用量逐年上升，注射美容也成为大多数患者接受的治疗项目。牛胶原蛋白需要进行皮内试验，并观察 4 周。由于其在任何人种中都有大约 3% 的过敏反应，所以皮内试验是必要的。

1988 年，我创办了自己的诊所，一直工作至今。

1998 年，临床上有使用透明质酸的经验报道。同年，我也开始进行透明质酸制剂的临床应用，那时的透明质酸类产品叫做"瑞蓝"。透明质酸和胶原一样，是皮肤本身就存在的组成成分。透明质酸不含蛋白质，不需要做皮内试验，当时就可以使用，医患双方的接受度较高，所以现在透明质酸已成为世界性的主流注射美容制剂。

注射美容主要是除皱和填充塌陷。对于面部轮廓的调整，线雕是非常必要的。2006年，我做了第一例线雕治疗，当时的产品是意大利产的"Happy Lift"，由聚乳酸和己内酯合成，有双向倒刺，需要一个类似于硬膜外穿刺针的导引针才能植入皮下组织。无须切开皮肤就能把松弛的颊部皮肤提升，这是线雕最大的优势。

经过这些年的不断进展，带套管针的线开始在市场上流行，我们无须使用导引针就能将线轻松植入皮下，用钝针、半钝针来做套管针，让临床使用更加方便。越来越多的线材层出不穷，新的线材包括PDO（对二氧环己酮）、PCL（聚己内酯）、PLA（聚乳酸）和聚乙醇酸。

我通常使用可吸收的线材，像聚乙醇酸这样不可吸收的材料，我个人不使用。我认为当倒刺线植入后，可以见到即刻的提升效果。使用可吸收的线材会在其分解的过程中刺激植入部位的胶原新生，起到长期紧致的作用。如果是非倒刺的平滑线，会在植入后通过刺激胶原新生，达到局部紧致的效果。

PDO线的紧致效果会维持几个月，PCL和PLA线的紧致效果会超过1年。

倒刺的形状非常多，目前市场上常见的有如下三种：锯齿线、压印线和铃铛线。

我个人认为线雕的选材和使用中的要点包括：①生物可降解材料制成；②可以吸收分解，效果能够长一些；③倒刺的力量可靠、有效；④使用简便、容易操作。

目前，线雕在日本非常流行，线雕的例数远远超过传统的各种拉皮手术。最流行的线材是PDO材质的平滑线、锯齿线和压印线。求美者能够即刻见到面部提拉的效果，正规熟练操作的话，整个过程少于30 min，医生无须过多担心术后并发症，医患双方的风险都很低。线雕适用于面部和颈部，对于希望更大提升效果的求美者，可以适度增加线雕的范围和植入线材的数量。植入后的效果可以持续数月甚至两年以上。目前，手术拉皮的适应证一般为60岁以上的求美者，线雕可应用于很多中青年的求美者，甚至30岁左右的求美者。对于很多求美者来说，该项目创伤小、可复性强，如果治疗效果非常理想的话，会经常复诊要求继续提升。

2006年我刚开始接触线雕的时候，也经历了一些植入层次不当，导致局部凹凸不平等并发症。但是经历了十多年的反复精进和提升，目前我已经可以熟练掌握线雕技术，并联合应用到面部年轻化的各个治疗项目中。

（Shinichi Soyano）

Shinichi Soyano：Several Viewpoints on Thread Rejuvenation

My first experience of injection is in 1984 in Tokyo University. Collagen Corporation in USA started to sell Zyderm Ⅰ for augmentation of the concave of soft tissue or skin. I did clinical test to make data for the approval of this product. It was useful for facial wrinkle particularly. Zyderm Ⅰ was made of bovine collagen.

Because it is bovine collagen, skin test for allergy was necessary.

The first patient had wrinkles on her glabella. After skin test and I made sure that this patient is negative for bovine collagen, I injected collagen to her wrinkles. At that time I thought it was useless for wrinkle treatment. But after 2 weeks the patient had no wrinkles on her glabella. This experience made me to research the injection treatment.

At the same time Collagen Corporation asked Kyoto University and Hokkaido University. I talked with the doctors who worked on the same job. They said they had also good results. In 1986 Japan FDA approved this injectable collagen product. Collagen Corporation also tried to sell in Korea, Taiwan, and other Asian countries. But the only country this company succeeded to sell is Japan. I don't know the reason why the company could not sell the product. This collagen product became very popular. We need to do the skin test and observe the result for 4 weeks. 3% of the patients who had the skin test showed positive reaction in any country.

I started my own clinic in 1988. I have been working on collagen injection for facial wrinkles. In 1998, I started to use hyaluronic acid. The product is called Restylane®. Hyaluronic acid is also the component of skin as collagen is. Hyaluronic acid is not protein, so there is no need to do skin test. Hyaluronic acid is useful for augmentation of soft tissue.

Injection treatment is for wrinkles or concaves. To treat the shape of face contour, thread lifting is necessary. My first treatment of thread lifting is in the year of 2006. I used "Happy Lift" made in Italy. The thread is made of poly-L-lactic acid and caprolactone. The thread had bi-directional barbs. To insert this thread underneath the skin, spinal needle is necessary. Thread lifting is useful for pulling up the drooping of the cheek. We don't have to cut the skin for lifting up.

After several years, thread inside a needle was started to be sold. We don't need a spinal needle to put thread underneath the skin. Also thread inside a cannula is now in the market. There are various kinds of materials for the thread. The materials are PDO (polydioxanone), PCL (poly caprolactone), PLA (poly L-lactic acid), and polypropylene.

Polypropylene is not absorbable, and I didn't use them. I think absorbable material will stimulate collagen synthesis during the absorption. Immediate effect can be seen when barbed threads are used. For only stimulation, non-barbed absorbable thread can be used.

The longevity is around several months with PDO, and PCL or PLA are thought to be more than 1 year.

There are various barb shaped. They are cut-shape, molded shape and cone-shape.

Important conditions are as follows:

1. biodegradable
2. a little long effect but not non-absorbable
3. stable pulling up strength of barbs
4. easy handling and procedure

Now in japan thread lifting is very popular. The rate of thread lifting is greater than surgical face lifting. Popular threads are PDO non-barbed threads and molded barbed threads. The risk of the procedure is low, and the patient can see the result immediately. The time of the procedure may be less than 30 minutes, and the physician don't have to worry about many adverse reactions after the procedure. Thread lifting can be done for not only cheeks but also neck. If the patient wants more effect, we can add more threads in the regions. The effect will last more than several months and up to 2 years. This procedure can be applied to younger patients. Surgical face lifting is for older patients over 60 years. But this thread lifting can be applied even 30 year-old patient. The reason is this procedure is not so invasive and repeated procedure is possible. Once the patient likes the result with this procedure, she will visit the hospital repeatedly.

When I started this procedure in the year of 2006, I had some adverse reactions such as excretion of the thread or unevenness where the threads laid. That is because I was not familiar with this procedure and did not know how to handle the threads.

Now I can take care of these adverse reactions because I experienced many cases.

（ Shinichi Soyano ）

第 4 章

线雕美容医学的材料学简介

前不见古人，后不见来者。念天地之悠悠，独怆然而涕下。

——陈子昂《登幽州台歌》

第 1 节　材料学的特性

随着微创面部年轻化手术在国内的不断推广，由手术缝线埋没导引技术改良的面部、身体提升手术的技术及案例不断增加，不少手术医师和求美者都很关心埋线手术的效果，其中线材的化学组成（均聚、共聚），分子构型，分子量和分子量的分布，结晶度及分子定向，埋置层次的应力环境，pH，温度，倒刺的密度、角度、方向，埋置在体内的降解过程及转归，都是影响埋线手术效果的重要因素。笔者就目前国内外较有代表性的手术缝线及材料学特性做一个综述，文中观点仅代表文献作者的观点。

一、PPDO

（一）材料学简介

1. **概述**　PPDO（Poly-P-Dioxanone，聚对二氧环己酮）是脂肪族聚酯 - 醚类化合物，与 PLA（聚乳酸）、PGA（聚乙醇酸）和 PCL（聚己内酯）类似，由于其分子主链中含酯键，赋予了聚合物优异的生物降解性、生物相容性和生物可吸收性（表 4-1-1）。由于其分子主链里含有独特的醚键，使该聚合物在具有良好强度的同时，还具有优异的韧性。早在 19 世纪 70 年代，美国 ETHICON 公司就以此为原料生产出了 PDS 缝线，PDS 以其优异的韧性可制成单丝缝合线、骨科固定材料、组织修复材料、细胞支架和药物载体等。

PPDO 主要是由 PDO 单体（对二氧环己酮）开环聚合而得，因此制备高分子量的 PPDO 必须要有高纯度 PDO 单体。20 世纪 70 年代，Doddi 等 [1] 就采用乙二醇、金属钠和氯乙酸等经过一系列化学反应和分离操作，制备出高纯度的 PDO。然而该法步骤繁多、操作复杂、成本高昂，我国杨珂科、王玉忠等 [2] 通过一缩乙二醇为原料，加入高效、高选择性催化脱氢成环催化剂，一步合成 PDO 单体，纯度可达 99%，且催化剂寿命超过 180 天，使成本大幅度降低。

表 4-1-1　不同可生物降解脂肪族聚酯性能的比较

	熔化温度（℃）	抗张强度（MPa）	断裂伸长（%）	热变形温度（℃）	效价（×10 ¥）
PPDO	~110	35~60	200~600	80~90	/
PLA	~180	~60	~6	~50	~2
PCL	~60	~20	~300	~50	3~4
PBS	~120	~40	~400	~80	2~3
PHBV	120~170	10~30	5~10	~110	3~5

2. PPDO 材料的热稳定性　PPDO 的热稳定性较差。Nishida 等 [3-4] 的研究表明，PPDO 的裂解主要为零级解拉链式解聚反应，在 150~250 ℃范围减压条件下，可直接裂解成单体 PDO；研究还表明，PPDO 在惰性气体氛围下的热稳定性高于有氧氛围下的热稳定性，且其热稳定性与分子量和所处的环境有关，提高分子量有利于提高其热稳定性。

3. PPDO 材料的降解研究　PPDO 分子中的酯键决定了聚合物在有水存在的条件下的主要降解方式是水解，而分子量中的醚键既赋予其优异的韧性，也是促进水解的关键因素。Sabino 等 [5-7] 的研究表明，37 ℃条件下，PPDO 在磷酸盐缓冲溶液中由于酯键断裂产生羧基，体系 pH 降低，进一步加速了 PPDO 的水解进程，即由无定形区开始，逐渐进行至晶区（图 4-1-1、图 4-1-2）。Hong 等 [8] 研究了 PPDO 在体内的降解情况，结果均表明，PPDO 材料具有良好的生物降解性和生物相容性。

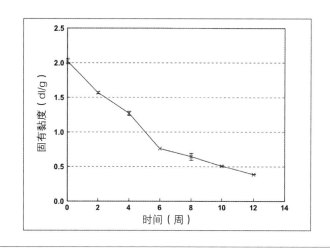

图4-1-1　在37 ℃磷酸盐缓冲溶液中降解过程的线材固有黏度变化

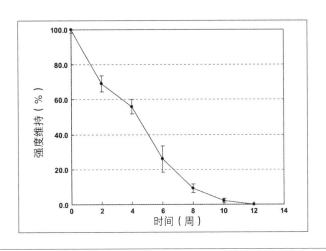

图4-1-2 在37℃磷酸盐缓冲溶液中降解过程的强度变化

4. PPDO 线材埋置后的动物实验研究 Jihee Kim 等[9]在大鼠皮下埋置 PPDO 线材（图 4-1-3A），然后对包膜形成进行了组织学评估。术后 1 个月，对纤维包膜（黑色箭头）在线材插入的地方进行了标记（图 4-1-3B）。术后 3 个月仍然可以看到纤维包膜（图 4-1-3C）。从图 4-1-3C 和图 4-1-3F 中可以看到线材开始发生降解，外周的包膜开始被结缔组织所替代。其中图 4-1-3A~C 使用的是苏木精和伊红染色，图 4-1-3F 使用的是三色胶原染色。标本显示，术后 1 个月出现非常明显的组织反应，炎症细胞大量聚集。术后 7 个月的标本上可观察到巨细胞和肉芽肿反应。

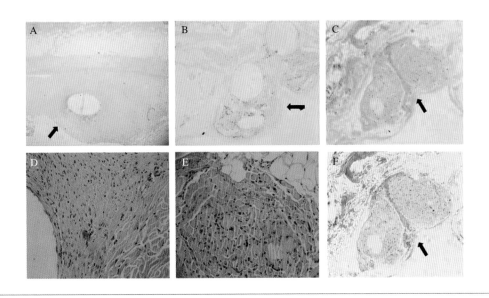

图4-1-3 PPDO线材埋置后的组织学变化

Jung Hyun Yoon 等[10]在实验猪上埋置 PPDO 线材后，于第 4 周、12 周、24 周观察了 PPDO 材料与组织之间的组织学反应（图 4-1-4~4-1-15）。表 4-1-2 为 PPDO 材料埋置在体内后的组织学及免疫学变化。

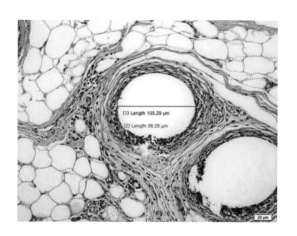

图4-1-4　V形线材放置在组织中4周后，可以观察到形成两个圆形空腔形似枭眼，有大量的疏松胶原纤维、嗜酸性细胞、淋巴细胞在新生成的肉芽组织里，并且在肉芽组织周围可以观察到脂肪细胞的降解（H&E染色，400倍放大）

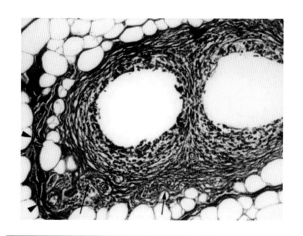

图4-1-5　如图箭头所示在PPDO线材放置4周后，周围有大量胶原纤维被染成了淡蓝色，而环绕的胶原纤维被染成了深蓝色，表示之前存在的纤维结缔组织（Masson染色，400倍放大）

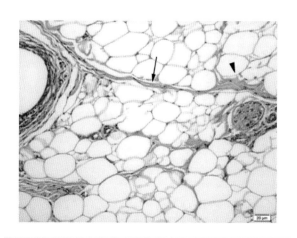

图4-1-6　在PPDO线材放置4周后，新生成的胶原纤维（箭头所示）将之前存在的纤维结缔组织融合并连接在一起（H&E染色，400倍放大）

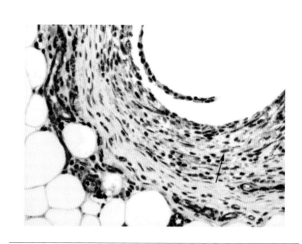

图4-1-7　在PPDO线材放置4周后，染色显示成纤维细胞呈蓝色及雪茄形红染，以及在肉芽组织里的肌成纤维细胞（抗平滑肌抗体，免疫组化染色，1000倍）

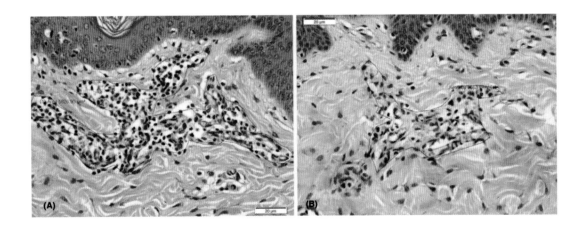

图4-1-8 PPDO线材放置4周后，在实验组（A）可以观察到是对照组两倍大小的毛细血管（H&E染色，1000倍放大）

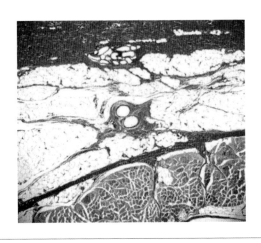

图4-1-9 在PPDO线材放置12周后，在线材周围，疏松胶原纤维变成了致密的胶原纤维，能够在肉芽组织里观察到红色的嗜酸性细胞和淋巴细胞，在肉芽组织的周围能够观察到明显的脂肪细胞变性（H&E染色，400倍放大）

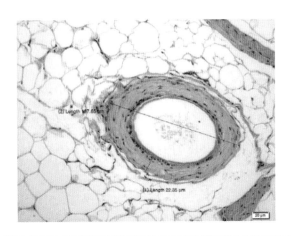

图4-1-10 在PPDO线材放置12周后，在线材周围可观察到高密度的胶原纤维包裹（Masson染色，400倍放大）

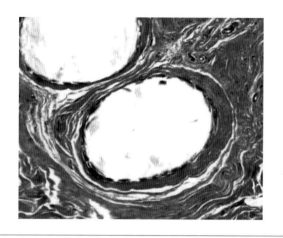

图4-1-11　在PPDO线材放置12周后，可观察到胶原纤维分支从线材放置区向真皮层和筋膜层呈网状分布（Masson染色，100倍放大）

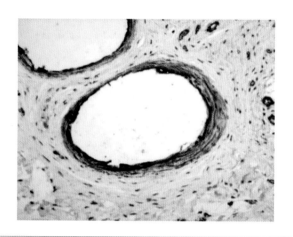

图4-1-12　PPDO线材放置12周，与图4-1-11同样的切片，能观察到成纤维细胞，但是没有观察到肌成纤维细胞。致密胶原纤维红染呈假阳性（抗平滑肌抗体，免疫组化染色，400倍放大）

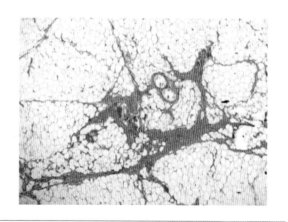

图4-1-13　PPDO线材放置24周后，线材周围被薄的胶原组织包绕，在空腔内壁取代了之前的致密胶原组织

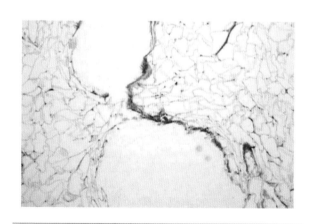

图4-1-14　PPDO线材的碎片，纤维桥状结构（H&E染色，100倍放大）

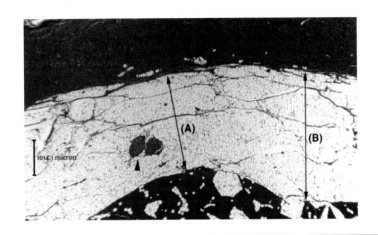

图4-1-15　PPDO线材放置48周后，在放置的区域还是能够比较明显地观察到薄的胶原纤维条带和脂肪细胞退变。真皮与肌肉的长度A=2822 μm（实验组），B=3675 μm（对照组），与对照组相比有24%的降低，在异物性肉芽肿组织里可以观察到明显的呈蓝染的、薄的纤维桥状残留，如箭头所示（Masson染色，100倍放大）

表4-1-2　PPDO 材料埋置在体内后的组织学及免疫学变化

	4 周	12 周	24 周	48 周
（1）PPDO 线材的变化	没变化	没变化	碎片化开始	大部吸收
（2）胶原	疏松胶原	致密胶原	薄层胶原	薄层胶原包膜
（3）肉芽组织	有	有	吸收	异物肉芽肿
（4）淋巴细胞、嗜酸性细胞	多	少量	无	无
（5）融合效应	有	无	无	无
（6）纤维桥效应	无	有	有	有
（7）肌成纤维细胞	有	无	无	无
（8）成纤维细胞	有	无	无	无
（9）毛细血管	倍增	无	无	无
（10）脂肪细胞改变	脂肪细胞变性	脂肪细胞变性	脂肪细胞变性	脂肪细胞变性

组织学改变的结果包括：①有新生的纤维结缔组织，且与现有的纤维结缔组织融合；②肌成纤维细胞效应致使组织收缩；③毛细血管增生，包括数量及大小；④由于脂肪细胞变性，导致脂肪层的变薄（溶脂效果）。

（二）常用线材

Quill 公司发明的线材采用双向倒刺技术，依靠双侧相反的倒刺相互作用，完美解决了线在组织中游离的情况发生，无须依赖额外的打结固定，体内没有线结，异物反应小（图 4-1-16）。倒刺在缝线上呈 360°DNA 螺旋式分布，每厘米线体上分布着螺旋式倒刺 12 个，完美抓牢组织，不掉线、不脱落，避免了脱节、松节（图 4-1-17、图 4-1-18）。

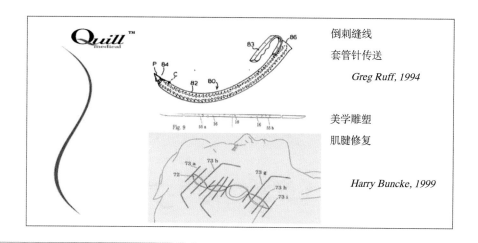

倒刺缝线
套管针传送
Greg Ruff, 1994

美学雕塑
肌腱修复

Harry Buncke, 1999

图4-1-16 Quill线专利图

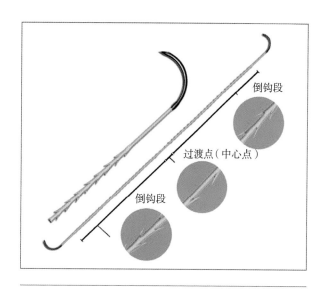

图4-1-17 免打结倒刺线设计

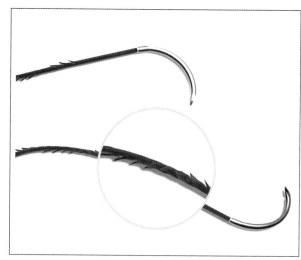

图4-1-18 线体上的倒刺

二、PLA与PLLA

(一)材料学简介

1. PLA PLA是聚乳酸的简称，英文名为polyactic acid。聚乳酸也称为聚丙交酯（polylactide），属于聚酯家族。PLA是以乳酸为主要原料聚合得到的聚合物，原料来源充分，而且可以再生，主要以玉米、木薯等为原料。其具有良好的生物可降解性，使用后能被自然界中微生物在特定条件下完全降解，最终生成二氧化碳和水，不污染环境，实现在自然界中的循环，因此是理想的绿色高分子材料。

生物医药行业是 PLA 最早开展应用的领域。PLA 对人体有高度安全性，并可被组织吸收，加之其优良的物理机械性能，还可应用在生物医药领域，如一次性输液工具、免拆型手术缝线、药物缓解包装剂、人造骨折内固定材料、组织修复材料、人造皮肤等。高分子量的 PLA 有非常高的力学性能，在欧美等国已被用来替代不锈钢，作为新型的骨科内固定材料如骨钉、骨板而被大量使用。其可被人体吸收代谢的特性使患者免收了二次开刀之苦。其技术附加值高，是医疗行业具有发展前景的高分子材料。

2. PLLA PLLA 是左旋聚乳酸的简称，英文名为 poly-L-Lactic acid。由聚 L- 丙交酯制成的产品生物相容性好，在体内降解后，产物经代谢排出体外，对人体无危害性及毒副作用，因此目前被广泛应用于医学领域，如一次性输液用具、免拆型手术缝线；药物控释、缓释包装剂；组织工程支架、骨固定及骨修复材料、注射用微胶囊、微球、埋植剂及动物器官支撑弹性体等材料。

PLLA 在我国医学美容中的应用相对起步稍晚，但是已经融入市场。它比 PPDO 线在体内分解速度要缓慢许多，所以效果能维持更久，可达 2~4 年。主要用于解决额头塌陷、"苹果肌"塌陷、太阳穴塌陷等面部局部凹陷问题，对局部祛皱（抬头纹、川字纹）也可起到辅助提升的作用。

（二）常用线材

Silhouette 铃铛线（图 4-1-19）是一款可吸收、生物相容性好、可生物降解的悬吊缝线。该缝线分为两个部分：单丝线与铃铛部分。其中，单丝线部分占 82%，由 PLA（聚乳酸）构成；铃铛部分占 18%，由 PLGA（聚乙醇酸）构成。Silhouette 铃铛线有三个类型，如表 4-1-3 所示。

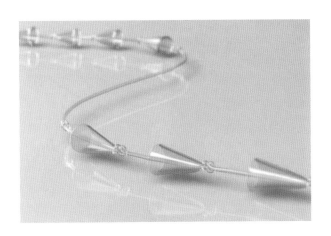

图4-1-19　Silhouette铃铛线

表 4-1-3　Silhouette 铃铛线的类型

产品	Soft 8 Cones	Soft 12 Cones	Soft 16 Cones
长度	30 cm	27.5 cm	26.8 cm
铃铛数量	8	12	16
铃铛方向	双向	双向	双向
铃铛直径	5 mm	8 mm	8 mm
材料成分	单丝（PLA）和铃铛（PLGA）		
导引针	12 cm，23 G 双针		

三、PCL长效材料

（一）材料学简介

PCL 是聚己内酯的简称，英文名为 Poly caprolactone。PCL 有优良的生物相容性、记忆性、生物可降解性等，广泛地应用在各个领域。PCL 柔软、便于加工、性能优良，可做组织工程支架材料。其结晶性较强，降解缓慢。它在体内的降解分两个阶段进行：第一阶段表现为分子量不断下降，但不发生形变和失重；第二阶段是指分子量降低到一定数值后，材料开始失重，并逐渐被肌体吸收排泄。

PCL 的应用领域包括：外科医疗领域中的手术缝线、骨科夹板、放疗板、树脂绷带、牙印模等；聚氨酯树脂领域中的涂料、油墨、热熔胶、无纺布粘接剂、鞋材、结构胶等；薄膜与复合包装领域中的吹塑薄膜、层压材料等；手工模型、有机着色剂、粉末涂料等其他领域。

（二）常用线材

Happy Lift 缝线是可吸收、单丝、可用于悬吊的 PCL 缝线，由意大利 Promo Italia International 公司拥有品牌，在可吸收缝线产品系列是三类医疗器械，并取得了欧盟 CE 标识（图 4-1-20）。

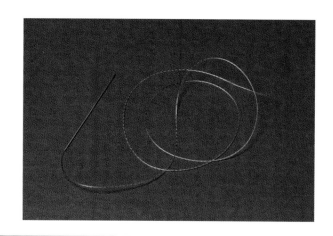

图4-1-20　Happy Lift缝线

四、PLCL长效材料

（一）材料学简介

PLCL 是己内酰与 L- 丙交酯共聚物的简称，英文名为 Poly-（L-Lacktide）-Caprolactone。左旋丙交酯作为聚合单体，主要用于均聚得到左旋聚乳酸。此均聚物具有光学活性，立体规整好，有一定的结晶度和熔点，力学强度好。

（二）常用线材

APTOS 线由格鲁吉亚的 Sulamanidze 发明，最早在 1998 年以前就开始用于面部线雕手术。至今，APTOS 线的系列包含了从面部轮廓、鼻部轮廓、乳房轮廓、身体轮廓提拉及塑形的完整系列。Sulamanidze 本人也提倡以多种手术方法结合来实现面部和身体年轻化的目标。APTOS 线也由最早的不可吸收材料聚丙烯酰胺，到目前的 PLA（聚乳酸）及 PLA（聚己内酯）长效可吸收材料并存，给临床医生及求美者以多样化的选择。APTOS 线拥有各种便于操作的导引针，包括传统的热插拔的套管针，以及各种形制的锐性导引针，可以实现各种复杂的操作（图 4-1-21、图 4-1-22）。

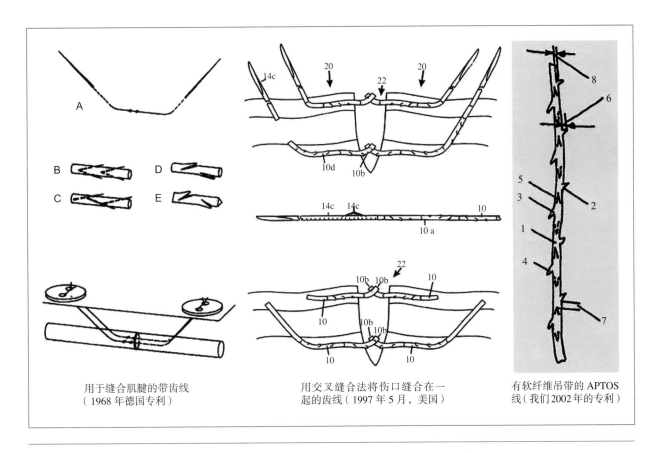

用于缝合肌腱的带齿线
（1968 年德国专利）

用交叉缝合法将伤口缝合在一起的齿线（1997 年 5 月，美国）

有软纤维吊带的 APTOS
线（我们 2002 年的专利）

图4-1-21　APTOS线研发改进示意图

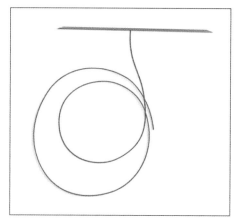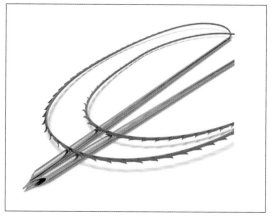

图4-1-22　APTOS单针线和双针线

五、GA+TMC

GA+TMC 是乙二醇酸与亚丙基碳酸酯共聚物，常用线材为 V-loc™ 线，它是由美国 Medtronic 公司生产用于伤口关闭的免打结缝线。由于其具有优秀的抓力和组织相容性，有众多的临床医生将其用于美容外科领域。V-loc™ 线为双角度切割，这样切割的好处在于切深比较浅，缝线的整体完整性要好于单角度切割的缝线，并且每平方厘米的环形倒刺密度要显著高于其他材料。V-loc™ 线的基本特性如表4-1-3 所示。

表 4-1-3　V-Loc™ 线的基本特性

性质	V-Loc™ 90	V-Loc™180	V-Loc™PBT
拉力强度	7 天，90% 14 天，75%	7 天，80% 14 天，75% 21 天，65%	永久性
材质类型	可吸收	可吸收	不可吸收
吸收时间	90~110 天	180 天	不可吸收
颜色	紫色	绿色	蓝色
成分	乙交酯、二噁烷酮、碳酸三甲基酯	乙醇酸与碳酸三亚酯共聚物	Polybustester
消毒	环氧乙烷	环氧乙烷	环氧乙烷
使用范围	软组织缝合	软组织缝合	软组织缝合

六、PGA

PGA 是聚乙醇酸的简称，英文名为 Polyglycolic acido。PGA 又称聚羟基乙酸，它来源于 α - 羟基酸，即乙醇酸。乙醇酸是正常人体在新陈代谢过程中产生的，乙醇酸的聚合物就是 PGA。

PGA 具有简单规整的线性分子结构，是简单的线性脂肪族聚酯，有较高的结晶度，形成结晶状聚合物，结晶度一般为 40%~80%，熔点在 225 ℃左右。其不溶于常用的有机溶剂，只溶于像六氟代异丙醇这样的强极性有机溶剂。

PGA 是一种具有良好生物降解性和生物相容性的合成高分子材料，与传统的性能稳定的高分子材料，例如塑料、橡胶等不同，PGA 作为材料在使用到一定时间后逐渐降解，并最终变成对人体、动植物和自然环境无害的水和二氧化碳。

PGA 的应用主要表现在生物医学和生态学两个方面。PGA 的生物医学应用主要表现在医用缝合线（图 4-1-23）、药物控释载体、骨折固定材料和组织工程支架等。PGA 在生态学上的应用是作为对环境有益的完全可生物降解性塑料，取代在塑料工业中广泛应用的生物稳定的通用塑料。PGA 塑料还可用作林业木材、水产用材和土壤、沙漠绿化的保水材料。PGA 可用作缓释体系，控制除草剂的释放速度。

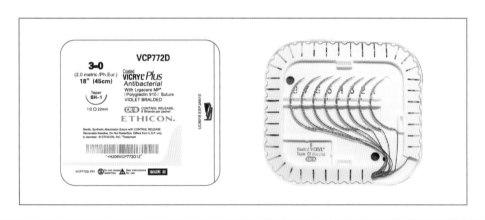

图4-1-23　著名的"薇乔™"线即是一种PGA线

七、PP

PP 是聚丙烯的简称，英文名为 polypropylene。PP 为无毒、无臭、无味的乳白色高结晶的聚合物，是目前所有塑料中最轻的品种之一。它对水特别稳定，在水中的吸水率仅为 0.01%，分子量为 8 万～15 万。PP 成型性好，但因收缩率大（为 1%～2.5%），厚壁制品易凹陷，对一些尺寸精度较高的零件，很难达到要求。制品表面光泽度好。

医用 PP 是一种可被人体溶解吸收的修复网，常用于心脏手术、韧带缝合、眼内手术等。在人体内，PP 可以被缓慢溶解吸收，促进胶原蛋白再生，整体支撑充盈垮塌的皮下组织。其安全性已达食用级别（图 4-1-24）。

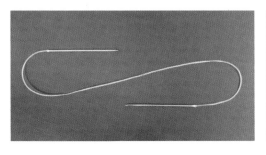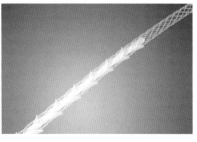

图4-1-24　PP线

第2节 常用线材简介

1. 双向锯齿线（大V线）

针径：18~19 G

线号：0#、1#、2#

适用范围：额、面、颊、身体塑形等

线材特性：PPDO、PDO、PLA、PCL

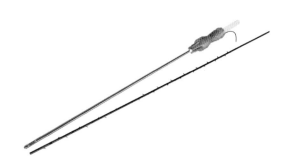

2. 单向锯齿线（小V线）

针径：21~23 G

线号：0#、1-0、2-0、3-0

适用范围：面颊、颞侧、外轮廓

线材特性：PPDO、PDO、PLA、PCL

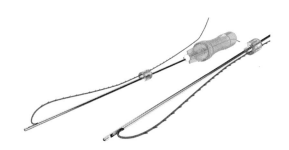

3. 平滑线

针径：23~26 G、27~30 G

线号：2-0、3-0、4-0、5-0、6-0、7-0

适用范围：眼角纹、眶下纹、抬头纹、
   颈纹、面颊收紧等外轮廓

线材特性：PPDO、PDO、PLA、PCL

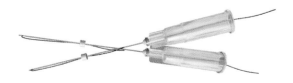

4. 螺旋线

针径：26 G、27 G、29 G

线号：4-0、5-0、6-0、7-0

适用范围：额部、"苹果肌"、外轮廓

线材特性：PPDO、PDO、PLA、PCL

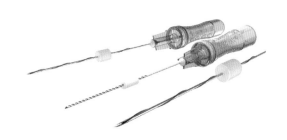

5．三股线

适用范围：颞部、"苹果肌"。
线材特性：PPDO、PDO

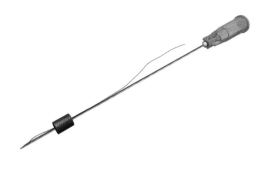

6．爆炸线

针径：23～30 G
线号：0#、1#、2#、
适用范围：颞部、"苹果肌"、外轮廓
线材特性：PPDO、PDO

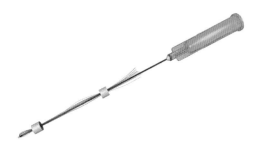

7．弹簧线

适用范围：面部紧致、提升
线材特性：PLCL

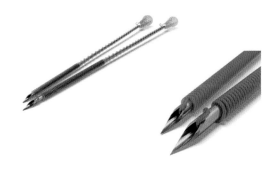

8．小辫子线

适用范围：面部紧致、提升等
线材特性：PLCL

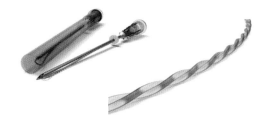

9. 单针倒刺线

适用范围：面部紧致、提升，身体塑形
线材特性：PPDO、PDO、PLCL

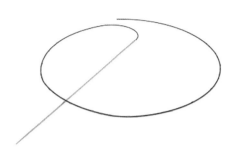

10. 单针倒刺线

适用范围：面部紧致、提升，身体塑形
线材特性：PPDO、PDO

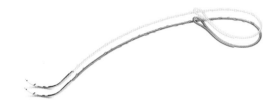

11. 双针线

适用范围：面部紧致、提升，身体塑形
线材特性：PPDO、PDO、PLCL

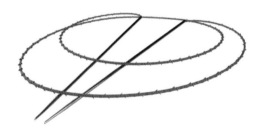

12. 锯齿单针线

适用范围：面部紧致、提升，身体塑性。
线材特性：PLA-CL

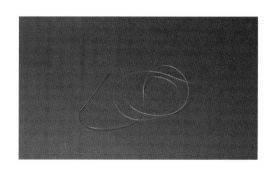

13. 锯齿双针线

适用范围：面部紧致、提升，身体塑形
线材特性：PLA-CL

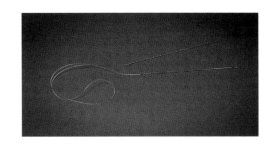

14. 锯齿双针线

适用范围：私密
线材特性：PP

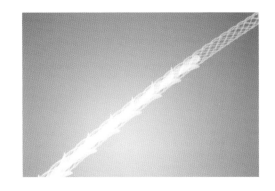

15. 超声波锯齿线

适用范围：面部及身体紧致
材料特性：PDO、PCL

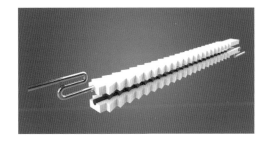

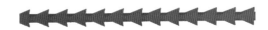

超声波震动塑型　　拉伸负荷4.36 kg
锯齿鳞次栉比

（熊师　崔海燕　王晓军）

参考文献

[1] Doddi N, Versfelt CC, Wasserman D. Synthetic absorbable surgical devices of poly-dioxanone: US, 4052988. 1976-01-12.

[2] 杨科珂，王玉忠 . 一种新型可循环利用的生物降解高分子材料 PPDO. 中国材料进展 , 2011, 30(8): 25-34.

[3] Nishida H, Yamashita M, Hattori N, et al. Thermal decomposition of poly (1,4-dioxan-2-one). Polymer Degradation & Stability, 2000, 70(3): 485-496.

[4] Nishida H, Yamashita M, Endo T. Analysis of the initial process in pyrolysis of poly(p -dioxanone). Polymer Degradation & Stability, 2002, 78(1): 129-135.

[5] Sabino MA, Feijoo JL, Müller AJ. Crystallisation and morphology of poly(p-dioxanone). Macromolecular Chemistry & Physics, 2010, 201(18): 2687-2698.

[6] Sabino MA, Ronca G, Müller AJ. Heterogeneous nucleation and self-nucleation of poly(p-dioxanone). Journal of Materials Science, 2000, 35(20): 5071-5084.

[7] Sabino MA, Albuerne, JI, Müller AJ. Influence of in vitro hydrolytic degradation on the morphology and crystallization behavior of poly(p-dioxanone) .Biomacromolecules, 2004, 5 (2): 358-370.

[8] Hong JT, Cho NS, Yoon HS, et al. Biodegradable studies of poly(trimethylenecarbonate- ε -caprolactone)-block-poly(p-dioxanone), poly(dioxanone), and poly(glycolide- ε -caprolactone) (Monocryl®) monofilaments. Journal of Applied Polymer Science, 2010, 102(1): 737-743.

[9] Jihee Kim, Zhenlong Zheng, Heesu Kim. Investigation on the cutaneous change induced by face-lifting monodirectional barbed polydioxanone thread. Dermatol Surg, 2017, 43(1): 74-80.

[10] Yoon JH, Sang SK, Oh SM, et al. Tissue changes over time after polydioxanone thread insertion: an animal study with pigs. J Cosmet Dermatol, 2018, 29: 12718.

线雕美容医学相关解剖学及组织学研究

> 孤独的灵魂，流浪的身体，自由的思想，美好的世界。
>
> ——崔海燕

随着线性材料研究的不断进展和求美者对微创美容要求的不断提高，线性材料在面颈部美化和年轻化的临床应用在全球范围内日益广泛。对不同线材理化特性和面颈部相关解剖的透彻了解，对于从事线雕美容的医生来说至关重要。熟知面部解剖结构，理解面部衰老机制，是线雕美容医学的基石。它不但可以帮助医生更安全、有效地设计和实施面颈部线性提升和美化的治疗方案，最大限度地减少并发症的发生；还可以保证线雕的疗效，获得更为自然、和谐的面部美化和年轻化效果。

一、概述

（一）面部分区

在进行面部线雕治疗时，面部经常被人为地分为上、中、下三个区域，分别以平眉水平线和耳垂与口角的连线为界。这种分区方法很实用，但是并不是基于面部功能的一种划分方法。依据功能的不同，面部可以分为前面部和侧面部两个部分。前面部高度进化，结构复杂，在功能上主要与交流和表情有关；而侧面部主要与满足生存的咀嚼活动有关。两者大致上以通过骨性眶外侧缘的垂线为界。沿着这条垂线，很多限制韧带自上而下分布，将前面部和侧面部分隔开来。在前面部，眼裂和口裂周围分布着丰富的表情肌，这些表情肌大多位置较表浅。这一区域的软组织可移动性强，在表情肌的作用下，可以产生更加精细的运动，也更容易随着老化而发生松弛和下垂。与之相反，侧面颊覆盖着咀嚼肌（咬肌和颞肌）和腮腺，是相对固定的区域。这些组织都位于深筋膜深层，只在下面部浅层，由颈阔肌向上延伸到口裂水平。

（二）面部层次

在进行面部线雕的设计和治疗时，熟悉面部层次尤为重要。依据部位和目的的不同，不同的线材可能埋置于皮下脂肪层、肌肉内、间隙和骨膜上等不同的层次。如果不考虑在很多部位存在的特殊变化，面部由浅至深可以分为经典的五层结构：皮肤、皮下脂肪层、SMAS 层、疏松网状层（间隙和韧带）和骨膜层（图 5-1）。

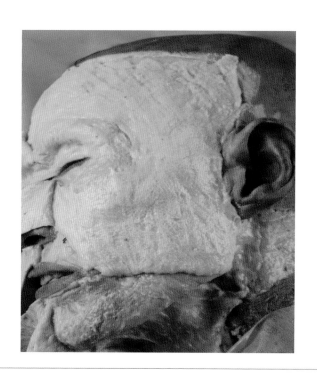

图5-1　面部层次：显示皮肤、皮下脂肪层和SMAS层

1. **皮肤**　皮肤由表皮和真皮构成。表皮是由不同分化程度的角质细胞构成的多细胞层，其内含有少量的产黑素细胞和抗原呈递细胞。真皮位于浅筋膜外层，含有由成纤维细胞分泌的丰富的细胞外基质。其中，含量最丰富的是 I 型胶原蛋白，另外还含有少量的Ⅲ、Ⅳ、Ⅶ型胶原蛋白和弹性蛋白。此外，真皮内还含有丰富的毛细血管网。真皮的厚度与功能密切相关，与皮肤的移动性呈反比。眼睑的真皮最薄，额头和鼻尖的真皮最厚。真皮越薄弱的部位，越容易发生老化改变。将没有倒刺的可吸收线密集埋置在真皮深层，可以有效地刺激成纤维细胞分泌更多的胶原蛋白，增加毛细血管网的密度，改善真皮的厚度和质地。这些组织变化将在本章后半部分进一步阐述。

2. **皮下脂肪层**　这里的皮下脂肪层主要指真皮深面的浅层脂肪层，约占面部总脂肪量的 55%，是线雕涉及的重要层次（图 5-2）。其含有两种主要成分：①皮下脂肪，提供面部的容积；②纤维网，将真皮与深方的 SMAS 联系在一起。这些纤维网由支持韧带系统穿过 SMAS 后在皮下脂肪层发出的大量分支构成。这些纤维网络是锯齿线能够在脂肪组织中有效抓持的结构基础。纤维组织的密度、构成和分布形式在面部的各个区域各不相同。在头皮，皮下脂肪层厚度均一，与真皮紧密结合；而在面部的其他区域，皮下脂肪层在厚度和附着的紧密度上有很大差异。眼睑和唇部的皮下脂肪层非常致密，就像并不存在一样，而鼻唇沟和颧部的脂肪垫非常厚。在皮下脂肪显著增厚的区域，纤维网的纤维长度更长，并更容易发生老化改变，变薄弱和拉长。整个皮下脂肪层与真皮的连接比与SMAS的连接更为致密。埋线时，套管针越靠近SMAS，走行越顺畅；越靠近真皮，走行越困难。

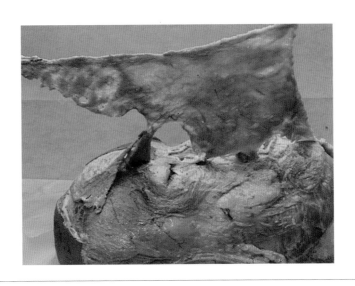

图5-2　掀起的皮下脂肪层

皮下纤维网依深层解剖结构的差异，在密度和方向上有很大差异。在深处（第四层）有韧带穿出的区域，纤维网最致密，对表面软组织的支持作用最强，埋线时阻力最大，对锯齿线的固定也最牢固，同时也是容易出现线痕和凹陷等并发症的区域。在韧带之间是面部的间隙，便于浅筋膜在深筋膜上的运动。在覆盖间隙表面的皮下脂肪层，纤维网间距稀薄，呈水平排列，容易分离和移动，是老化和下垂的部位。实际上，这些皮下纤维网将整个皮下脂肪层分隔成很多相对独立的脂肪室结构。这些脂肪室结构将在后文进一步阐述。

3. SMAS层　SMAS是面部浅表肌腱膜系统（superficial musculoaponeurotic system）的缩写。面部的表情肌主要走行在SMAS层。该层连续分布在整个面部，但是在不同区域有不同的名称（图5-3、图5-4）。在头部，称为帽状腱膜层；在颞部，称为颞顶筋膜或颞浅筋膜层；在下面部，为颈阔肌及其筋膜。第三层内走行的为表情肌，埋线时，锯齿线可能穿过该层，但很少直接走行在该层次内，否则可能影响面部表情。但是，在埋置平滑线时，在某些肌肉（如额肌）内埋线，可以起到调节肌力、减少动态性皱纹的作用。

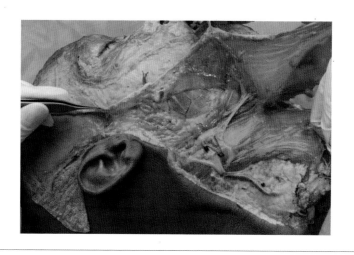

图5-3　从下方掀起的SMAS层

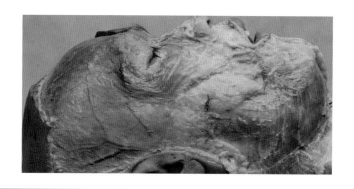

图5-4　面部的SMAS层

4.疏松网状层　第四层是很多外科手术的分离平面。在该层，主要含有以下结构：①软组织间隙；②支持韧带；③起于骨膜的深层肌肉；④从深向浅走行的面神经分支。在第四层内存在很多软组织间隙。这些间隙的存在，使眼周和口周的表情肌可以独立于深筋膜和咀嚼肌之外而灵活地运动。这些间隙也为锯齿线对SMAS及其浅面的软组织提拉提供了解剖学基础。在侧面部，耳前2.5~3 mm宽的范围，直到颈阔肌后缘，因为没有表情活动的需要，真皮层、皮下组织、SMAS、腮腺筋膜（1~5层）紧密融合在一起，构成颈阔肌-耳筋膜。这一相对固定的韧带样结构区常常在线雕治疗时起重要的固定作用。

5.骨膜和深筋膜层　第五层是骨膜层，也是面部软组织最深层。在侧面部，咀嚼肌（颞肌和咬肌）覆盖在骨表面，所以颧弓上颞深筋膜和颧弓下腮腺咬肌筋膜构成了第五层深筋膜层。不管是骨膜，还是深筋膜，都非常坚韧致密，不但为支持韧带系统提供了坚固的附着，也是线雕时提拉线最重要的锚着结构。

（三）面部间隙

在SMAS下的第四层，大部分由软组织间隙构成。这些间隙具有由支持韧带构成的坚固边界。这些间隙是解剖上的相对"安全区"，没有重要的结构穿过，所有的面神经分支都在间隙外走行。与被韧带加固的边缘相比，各间隙的顶部是最薄弱的部位，很容易因为老化而松弛。这些部位松弛程度的差异是特征性的老化面容的主要成因。

1. **颞上间隙** 颞上间隙位于颞浅和颞深筋膜之间，借颞上隔与额部相邻。该间隙的下界为颞下隔。在该间隙的前下方，颞上隔和颞下隔相互融合，构成三角形的韧带样结构，称为颞融合，有重要的解剖结构经过。

2. **颧前间隙** 颧前间隙是一个三角形的间隙，位于颧骨体的表面。该间隙的底覆盖着颧肌的起点。该间隙使眼轮匝肌眶部与颧肌相间隔，并相互独立地产生运动。该间隙的顶由眼轮匝肌构成，上界为眼轮匝肌限制韧带，下界为颧皮肤韧带，内有眼轮匝肌下脂肪（suborbicularis oculi fat，SOOF）（图5-5）。随着老化，该间隙的顶部逐渐松弛，是出现颧丘（malar mounds）畸形的主要原因。

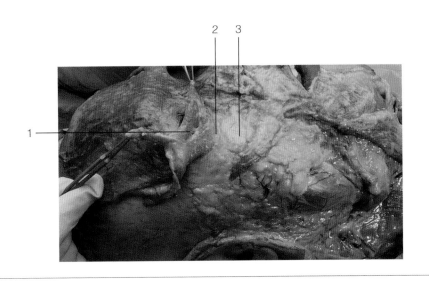

图5-5　颧前间隙（可见掀起的眼轮匝肌构成间隙的顶，其内容纳SOOF）

1. 眼轮匝肌；2. 颧前间隙；3. SOOF

3. **咬肌前间隙** 该间隙位于咬肌下部的表面，与颞间隙相似，借深筋膜与咀嚼肌相间隔。这一间隙使张嘴的动作不会受限，同时避免过多地干扰表面的软组织。该间隙的顶由颈阔肌构成。咬肌前间隙的前界为咬肌皮肤韧带，下界为颈阔肌皮肤韧带，两者交界处为坚固的下颌骨韧带。

4. **颊间隙** 该间隙是最深部的面部间隙，位于前面部、咬肌前缘的内侧，其内容纳着颊脂垫的大部。年轻时，该间隙的下界位于口裂水平以上。随着老化松弛，该间隙下移到口裂水平以下，颊脂垫的位置也出现下移，加重了"羊腮"畸形。

（四）面神经分支

面神经在腮腺内分支并穿出腮腺后，在侧面部依然走行在第五层（深筋膜）的深面。当到达前面部后，进入第四层，走行到所支配的表情肌的深面。这些从第五层进入第四层的区域正是面神经容易损伤的地方。而这些区域很多是支持韧带所在的地方。这些支持韧带对神经提供稳定和保护。

面神经颞支的体表投影称为 Pitanguy 线。它是外耳门下 0.5 cm 到眶上缘外侧 1.5 cm 的连线。颞支在颧弓下方穿出腮腺后，走行在骨膜和颞深筋膜表面的第四层内，该层在颧弓表面和颧弓上缘约 2 cm 范围富含脂肪组织（图 5-6）。该层组织称为腮腺颞筋膜或颞中筋膜。当面神经颞支向头侧哨兵静脉走行时，逐渐表浅，进入第三层颞浅筋膜的深面。

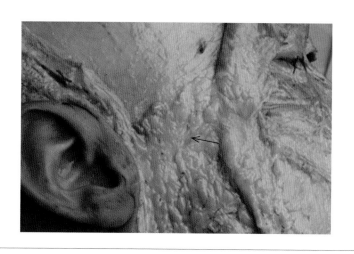

图5-6　走行在颞中筋膜内的面神经颞支（箭头所示）

面神经颞支穿出腮腺后，继续走行在腮腺筋膜深面，腮腺导管的头侧，与面横动脉伴行，在咬肌表面水平向前走行。在颧大肌外侧，颧弓韧带最强韧的根部在此起于颧骨体的骨面。在该处，颞支分出一支，进入眼轮匝肌下外侧角，支配该肌。主干继续向内侧走行，在颧大、小肌的深面支配这些肌肉。

面神经上颊支出腮腺后，几乎与腮腺导管平行，但更表浅地走行在腮腺咬肌筋膜的深面。当接近咬肌前缘时，该分支沿上部的咬肌皮肤韧带向浅层走行。下颊支在约平耳垂水平穿出腮腺后，走行在咬肌筋膜的深面、咬肌前间隙的底部。当到达咬肌前缘时，沿下部咬肌皮肤韧带向浅层走行。

下颌缘支在下颌角的部位走行在腮腺耳筋膜的深面，向前抵达下颌骨韧带。其大部分走行在咬肌前间隙的下缘，并具有一定的移动性。

一般来说，在面神经的所有分支中，面神经的颞支和下颌缘支因为缺少代偿分支，在损伤后出现支配肌肉瘫痪的可能性更大。在面部线雕治疗时，当导针通过颧弓表面时，可能损伤面神经颞支，出现单侧额肌的瘫痪，多可以在 3 个月内恢复；当导针穿过中面部时，可能在颞支和颊支之间形成神经短路，出现张口瞬目的表现。另外，注射局麻药也可能引起颞支、颧支和下颌缘支的暂时性麻痹，从而出现眉下垂、闭眼无力、口角偏斜等表现，多在局麻药作用消除后即可恢复。

二、面部的分区解剖

（一）额部和眉间区解剖

1. 额部层次　额部是面部线雕的常见施术部位。额部的上界为额部的发际线；下界为眉和鼻根部，借眼轮匝肌限制韧带与上睑相隔；外界为两侧的颞嵴，借颞上隔与颞部相间隔。

额部的软组织具有典型的五层结构：皮肤、皮下脂肪层、肌肉腱膜层（帽状腱膜和额肌）、疏松网状组织层和额骨骨膜。此五层结构在头皮和前额中央区域表现得非常清晰，是面部解剖层次学习的理想部位。疏松的网状层（第四层）为无血管层，它使得浅层（前三层）和深层（第五层）的组织之间可以滑动。沿颞嵴和眶上缘，前额的筋膜组织相互融合，紧密地锚着在骨性组织上，形成宽度5~8 mm的固定带，分别称为颞融合、眶外侧增厚区和眶韧带。

额部埋线时，依据额部脂肪层厚度的不同，提升线可能埋置在第二层皮下脂肪层或第五层骨膜层的表面。当将纤细的平滑线埋置在额肌层内时，可以调节和减低额肌的肌力，起到控制额纹的作用。

额部的皮肤自发际线处向眉和眉间区逐渐增厚，平均厚度为2.38 mm。额部浅层脂肪（第二层）相对较为薄弱，外观上是一层均一连续的脂肪组织。Rohrich等通过染色发现这些脂肪被从浅筋膜发出的血管化的纤维间隔分割成几个相对独立的脂肪室。在额部，皮下脂肪由三个脂肪室构成，分别是中间的额中央脂肪室和两侧的额中间脂肪室。额中央脂肪室位于额部正中，两侧附有滑车上动脉，向下邻接鼻背。额中间脂肪室位于额中央脂肪室的两侧，下界为眼轮匝肌，外侧界为颞上隔。

2. 额部肌肉　额部的肌肉都是对面部表情活动产生重要影响的表情肌。根据肌力的方向，可以分为提眉肌肉和降眉肌肉两组。它们相互拮抗或协调，共同控制着眉毛的高度和形态。产生提眉力量的肌肉只有额肌，产生降眉力量的肌肉包括降眉间肌、降眉肌、皱眉肌和上部的眼轮匝肌。同时，随着老化和反复收缩运动，这些肌肉还通过其在皮肤上的止点产生与肌纤维走行方向垂直的皱纹，如额纹、皱眉纹、鱼尾纹等。

额肌是枕额肌的额腹，是唯一一块没有骨膜起点的肌肉（图5-7）。它起自冠状缝和眉弓之间的（帽状）腱膜深层，在眉内侧2/3和鼻根部止于皮肤，多数为左、右两块肌腹，有时可以在中线处相互融合。内侧纤维与降眉间肌混合，中间纤维、外侧纤维与眼轮匝肌和降眉肌混合。宽阔的帽状腱膜作为中间

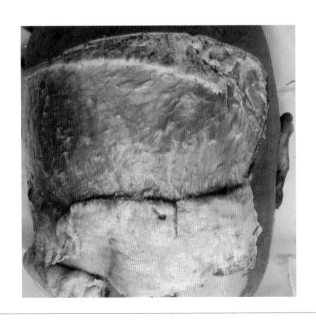

图5-7　额肌

腱连接着额肌和枕肌。（帽状）腱膜深层的腱膜下间隙是由疏松的结缔组织构成，使额肌和枕肌可以自由地滑动。

额肌正常收缩时，其作用主要是上抬眉和鼻根部的皮肤，同时会把帽状腱膜拉向前，会在额部的皮肤上产生横纹，产生类似惊讶的表情。如果额肌进一步收缩，眉毛会进一步抬高，在额部的皮肤上会产生更深的横纹，额部的垂直宽度也会变窄。这种重复的运动会压缩皮肤、皮下脂肪和额下部的帽状腱膜脂肪垫。这就是导致静态性额纹和额部凹陷的主要原因之一。上睑下垂的患者会通过额肌代偿性收缩尽量抬高眼睑，以获取更好的视野。这种通过额肌收缩代偿提上睑肌肌力的不足，称为眉代偿现象。因此，上睑下垂的患者横纹和额部凹陷总是很明显。

眼轮匝肌是围绕眶周控制眼睑的椭圆形扁肌。它的周围部分延伸较广泛，向上到额部，外侧至外眦外 3~4 cm，下侧至颊部。根据位置，眼轮匝肌可分为睑板前部、眶隔前部和眶部。眼轮匝肌眶部在眶缘内侧直接起于骨膜，在内眦处还有部分肌丝起自内眦韧带。眼轮匝肌是眼裂的括约肌。其收缩时，上外侧部分是眉外侧 1/3 的降肌，也加重了眼角的鱼尾纹、外眦凹陷和颞部的凹陷。内侧部眼轮匝肌垂直方向的收缩参与形成内侧鱼尾纹。该肌肉由面神经颞支支配。

3. 额部血供　额部的血供包括来自颈外动脉系统的颞浅动脉额支以及来自颈内动脉系统的眼动脉分支眶上动脉和滑车上动脉（图 5-8）。这些动脉相互之间存在广泛吻合，共同滋养着额部组织。颞浅动脉走行在颞浅筋膜中，在颧弓上 5 cm 左右分出额支，在眉尾上方 2 cm 左右向前内侧走行。在走行过程中，它与眶上动脉、滑车上动脉和对侧的颞浅动脉额支形成大量的吻合，并发出肌皮穿支供应表面的额肌和额部皮肤。

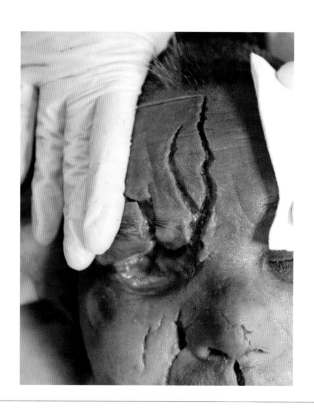

图5-8　眶上动脉和滑车上动、静脉

来自颈内动脉系统的眼动脉在颅内发出眼外支，在眶内进一步分为眶上动脉、滑车上动脉、睑动脉和泪腺动脉。眶上动脉与眶上神经伴行，经眶上孔或切迹出眶，进而分成浅支和深支。滑车上动脉与滑车上神经伴行，通常位于眶上动脉内侧约 1 cm 处。在滑车上动脉和神经出眶处，通常可触及较为明显的切迹。两动脉间有丰富的吻合支。

眶上和滑车上静脉与同名动脉伴行，收纳额部的静脉血，汇入内眦静脉，在眶下缘水平汇入面静脉。另外，这些静脉与眼上静脉和鼻额静脉相交通，最后与海绵窦相通。

综上所述，额部的血供比较丰富，在眉上 2 cm 范围即进入皮下脂肪和额肌层。在埋线操作时，出血较多，容易出现小的血肿和淤青。

4. **额部神经** 额部的感觉主要由滑车上神经和眶上神经传导。另外，一条更细小的感觉神经——滑车下神经也参与传导眉间区和鼻根部的感觉。这些感觉神经都是三叉神经的分支。

滑车下神经是三叉神经最上方的分支眼神经的一个细小分支，在眶内侧出眶，传导眶内侧区域和鼻根部的感觉。滑车上神经的变异较大，多数在眶缘的上内侧出眶；有时紧贴眶上神经内侧出眶。滑车上神经在骨膜表面出眶后，随即分出 4~6 个细小的分支，在皱眉肌表面或穿过皱眉肌肌腹向上方走行。这些分支在向上走行的过程中，逐渐表浅，司额部中央区域的感觉。眶上神经经眶上缘的眶上切迹或眶上孔出眶。眶上孔或切迹的位置距中线 16~42 mm，平均 25 mm。经瞳孔的垂线或可触及的切迹通常是判断眶上切迹位置的常用方法。眶上孔距离眶缘最远甚至可达 19 mm。眶上神经出眶后，立即分为两支，即深支和浅支。浅支穿过额肌和眼轮匝肌，分成几个更细小的分支在额肌表面走行，司额部的感觉，最远可达发际线后 2 cm。更后方的头皮感觉由深支传导。深支在浅支外侧，最深层帽状腱膜和额骨骨膜间，颞嵴内侧 5~15 mm 宽的区域向上走行。两支同时存在的概率大约为 60%。

面神经颞支是额部唯一的运动神经。颞支受损将出现额肌瘫痪，导致眉下垂和不对称。面神经颞支在颧弓中间 1/3 骨膜表面出腮腺后，发出 2~4 个分支，紧贴颞浅筋膜深面向上走行，在额肌外侧进入额部，支配额肌、上部眼轮匝肌和眉间肌的运动。当从颞区向面部埋置提升线时，尤其是导引针通过颧弓表面时，层次不易过深，避免损伤该支。

（二）颞区解剖

颞区是面部线雕的重要锚定区。该区结构复杂，清楚地了解该区解剖，对牢固地固定和避免血肿等并发症的发生非常重要。颞区的上界为上颞线（颞嵴），前界为上颞线和颧骨额突，下界为颧弓。其向前与额部相延续，向下与面中部相延续。颞部的骨面凹陷，称颞窝，主要由额骨颞部、颞骨和蝶骨大翼构成。颞窝内容物有颞肌、颞部的各层筋膜、脂肪垫、颞浅动静脉、颞中静脉和耳颞神经等。颞部的发际线蜿蜒斜行通过颞区。前下部为无发区，上外侧头皮覆盖有毛发。毛发区的皮肤和皮下脂肪更厚，血管也更为丰富。

1. **颞区层次** 颞区的层次较多，从浅至深分为七层，包括：皮肤、皮下组织、颞浅筋膜、疏松网状层（颞中筋膜）、颞深筋膜、颞肌和颞骨骨膜。在颞区下部，颧弓上方约 3 cm 范围内，颞深筋膜又可分为深、浅两层，中间包绕着颞浅脂肪垫。在颞深筋膜深层的深面，颞肌浅面还分布有颞深脂肪垫（颊脂垫颞突），层次更为复杂。

颞浅筋膜又称为颞顶筋膜，紧贴于颞区皮下脂肪层深方，是一层薄而柔韧、富含血管的筋膜层，与表面的皮肤连接紧密。颞浅动、静脉及其分支走行在该层，在有些个体，尚可见残存的肌纤维，为未退化的耳上肌。颞浅筋膜为面中部 SMAS 向上方的延续。在上颞线处，颞浅筋膜与额部的帽状腱膜相延续。

颞浅筋膜与深方的颞深筋膜间借一层疏松的网状组织相间隔。在向颞部逆向埋线时，线材和导引针通常在此层走行（图 5-9）。网状组织层在颞嵴处增厚形成颞上隔，在颞区中份形成颞下隔，将整个颞区分为上、下两个间隙。颞上间隙内没有重要的神经、血管走行，是一个安全的外科分离间隙，很容易进行钝性分离。颞下隔下方的三角形间隙内走行有面神经颞支、哨兵静脉等结构。颞上隔和颞下隔在眉尾处相互融合，形成颞融合。

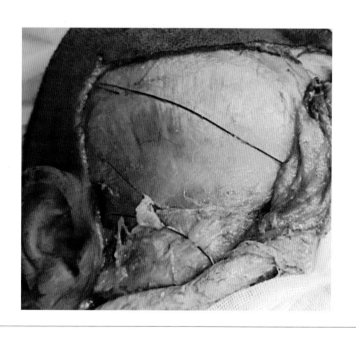

图5-9　在颞深筋膜表面逆向埋置的线材

颞深筋膜作为颞部的深筋膜，是厚韧的结缔组织，覆盖在颞肌表面（图 5-10）。颞深筋膜在颞窝上部为单层结构；在颞窝下部，颧弓上方 2~3 cm 处，分为深、浅两层，包绕颞浅脂肪垫和颧弓（图 5-11）。该脂肪垫与面中部的 SOOF 相延续。颞深筋膜坚韧而致密，在面部线雕时是最常用的固定结构。在颞深筋膜的深方还有一层脂肪，其位于颧骨体的深面，与面中部的颊脂垫相连，称为颞深脂肪垫。该脂肪垫是颊脂肪垫的颞突，与颊脂肪垫相延续，其所在的间隙也与面中部的颊间隙相通。当做深层埋线，向上提拉复位下垂的颊脂垫颞突时，该间隙就是线提拉的重要层次（图5-12）。

　　颞肌是一片大的扇形肌肉，起自颞窝的骨面和颞深筋膜，肌纤维向下汇聚，穿过颧弓下方，止于下颌骨的冠突。其内侧借颞深脂肪垫与颧骨体相隔。颞肌属于咀嚼肌，由下颌神经发出的咀嚼肌支配。当在颞深筋膜上固定提升线时，如果将较多的颞肌组织固定在线结内，术后咀嚼时的痛感会比较强烈，时间也较长。

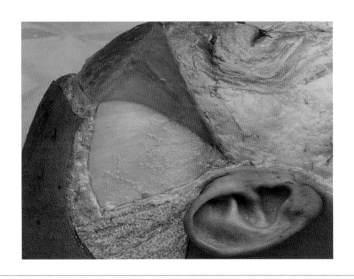

图5-10　颞深筋膜

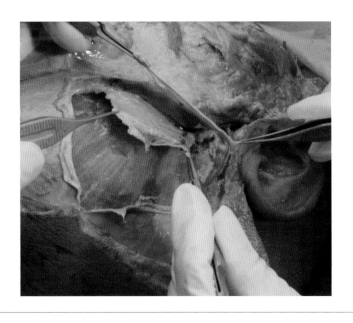

图5-11　颞浅脂肪垫、颞深筋膜浅层、颞中静脉

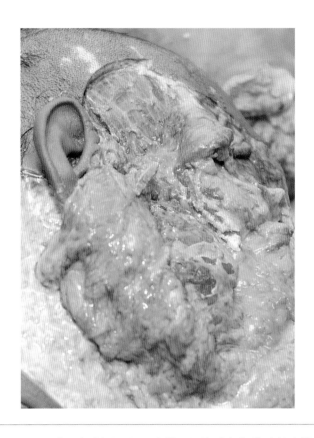

图5-12 颧弓切断后显露深方的颞深脂肪与颊脂肪的连续

2. **颞区血供** 颞浅动脉是颈外动脉的终末支之一，其走行在腮腺内，在耳屏前 1 cm 范围内跨过颧弓进入颞区，走行在颞浅筋膜层（图 5-13）。其中 74% 在颧弓上方分成额支和顶支，26% 直接在颧弓表面分支。颞浅动脉分出的额支在眉尾上方 2 cm 左右向前上方水平走行，与对侧同名动脉和眶上、

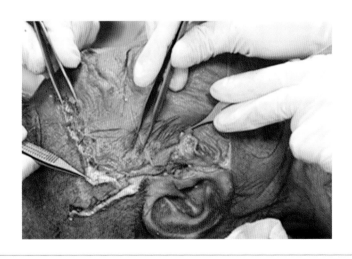

图5-13 颞浅动脉

滑车上动脉形成吻合。颞眶动脉起自颞浅动脉或颞中动脉，沿颧弓上缘向眶外侧缘走行，沿途发出肌皮穿支供应表面的软组织。该动脉在眶外缘与泪腺动脉的分支形成吻合，是颈内、颈外动脉系统交通的又一径路。颈外动脉的另一终支，在发出的颞深动脉沿颞骨骨膜表面经颧弓深面到达颞窝后，通常发出前、中、后三个主要分支，供应颞肌及颞骨骨膜。当提升线在颞深筋膜固定时，如损伤颞浅动脉，常出血较多，有时会形成较大的血肿。

颞区静脉中最重要的是颞中静脉系。上睑静脉或眉静脉（起自上睑或眉）与那些伴行于颞浅动脉的颞浅静脉相交通。颞颧静脉主要收纳颧弓以上颞部的静脉回流。该静脉与颧面静脉（也称眶颧静脉，主要收纳下睑、颊交界处的静脉回流）相交通。这些眶周浅静脉交织成静脉网，最后通过内、外两条比较恒定的交通静脉（哨兵静脉）汇聚为颞中静脉。颞深静脉前支起自颞肌，也汇入颞中静脉。颞深静脉后支或由上方平行段，或由下方垂直段，汇入颞中静脉，在颞浅脂肪垫中形成静脉网。颞中静脉在眉尾外侧由眶周的属支汇聚形成后，在颧弓上方一横指水平的颞浅脂肪垫中向后走行，继而突然反折向下走行在耳前，与颞前静脉汇合形成下颌后静脉。

3. 颞区神经　颞区的感觉主要由上颌神经的分支颧颞神经和下颌神经的分支耳颞神经传导。上颌神经在翼腭窝内发出颧神经，经眶下裂进入眶窝，在眶外侧壁发出颧颞和颧面神经。颧颞神经经眶下外侧壁的小孔进入颞窝，在颞肌和颞骨骨膜间上行，在距离颧弓上缘 2 cm 处穿过颞深筋膜，司颞区前部的皮肤感觉。耳颞神经起自下颌神经，在颞区与颞浅动脉伴行，传导颞区后部的皮肤感觉（图 5-14）。

面神经颞支是经过颞区的主要运动神经。面神经的颞支在颧弓中间 1/3 骨膜表面跨过颧弓（外眦与外耳门连线中点），发出 2~4 个分支，紧贴颞浅筋膜深面向上走行。在颧弓上方 1.5~3 cm 处浅出进入颞浅筋膜，在额肌外侧进入额部，支配额肌、上部眼轮匝肌和眉间肌的运动。如前所述，将耳屏下方 5 mm 与眉尾上方 1.5 cm 处画一条连线，基本为面神经颞支在颞区的体表投影。

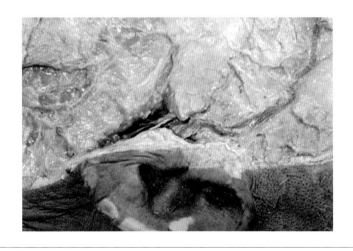

图5-14　耳颞神经和颞浅动脉

（三）鼻部解剖

线雕隆鼻目前应用的越来越广泛。熟悉鼻部的解剖，掌握线雕隆鼻的适应证对于术后取得满意的效果至关重要。鼻部从解剖学角度主要由三部分组成：支架、辅助结构和被盖组织。鼻部的支架主要由骨（鼻骨）和软骨（侧壁软骨和大翼软骨）构成。纤维结缔组织和韧带将上述支架结构连接起来，构成鼻的辅助结构。皮肤和软组织覆盖在骨、软骨支架的表面，赋予鼻部最终的形态。鼻部的覆盖组织由浅入深亦可分为五层：皮肤、皮下组织、SMAS、间隙、骨膜和软骨膜。鼻部的皮肤上 2/3 更加菲薄，活动度大；下 1/3 的皮肤更为厚韧，活动性较小。

1. **鼻部血供** 鼻部的血供极为丰富，来自颈内和颈外动脉两大系统。由眼动脉发出的滑车上动脉（也可由眼外支主干）在眶内侧发出鼻背动脉，走行在皮下组织层、SMAS 浅面，与面动脉的终末支内眦动脉相互吻合，供应鼻根和鼻背上部区域。面动脉分支上唇动脉发出鼻小柱动脉，与角动脉在鼻翼沟上方 2 mm 处发出的侧壁动脉相互吻合，在鼻尖真皮下形成丰富的血管网（图 5-15）。总体而言，鼻部的动脉系统主要分布在第二层和第三层，而在骨膜和软骨膜上，血管分布相对较少，是相对安全的层次。

2. **鼻部神经** 鼻部的感觉主要由眶下神经和外鼻神经传导，前者来自上颌神经，后者来自眼神经。它们都是三叉神经的分支。眶下神经在提上唇肌深面的上颌骨骨面出眶下孔。眶下孔位于眶下缘 5~8 mm、瞳孔内侧缘的垂线上。眶下神经出孔后发出分支，传导鼻翼、鼻基底部和鼻侧壁的感觉。鼻

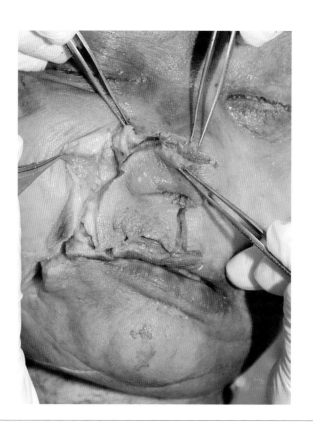

图5-15 侧鼻动脉和鼻小柱动脉

部的另一感觉神经外鼻神经来自额神经的分支筛前神经。额神经是眼神经在眶内的分支。该神经在鼻骨与侧壁软骨交汇处穿出，传导鼻背中部和鼻尖的感觉。

3. 鼻部支架 鼻部上 1/3 由上颌骨鼻突和鼻骨共同构成三角锥形的骨性鼻拱（nasal vault）。成对的侧壁软骨与上方的鼻骨相连，与中央的中隔软骨共同构成鼻中份的软骨支架。侧壁软骨在鼻背处与中隔软骨相连，在上方与鼻骨相连处，有 4~5 mm 的重叠区，称鼻礁石，是鼻背的最宽处。成对的大翼软骨借韧带与侧壁软骨相连，构成鼻下 1/3 的软骨支架。

（四）面中部解剖

面中部（midface）在面部美学中占有重要地位。面中部是指颧弓上缘到外眦水平连线与耳屏软骨下缘到口裂水平连线之间的区域。中颊部（midcheek）是指面中部前方，下睑与鼻唇沟之间的区域，呈倒三角形。年轻的中颊部饱满而均一。随着老化，中颊部常被三个皮肤上的沟槽（睑颧沟、泪沟、面中沟）分成三个单独的区域：睑颊部、颧部和鼻唇部。

1. 面中部层次 面中部软组织由浅至深也可分为五层：皮肤、皮下脂肪、SMAS、间隙与韧带、骨膜与深筋膜。

面中部的皮下脂肪（第二层）被大量的垂直走向的纤维间隔分成不同的脂肪室。这些纤维间隔内走行有细小的血管，并将皮肤与其深方的表情肌连接在一起。这些浅层脂肪室包括：颊内侧脂肪室、颊中间脂肪室、外侧颞颊部脂肪室和鼻唇侧脂肪室。

颊内侧脂肪室：它位于鼻唇侧脂肪室的外侧、颊中间脂肪室的内侧。后壁为眼轮匝肌、深内侧脂肪室和颊脂垫，上界为眼轮匝肌限制韧带和眶下脂肪室，下界为下颌脂肪室和颊脂垫的颊突。另外，颧大肌与该脂肪室的下缘相邻。该脂肪室对应的位置即所谓的"苹果肌"所在的区域。

颊中间脂肪室：它位于颊内侧脂肪室和外侧颞颊部脂肪室之间，眶外缘垂线的外侧，腮腺的前面和浅部。上界为眶下和眶外侧脂肪室。颧大肌走行于该脂肪室的上部。此处，三个脂肪室的纤维间隔组织相互汇聚，构成致密的面部固定带。

外侧颞颊部脂肪室：它是颊部最外侧的脂肪室，位于腮腺表面，后接耳后脂肪，上接颞部脂肪，向下与颈部脂肪相延续。

鼻唇侧脂肪室：该脂肪室向上邻接眼轮匝肌限制韧带，向下覆盖或毗邻下颌上脂肪，外侧毗邻 SOOF、颊内侧脂肪和颊中间脂肪，内侧为上颌骨。该脂肪室在鼻唇沟的构成中发挥了重要作用。

面中部的第三层为 SMAS 层。该层向下与颈阔肌相延续，向上与颞浅筋膜相延续，向鼻部与鼻部的 SMAS 相延续，在眶周与眼轮匝肌相延续。面中部的 SAMS 与深方的第五层之间有很多坚固的连接。这些连接或者是神经从深到浅的保护套，或者是强劲的固定点（颧弓韧带、眼轮匝肌限制韧带、上颌骨韧带），或者是动脉血管走行的路径（面横动脉在颧弓韧带处的穿支）。在前颊部和侧颊部交界处（外眦垂线），SMAS 通过咬肌皮肤韧带与深方的颊肌紧密连接。在该韧带内侧，SMAS 与面中部的表情肌（颧大肌、颧小肌、眼轮匝肌、提上唇肌、笑肌等）或延续，或连接。这些连接就像传动装置，使口裂周围的表情肌在做面部表情时可以协同工作。

面中部的第四层是深部的疏松网状层。在韧带围成的间隙中，有面中部的深层脂肪室分布。在侧颊部，第三层与第五层（腮腺咬肌筋膜）紧密贴合在一起。在中颊部，面中部被韧带和血管鞘结缔组织分隔成不同的间隙及脂肪室，包括颧前间隙、深内侧脂肪室内侧部、深内侧脂肪室外侧部、Ristow 间隙等。

颧前间隙是颧骨体浅面的三角形间隙。该间隙的上界为眼轮匝肌限制韧带，下界为颧弓韧带（zygomatic ligaments）。间隙的底为一层骨膜上脂肪层和颧大、小肌的起点，顶为眼轮匝肌的眶部。该间隙内容纳着深层脂肪 SOOF。

SOOF 位于颧前间隙内，向内侧与颊深内侧脂肪室内侧部相邻，分为内侧和外侧两部分。内侧 SOOF 位于瞳孔内侧缘与外眦之间。外侧 SOOF 起自外眦角，向外延伸，终于眶外侧增厚区。内侧 SOOF 的下部与颊深内侧脂肪室的外侧部分相互重叠。表面覆盖鼻唇侧脂肪室和颊内侧脂肪室。外侧 SOOF 位于眶外侧脂肪室和颊中间脂肪室的深处，覆盖在颧突表面，多数在抵达颧弓上缘上方前终止。SOOF 分成很多细小的小叶，颜色偏黄。颧面神经和血管、支配眼轮匝肌的面神经分支走行在此层脂肪中。

颊深内侧脂肪室位于颊浅层脂肪室（颊内侧脂肪室和颊中间脂肪室）的深面，颧大肌的内侧，上颌骨骨膜表面，可以分为内、外侧两部分。外侧部位于颊内侧脂肪室的深层，向头侧与 SOOF 相邻接，并略有重叠，向外侧与颊脂肪垫相邻接，向深方与上颌骨骨膜相邻接，向内侧借面静脉与内侧部相隔。内侧部分略呈四边形，位于鼻唇侧脂肪室的深面，并进一步向内侧延伸。其上界为泪槽韧带和眼轮匝肌起点，外侧边界为面静脉，内侧边界为梨状孔韧带，下界为上颌骨韧带。眼轮匝肌眶部和面中部的 SMAS 构成脂肪室的顶，其底部并未直接覆盖在上颌骨骨膜上，在它与骨膜之间还有一个潜在的 Ristow 间隙。该脂肪室包绕着提口角肌，与周围结构有明确的分界。其血供主要来自眶下动脉。Ristow 间隙又称梨状孔深间隙，大小约 1.1 cm×0.9 cm，是位于梨状孔周围呈半月形的潜在腔隙。其内侧界为降鼻中隔肌和梨状孔韧带，上外侧被深内侧脂肪的内侧部包绕，浅面为提上唇肌和深内侧脂肪内侧部。面动脉被纤维组织鞘包裹，从该间隙的顶与深内侧脂肪室之间上行。

2．面中部肌肉　提上唇鼻翼肌是一个长窄的肌肉，起自上颌骨额突的上部，沿鼻面角在提上唇肌浅面向下走行。其分成两个部分，附着在大翼软骨的外下侧和上唇的外侧皮肤。它的作用是张大鼻孔和提升上唇。它也能牵拉鼻唇沟的上内侧部分向上运动，因此对鼻唇沟有加深作用。该肌由面神经颊支支配，面动脉的分支角动脉滋养。

提上唇肌是一片小的三角形肌肉，起自眶下孔上方的上颌骨和颧骨的眶下缘，向下止于提上唇鼻翼肌和提口角肌之间的上唇皮肤中。它能提升和翻转上唇，也能协助颧小肌加深鼻唇沟的中部。该肌由面神经颊支支配，面横动脉滋养。

颧小肌起于颧颌缝后方的颧骨外侧面，行向内下，止于口角内侧上唇皮肤。它位于提上唇肌的浅面。它能提升上唇和翻转口角。它也参与鼻唇沟的形成。

颧大肌是一条长条形肌肉（长约 7 cm），起自颧颞缝前面的颧骨、颧小肌起点的上后方，斜向下走行，越过咬肌浅面到达口角处。部分纤维插入到皮肤中，部分肌纤维移行于口轮匝肌。从法兰克福平面来看，颧大肌的平均起点位于外眦点外侧 0~1 cm 范围下方 1.4~1.5 cm 处（图 5-16）。它能牵拉口角向外上方，呈现笑容。该肌由面神经颊支支配，面横动脉滋养。

提口角肌是厚而圆的肌肉，位于提上唇肌和颧小肌的深面，起自眶下孔下方的尖牙窝。肌纤维向外下方走行，止于口角。该肌能上提口角，同时使口角向内侧牵拉，最终使鼻唇沟加深。它由面神经颊支支配。

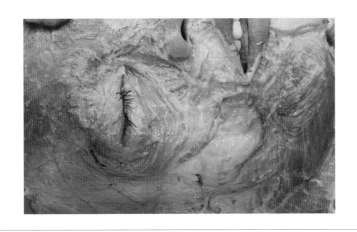

图5-16　面中部的表情肌（眼轮匝肌和颧大、小肌）

　　笑肌起于颈阔肌和咬肌筋膜。它附着在腮腺表面的筋膜上，横向走行，插入到皮肤和口角黏膜上。它能向外侧牵拉口角，呈现微笑面容。在很多人，该肌肉缺失。

　　颊肌位于最深层，呈方形，起于上颌骨的牙槽突、下颌骨颊肌嵴和翼突下颌缝，向口角走行，紧贴口轮匝肌的深层，终止于唇黏膜。颊脂肪垫位于咬肌前缘的颊肌浅面。腮腺导管穿过颊肌。该肌肉能使颊部收缩，向外侧牵拉口角，做吸吮动作，能协助吹口哨和吹风琴。面神经颊支是其支配神经。

　　3. 面中部血供　面中部皮肤和软组织主要靠颈外动脉系统供血。其中，面动脉在向上走行的过程中是主要的供血动脉。典型的面动脉（图 5-17）在咬肌前缘跨过下颌缘后进入面部，在口角外侧鼻唇沟区和鼻面角上行，沿途发出下唇动脉、上唇动脉、侧鼻动脉和角动脉，最后终止为内眦动脉，与滑车

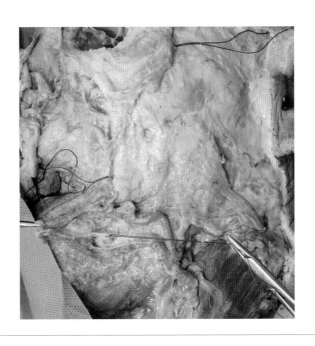

图5-17　面动脉主干及其分支

上动脉相吻合。但该种走行方式仅占 50% 左右。还有面动脉向眶下方走行（眶下型）、终止到上下唇动脉（唇型），或终止在侧鼻动脉（鼻型）。面动脉在走行过程中，深浅变异也较大，可走行在表情肌浅面、内部或深面。在鼻唇沟处，面动脉可经过其内侧、外侧或穿过其正下方。在该区域，面动脉较恒定走行于深内侧脂肪室与 Ristow 间隙之间。

面横动脉在腮腺内起自颞浅动脉，在腺体内向前走行，在颧弓下方、腮腺导管上方跨过咬肌。在走行过程中，有面神经的颧支或颊支伴行。面横动脉供养侧颊部的大面积区域，与眶下动脉和面动脉形成丰富的吻合。其中有一筋膜皮肤穿支伴随颧弓韧带走行，在分离时较易出血（图 5-18）。在做面部埋线治疗时，导引针穿过颧弓韧带区域时阻力较大，应避免暴力操作，以免损伤该动脉，引发血肿。

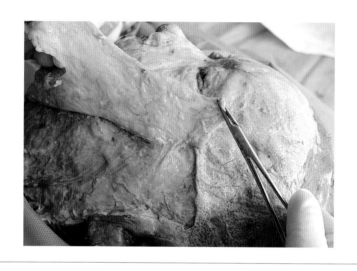

图5-18　面横动脉经颧弓韧带的皮肤穿支

上颌动脉在其第三段发出分支，经眶下裂入眶，在眶下管内与眶下神经伴行，经提上唇肌深方的眶下孔出眶后，移行为眶下动脉，在提上唇肌和提口角肌之间下行，与面动脉、上唇动脉、面横动脉形成吻合，通过肌皮穿支供养周围的软组织。

面静脉收纳眶周和面中部的静脉血，与下颌后静脉的前干共同汇入颈外静脉，也可直接汇入颈内静脉。面静脉在下颌缘的咬肌前缘处与面动脉伴行，进入面部后，两者即相互分离。面静脉在动脉外侧更为垂直上行，构成颊深内侧脂肪室外侧部分和内侧部分的分界，上升到眼轮匝肌韧带下方后，以近似直角向内侧转折，在颧前间隙的上缘，向内侧走行过渡为角静脉和内眦静脉。

4. 面中部神经　面中部的感觉神经主要来自上颌神经和下颌神经的分支。上颌神经发出的颧神经经眶下裂入眶后，发出颧面神经，经眶外下缘颧骨上的小孔出眶，穿过眼轮匝肌后，支配颧突下方的面颊皮肤感觉。上颌神经在眶内进入眶下神经管，经眶下孔出眶后，移行为眶下神经，发出分支传导中颊部、鼻基底和上唇的感觉。下颌神经发出的颊神经在翼外肌两头之间向前走行，穿过颞肌下部或经其深面，从咬肌和下颌支前缘穿出，与面神经的颊支吻合，传导颊肌周围的皮肤和黏膜感觉。

面神经穿茎乳孔后，即进入腮腺。在腮腺内，面神经分为五大主要分支：颞支、颧支、颊支、下颌缘支和颈支（图 5-19）。面神经出腮腺后，在面中部，在腮腺咬肌筋膜深方继续向前走行。其跨过咬

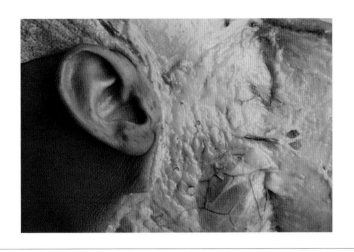

图5-19　腮腺、咬肌筋膜深面走行的面神经颧支和颊支

肌后，走行在颊脂垫表面或穿入颊脂垫内，在表情肌深面进入肌肉（提口角肌、颧肌、颊肌在其表面进入），支配各表情肌的运动。

（五）下面部解剖

1. 下面部脂肪室　Rohrich等发现并描述了4个下颌骨周围的脂肪室。其中两个位于下颌缘上方，称为下颌上和下颌下脂肪室；另一个位于颏部，称为颏深脂肪室；还有一个位于腮腺咬肌筋膜表面。位于腮腺咬肌筋膜表面的为颊深外侧脂肪室。该脂肪室位于SMAS深层、咬肌筋膜表面。其体积的减少很可能与老化时的侧面部萎缩有关。颏深脂肪位于颏肌深面，与口轮匝肌下脂肪室有明确的分界。该脂肪室容量的减少可以增大唇颏角的角度。

颊脂垫是位于面部深间隙（咬肌间隙）的脂肪组织，外观与眶隔脂肪相似，很容易与颊部的皮下浅层脂肪相鉴别。颊脂垫分布在颞肌、咬肌、颊肌和颧肌之间的间隙内，分为一体三突（颞突、翼突、颊突）。颊脂垫的颊突位于腮腺导管的下方，是颊脂垫最表浅的部分，对面颊的饱满度有很大影响。颊突在腮腺导管下方突入颊部浅层并延伸到咬肌前缘，在其走行过程中覆盖了颊肌大部分。颊突的前缘为面动、静脉，两者位于同一水平。颊突借颊肌韧带与颊肌膜附着。腮腺导管位于颊突浅面，向前穿颊脂垫和颊肌进入口腔，开口在平对第二磨牙牙冠的颊黏膜上。颊脂垫的大小对面颊的形态影响较大。颊突在儿童较发达，在成人则逐渐萎缩，到老年时甚至退化消失。但是，很多成人也表现出颊部的丰腴，这是颊突向前下方疝出导致的。随着面部的老化，颊突假性疝出到皮下层，是导致颧下凹陷和口角外侧囊袋的原因。颊肌韧带的薄弱、深筋膜的松弛和外伤是导致颊脂垫外膜破裂的常见原因。

2. 下面部肌肉　颏肌呈小圆锥形，起自切牙下方的下颌骨，止于颏部皮肤中。它能向上方牵拉颏部皮肤，协助上唇向前突。该肌肉由面神经下颌缘支支配。

降下唇肌是小的方形肌（图5-20）。它的肌纤维起于下颌骨斜线、颏孔内侧上方，肌纤维直接向内上走行插入到下唇皮肤中。最内侧纤维与对侧同名肌相互混合。它能向下侧和外侧牵拉下唇。面神经下颌缘支支配该肌。

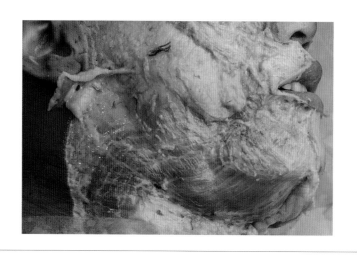

图5-20 降口角肌、降下唇肌、颈阔肌

降口角肌位于口角下方，呈三角形。它的肌纤维与颈阔肌相连续，起自下颌骨斜线、降口角肌起点的下外侧，肌纤维向上走行，汇聚于口角。该肌的收缩能牵拉口角向下。面神经的下颌支支配该肌肉。

口轮匝肌是口裂的括约肌，由口周的肌纤维交错组成。深层的肌纤维起源于颊肌。该肌有闭嘴、努嘴和使唇前突的功能。口轮匝肌受面神经颊支支配。

咬肌是厚的四方形肌肉，覆盖在下颌角的上面，由浅、中、深三头组成。浅头较大而厚，起自颧弓下缘前2/3和颧骨颧突，向后下走行。中间头和深层头肌纤维起于颧弓下缘后1/3和整个内侧表面，向前下走行。咬肌止于冠状突的外侧面、下颌支和下颌角。颊脂肪垫将咬肌与颊肌分隔开，腮腺导管横跨咬肌；部分咬肌与腮腺重叠。咬肌的支配神经是三叉神经的下颌神经分支。颧弓下缘后1/3下方的侧颊部的三角形凹陷区域，主要由咬肌浅层部分缺失引起。其上界是颧弓下缘，前界是咬肌浅层的后缘，后下边界是下颌骨升支和腮腺。

颈阔肌是薄而宽阔的肌肉，起自胸大肌和三角肌表面的筋膜，肌纤维跨过锁骨后向上内走行。其前缘在颏下不同高度与对侧肌肉的肌纤维相互交织融合，其后缘向后超越下颌角后向前上方走行，止于面部的SMAS。颈阔肌收缩能降低下颌并牵拉口角向下运动。颏下动脉为该肌的主要供血动脉，面神经颈支支配该肌的运动。

3. 下面部血供　面动脉在越过下颌缘前发出颏下动脉。该动脉在下颌体下方、舌骨肌表面向前走行，沿途发出分支，供应周边肌肉和皮肤。在颏下，该动脉转向上方进入颏部，与下唇动脉和颏动脉形成吻合，滋养颏部的皮肤。面动脉发出颏下动脉后，在面静脉前方跨过下颌缘，向上走行在颈阔肌深面，首先发出下唇动脉（图5-21）。该动脉在降口角肌深面穿口轮匝肌，在唇红缘下方2~4 mm水平走行，与对侧同名动脉形成吻合，供应下唇的皮肤和黏膜。面动脉在近口角水平发出上唇动脉，通常较下唇动脉粗大，紧邻唇红缘深方，在口轮匝肌内或黏膜下水平走行，并与对侧同名动脉相吻合。

上颌动脉在下颌支深方发出下牙槽动脉，进入下颌神经管，与下牙槽神经伴行，出颏孔后移行为颏动脉，与下唇动脉和颏下动脉相吻合，供养下唇和颏部的皮肤及软组织。颏孔位于经瞳孔正中的垂线上。

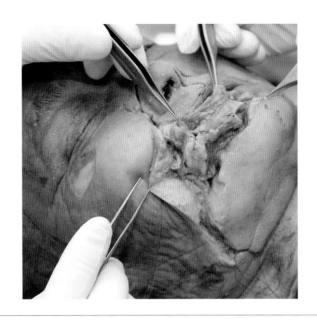

图5-21　面动脉及下唇动脉

4．下面部神经　下颌神经的分支颊神经是面颊部的主要皮神经。该神经起于下颌支深面，在咬肌前缘穿入皮下，发出分支传导颊部皮肤感觉；另一部分分支穿过颊肌，传导颊和牙龈黏膜的感觉。在颊肌表面，下颌神经颊支与面神经颊支相交通，经后者传导颊肌的感觉。

颏神经是下颌神经最大的皮下分支，走行在下颌神经管中，在第二前磨牙下方的颏孔出下颌骨。颏神经在降口角肌深面分为三支。一支传导颏部皮肤感觉，其他两支传导下唇皮肤和黏膜感觉。

颈神经发出的耳大神经（C2~C3）传导耳前和下颌角周围感觉。耳大神经从胸锁乳突肌后缘中点穿颈深筋膜，平行于颈外静脉后方0.5~1 cm处向耳垂方向倾斜向上走行。该神经走行在外耳门垂线下方约6.5 cm处，分为前、后两支。前支传导腮腺表面面部皮肤感觉，后支传导耳后和乳突皮肤感觉。

下面部的运动神经主要为面神经的下颌缘支和颈支。下颌缘支从腮腺前缘穿出后，沿咬肌表面和下颌缘的骨面走行。在整个走行过程中，下颌缘支位于SMAS（颈阔肌）的深面。在下颌角水平，该神经有几种分支方式：单干占21%，双主干占67%，3主干占9%，4主干占3%。下颌缘支在抵达面动脉附近之前，通常位于下颌缘水平或其下方。下颌缘支在超过下颌骨下缘走行时，其距离下颌骨下缘的平均距离为1.2 cm。对有下颌缘组织松垂的患者，该神经甚至可以到达下缘下3~4 cm水平。下颌缘支跨过下颌骨切迹时，在面动脉浅面、颈阔肌深面走行，继续向前，基本位于下颌缘上方，从深面进入降口角肌，发出分支支配该肌和降下唇肌、颏肌。

三、线雕美容医学的相关组织学研究

聚二噁烷酮（polydioxanone，PDO）、聚乳酸（polylactic acid，PLA）和聚己内酯（polycrylactone，PCL）制成的单丝平滑线在埋置到皮下组织后，在吸收过程中，通过刺激不同程度的炎症反应，可以产生不同程度的促年轻化作用。以PDO线为例，它最早应用在心脏外科，在组织内平均6个月左右可以水解而被人体吸收。有学者证明，将 PDO 平滑线埋置到皮下，可以促进皮肤的紧致，改善皮肤的质地。当将 PDO 线材埋置到人体后，它不是简单地水解、消失，而是刺激周围组织产生一系列的变化。

Kim 等将单向 PDO 锯齿线埋置到豚鼠的肉膜层内，发现在线材周围形成纤维鞘，有炎症反应和胶原蛋白合成的增加，TGF-β 的含量也有所增加。

Amuso 等通过活检组织对 PDO 线材在人体组织内的生物再生作用进行了观察，发现胶原的生成增加，真皮内的胶原纤维增多，弹性纤维变长。这种变化大概持续了 12 个月，在第 18 个月胶原蛋白回到了初始状态。

Yoon 等将 4-0 号 PDO 平滑线以 1 cm 的间距埋置在猪背部的皮下脂肪层，4 周后取活检发现，PDO 线材的蓝色消失，变透明，但外形依然保持；对组织学切片的观察发现，在线材周围形成了富含疏松胶原纤维、嗜酸性粒细胞、淋巴细胞的肉芽组织，新形成的胶原纤维与脂肪组织内原有的纤维结缔组织形成了桥接；另外，在肉芽组织内，还观察到很多成纤维细胞和肌成纤维细胞；线材周边组织的毛细血管横截面积增加，表明有血液循环的增加。在第 12 周取活检发现，PDO 线材的外形依然保持；在线材周边，疏松的胶原纤维变得致密；淋巴细胞和嗜酸性粒细胞消失；肉芽组织周围脂肪细胞变性明显；胶原纤维从线材周围向真皮发出分支，彼此桥接，形成蛛网样外观；成纤维细胞和肌成纤维细胞数量与 4 周相比有所下降。在第 24 周时发现，PDO 线形态不完整，但还有碎片残留；线材周围的胶原纤维鞘与 12 周时相比变薄。在第 48 周时发现，PDO 线已经完全水解；纤维鞘变薄但尚存；脂肪细胞变形区依然存在；测量埋线区的真皮与肌层距离，与对照组相比缩短了 24%。根据其实验结果，Yoon 等认为：①PDO 线材的形态可以保持 12 周，在第 24 周时碎裂，在第 48 周时完全被吸收；②新生胶原的过程可维持 48 周以上；③肉芽组织会持续 48 周以上，有时可以观察到异物肉芽肿现象，即使是可吸收线，依然可能产生异物肉芽肿结节；④埋线后炎症反应会持续 4~12 周；⑤肌成纤维细胞在埋线后 0~12 周持续存在，是创伤愈合过程中伤口收缩的主要原因，故 PDO 线埋置后的组织收缩作用主要发生在 0~12 周；⑥成纤维细胞的增殖主要发生在埋线后的 0~24 周，故埋线后的胶原蛋白增多现象主要发生在 6 个月内；⑦因为脂肪细胞的变形作用，脂肪层厚度减小，该效果可维持 48 周。

（王建　王娜　曾水林）

参考文献

[1] Mendelson BC. Correction of the nasolabial fold:extended SMAS dissection with periosteal fixation. Plast Reconstr Surg,1992, 89(5):822-833.

[2] Stuzin JM, Baker TJ, Gordon HL. The relationship of the superficial and deep facial fascias: relevance to rhytidectom and aging. Plast Reconstr Surg, 1992, 89(3):441-449.

[3] Rohrich RJ, Pessa JE. The retaining system of the face:histologic evaluation of the septal boundaries of the subcutaneous fat compartments. Plast Reconstr Surg, 2008,121(5):1804-1809.

[4] Rohrich RJ, Pessa JE. The fat compartments of the face: anatomy and clinical implications for cosmetic surgery. Plast Reconstr Surg, 2007, 119(7):2219-2227.

[5] Mitz V, Peyronie M. The superficial musculoaponeurotic system (SMAS) in the parotid and cheek area. Plast Reconstr Surg, 1976,58:80.

[6] Muzaffar AR, Mendelson BC, Adams WP Jr. Surgical anatomy of the ligamentous attachments of the lower lid and lateral canthus. Plast Reconstr Surg, 2002,110(3):873-884.

[7] Furnas DW. The retaining ligaments of the cheek. Plast Reconstr Surg, 1989, 83:11.

[8] Knize DM. Anatomic concepts for brow lift procedures. Plast Reconstr Surg, 2009, 124(6):2118-2126.

[9] Ghavami A, Pessa JE, Janis J, et al. The orbicularis retaining ligament of the medial orbit: closing the circle. Plast Reconstr Surg, 2008, 121(3):994-1001.

[10] Mendelson BC, Muzaffar AR, Adams WP Jr. Surgical anatomy of the mid-cheek and malar mounds. Plast Reconstr Surg, 2002, 110(3):885-911.

[11] Zhang HM, Yan YP, Qi KM, et al. Anatomical structure of the buccal fat pad and its clinical adaptations. Plast Reconstr Surg, 2002,109(7):2509-2518.

[12] Baker DC, Conley J. Avoiding facial nerve injuries in rhytidectomy: anatomic variations and pitfalls. Plast Reconstr Surg, 1979, 64:781.

[13] Lowe JB, Cohen M, Hunter DA, et al. Analysis of the nerve branches to the orbicularis oculi muscle of the lower eyelid in fresh cadavers. Plast Reconstr Surg, 2005, 116(6):1743-1749.

[14] Furnas DW. Landmarks for the trunks and the temporofacial division of the facial nerve. Br J Surg, 1965, 52:694-696.

[15] Stuzin JM, Wagstrom L, Kawamoto HK, et al. Anatomy of the frontal branch of the facial nerve: the significance of the temporal fat pad. Plast Reconstr Surg, 1989, 83(2): 265-271.

[16] Ramirez OM, Santamaria R. Spatial orientation of motor innervation of the lower orbicularis oculi muscle. Aesthetic Surg J, 2000, 20:107.

[17] Ruess W, Owsley JQ. The anatomy of the skin and fascial layers of the face in aesthetic surgery. Clin Plast Surg, 1987, 14(4):677-682.

[18] Byrd HS, Andochick SE. The deep temporal lift: a multiplanar, lateral brow, temporal, and upper face lift. Plast Reconstr Surg, 1996, 97(5):928-937.

[19] Dingman RO, Grabb WC. Surgical anatomy of the mandibular ramus of the facial nerve based on the dissection of 100 facial halves. Plast Reconstr Surg, 1962, 29:266.

[20] Conley J, Baker DC. Paralysis of the mandibular branch of the facial nerve. Plast Reconstr Surg, 1982, 70:569.

[21] Nelson DW, Gingrass RP. Anatomy of the mandibular branches of the facial nerve. Plast Reconstr Surg, 1979, 63:479.

[22] Sykes JM, Cotofana S, Trevidic P. Upper face: clinical anatomy and regional approaches with injectable fillers. Plastic & Reconstructive Surgery, 2015,136(5S):204S-218S.

[23] Knize DM. An anatomically based study of the mechanism of eyebrow ptosis. Plast Reconstr Surg, 1996, 97(7):1321-1333.

[24] Knize DM. Limited-incision forehead lift for eyebrow elevation to enhance upper blepharoplasty. Plast Reconstr Surg,1996, 97(7):134.

[25] Gonzales-Ulloa M, Costillo A, Stevens E, et al. Preliminary study of the total restoration of the facial skin. Plast Reconstr Surg, 1954, 13:151.

[26] Rohrich RJ and Pessa JE : The fat compartments of the face: anatomy and clinical implications for cosmetic surgery. Plast Reconstr Surg, 2007, 119: 2219-2227.

[27] Beer GM, Putz R, Mager K, et al. Variations of the frontal exit of the supraorbital nerve: an anatomic study. Plast Reconstr Surg, 1998, 102(2):334-341.

[28] Knize DM. A study of the supraorbital nerve. Plast Reconstr Surg, 1995, 96:564.

[29] Dreizen NG, Framm L. Sudden unilateral visual loss after autologous fat injection into the glabellar area. Am J Ophthalmol, 1989, 107(1):85-87.

[30] Hussein S, Ascher G, Acland R. Surgical anatomy and blood supply of the fascial layer of the temporal region. Plast Reconstr Surg, 1976, 77:17-24.

[31] Yelda AP, Figen G. Anatomy of the superficial temporal artery and its branches: its importance for surgery. Surg Radiol Anat, 2006, 28:248-253.

[32] Tanvaa T, Prawit A. An anatomical study of the middle temporal vein and the drainage vascular networks to assess the

potential complications and the preventive maneuver during temporal augmentation using both anterograde and retrograde injections. Aesth Plast Surg, 2015, 39:791-799.

[33] Hwang K, Choi JH. Topographic anatomy of the inferior medial palpebral artery and its relevance to the pretarsal roll augmentation. Plast Reconstr Surg, 2017, 139(6):1366e-1368e.

[34] Rohrich RJ, Muzaffar AR, Gunter JP. Nasal tip blood supply: confirming the safety of the transcolumellar incision in rhinoplasty. Plast Reconstr Surg, 2000,106:1640-1641.

[35] Byrd HS, Salomon J, Flood J. Correction of the crooked nose. Plast Reconstr Surg, 1998, 102:2148-2157.

[36] O'Brien JX, Ashton MW, Rozen WM, et al. New perspectives on the surgical anatomy and nomenclature of the temporal region: literature review and dissection study. Plast Reconstr Surg, 2013, 131:510-522.

[37] Saban Y, Andretto Amodeo C, Hammou JC, et al. An anatomical study of the nasal superficial musculoaponeurotic system: surgical applications in rhinoplasty. Arch Facial Plast Surg, 2008, 10:109-115.

[38] Schaverien MV, Pessa JE, Saint-Cyr M, et al. The arterial and venous anatomies of the lateral face lift flap and the SMAS. Plast Reconstr Surg, 2009, 123:1581-1587.

[39] Bae JH, Lee JH, Youn KH, et al. Surgical consideration of the anatomic origin of the risorius in relation to facial planes. Aesthet Surg J, 2014, 34:NP43-NP49.

[40] Wong CH, Mendelson B. Facial soft-tissue spaces and retaining ligaments of the midcheek: defining the premaxillary space. Plast Reconstr Surg, 2013, 132(1):49-56.

[41] Rohrich RJ, Arbique GM, Wong C, et al. The anatomy of suborbicularis fat: implications for periorbital rejuvenation. Plast Reconstr Surg, 2009, 124:946-951.

[42] Mendelson BC, Muzaffar AR, Adams Jr WP. Surgical anatomy of the midcheek and malar mounds. Plast Reconstr Surg, 2002, 110:885-896.

[43] Gierloff M, String C, Buder T, et al. Aging changes of the midfacial fat compartments: a computed tomographic study. Plast Reconstr Surg, 2012, 129:263-273.

[44] Rohrich RJ, Pessa JE, Ristow B. The youthful cheek and the deep medial fat compartment. Plast Reconstr Surg, 2008, 121:2107-2112.

[45] Phillips JH, Gruss JS, Wells MD, et al. Periosteal resuspension of the lower eyelid and cheek following subciliary exposure of facial fractures. Plast Reconstr Surg, 1991, 88: 145-148.

[46] Pilsl U, Anderhuber F, Neugebauer S. The facial artery-the main blood vessel for the anterior face. Dermatol Surg, 2016, 42(2):203-208.

[47] Reece EM, Pessa JE, Rohrich RJ. The mandibular septum: anatomical observations of the jowls in aging-implications for facial rejuvenation. Plast Reconstr Surg, 2008, 121:1414-1420.

[48] Zhang HM, Yan YP, Qi KM, et al. Anatomical structure of the buccal fat pad and its clinical adaptations. Plast Reconstr Surg, 2002, 109(7):2509-2518.

[49] Stuzin JM, Wagstrom L, Kawamoto HK, et al. The anatomy and clinical application of buccal fat pad. Plast Reconstr Surg,1990, 85(1):29-37.

[50] Alan Matarasso. Pseudoherniation of the buccal fat pad: a new clinical syndrome. Plast Reconstr Surg, 2003, 112(6) :1716-1718.

[51] Ziarah HA, Atkinson ME. The surgical anatomy of the mandibular distribution of the facial nerve. Br J Oral Surg, 1981, 19(3):159-170.

[52] Dingman RO, Grabb WC. Surgical anatomy of the mandibular ramus of the facial nerve based on the dissection of 100 facial halves. Plast Reconstr Surg, 1962, 29(3):266-272.

[53] Molea G, Schonauer F, Bifulco G, et al. Comparative study on biocompatibility and absorption times of three absorbable monofilament suture materials (polydioxanone, Poliglecaprone 25,Glycomer 631). Br J Plast Surg, 2000, 53:137-141.

[54] Han HH, Kim JM, Kim NH, et al. Combined, minimally invasive, thread-based facelift. Arch Aesthet Plast Surg, 2014, 20:160-164.

[55] Kim J, Zheng Z, Kim H, et al. Investigation on the cutaneous change induced by face-lifting monodirectional barbed polydioxanone thread. Dermatol Surg, 2017, 43:74-80.

第6章

线雕美容医学的术前设计精选

Aesthetic Thread Rejuvenation in Asians

虚心怀远，训诫笃行。

——上海宋庆龄基金会怀训整形艺术公益基金

通过前面几章内容，我们已经系统了解了线雕美容医学的概念和定义、线雕美容医学的相关解剖、东西方审美的异同、人体美学形象的整体设计与构建的理念，以及线材的材料学进展，这些基础性知识让我们对线雕美容有了概括性的了解。那么，临床上在进行每个具体部位的线雕手术之前，如何对该部位进行科学的术前设计就显得非常重要。

每个部位的布线设计方法很多，我们选取了一些简便易行的方法，以图示和文字简介的方式呈现出来，有助于读者深入学习时可以相对直观地掌握线雕美容的设计思路和布线技巧。

一、线雕相关基本解剖图示

如图 6-1~6-6 所示。

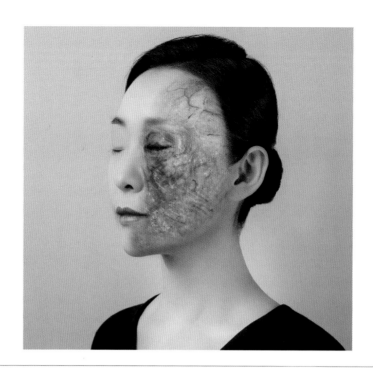

图6-1　SMAS

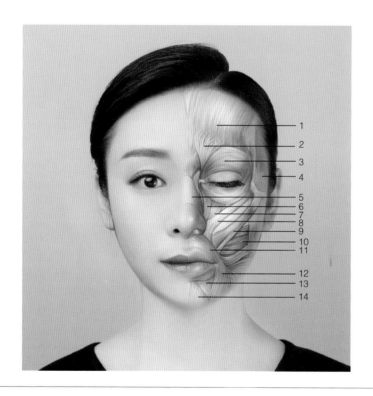

图6-2　面部肌肉

1.额肌；2.皱眉肌；3.眼轮匝肌；4.颞肌；5.鼻背肌；6.提上唇鼻翼肌；7.提上唇肌；8.颧小肌；9.颧大肌；10.颊肌；11.口轮匝肌；12.降口角肌；13.降下唇肌；14.颏肌

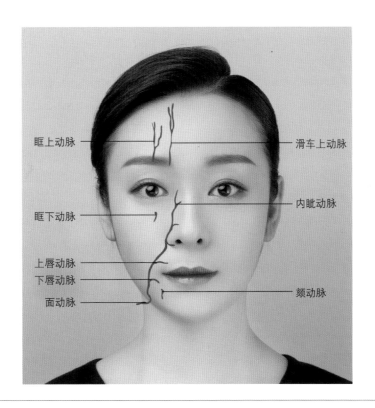

眶上动脉　　　　　　　　　　　　　　　滑车上动脉

眶下动脉　　　　　　　　　　　　　　　内眦动脉

上唇动脉

下唇动脉

面动脉　　　　　　　　　　　　　　　　颏动脉

图6-3　面动脉

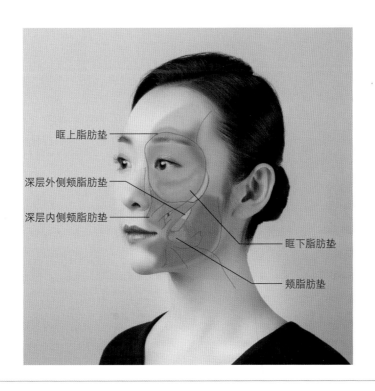

眶上脂肪垫

深层外侧颊脂肪垫

深层内侧颊脂肪垫

眶下脂肪垫

颊脂肪垫

图6-4　面部脂肪垫

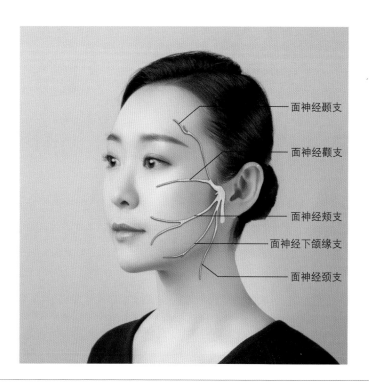

图6-5　面神经

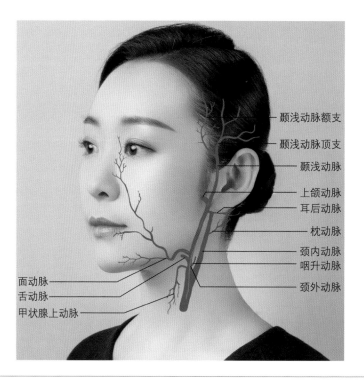

图6-6　颈外动脉

二、术前设计方法精选

（一）额部

1．方法一

（1）简述：适用于额部皱纹、皮肤松弛。以额部外侧部位作为进针点，于真皮层和皮下浅脂肪层进行平行布线。术后以纱布轻微抚平，防止出现不对称及凹痕。此方法可以起到紧致提升的作用（图6-7）。

（2）线材选择：小辫子线 5~6 根。材质选择：PPDO、PLCL 等。

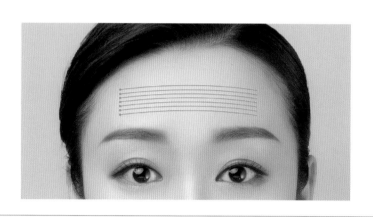

图6-7　额部线雕设计方法一

2．方法二

（1）简述：适用于额部皱纹、皮肤松弛。以额顶部和额外侧部作为进针点，于真皮层和皮下浅脂肪层进行纵横网状布线，可做 2~3 个网格。术后以纱布轻微抚平，防止出现不对称及凹痕。此方法可以起到紧致提升的作用（图 6-8）。

（2）线材选择：平滑线、螺旋线，每侧 10~15 根。材质选择：PPDO、PDO、PCL 等。

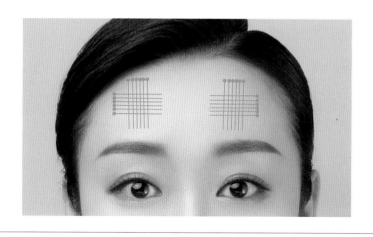

图6-8　额部线雕设计方法二

（二）眉部

1. 方法一

（1）简述：适用于眉部下垂、上睑松弛。取眉峰上、发际缘下 1 cm 作为进针点，锐针破皮后，稍作按压，于真皮层、皮下浅脂肪层及帽状腱膜层呈扇形布线，每侧可植入 3~5 根线（虚线表示适当增加的布线）。布线时注意不要过深，线走行在真皮深层和皮下层或帽状腱膜层。术后以纱布轻微抚平（图 6-9）。

（2）线材选择：倒刺线、平滑线、螺旋线等，每侧 3~5 根。材质选择：PPDO、PDO、PLCL 等。

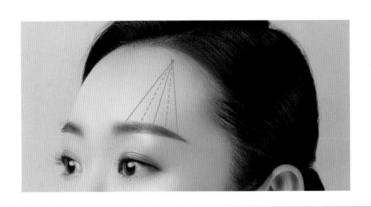

图6-9　眉部线雕设计方法一

2. 方法二

（1）简述：适用于眉部下垂、上睑松弛。取发际缘作为进针点，锐针破皮后，稍作按压，从 E/S 进针点以双针背靠背进针至真皮层及皮下浅脂肪层，逐渐分别向眉峰左右 E1 和 S1 点出针，再以此点向上回折，逐渐走深至额部发际缘 E2 和 S2 点出针，在此点继续向下回折，逐渐走浅至 E3 和 S3 点出针，再向上回折至 ES 和 S4 点处。此方法看似复杂，但效果尤为明显。布线在眉区时注意不要过深。术后以纱布轻微抚平，防止出现不对称及凹痕（图 6-10）。

（2）线材选择：双针线 2~3 根。材质选择：PPDO、PDO、PLCL 等。

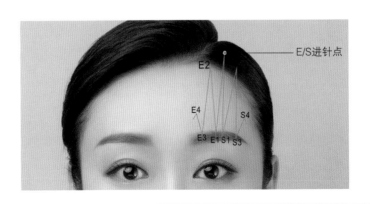

图6-10　眉部线雕设计方法二

（三）眶周

1. 方法一

（1）简述：适用于轻度眼袋、下睑纹、泪沟、下睑凹陷和鱼尾纹。取眼外眦水平线外 0.5 cm 的垂线上做 3~5 个进针点，水平布线。然后取眼外眦外侧 0.5 cm 进行弧形向内下布线。线走行于皮下层。术后以纱布轻微抚平，防止出现凸起和凹痕（图 6-11）。

（2）线材选择：平滑线、螺旋线，每侧 10~15 根。材质选择：以单丝线 PPDO、PDO 为主。

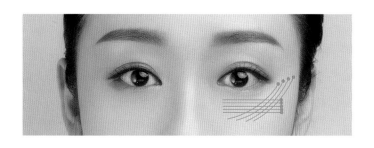

图6-11　眶周线雕设计方法一

2. 方法二

（1）简述：适用于下睑纹、泪沟和下睑凹陷。取外眦部外下方处做进针点，破皮后，轻压片刻，在真皮层或皮下浅脂肪层斜行至下睑区域进行弧形布线。术后以纱布轻微抚平，防止出现不对称和凹痕（图 6-12）。

（2）线材选择：平滑线、螺旋线，每侧 5~10 根。材质选择：PPDO、PDO、PLA、PCL 等。

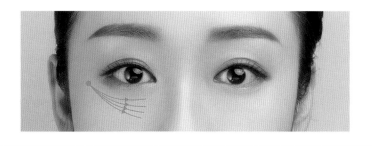

图6-12　眶周线雕设计方法二

（四）中、下面部

1. 方法一

（1）简述：适用于面中部皮肤、软组织下垂。采用两个进针孔，主要是减少跨颧弓颧骨前部操作难度，以及避免出现术后不自然的现象。

第一进针孔 E1 点在颧弓上方发际线前，由此点向眶下区域进针布线。在外眦外 1 cm 垂线外侧、耳前 3~5 cm 的侧面颊，可以走行在 SMAS 之中。在外眦外 1 cm 垂线内，走行在 SMAS 浅层。可收紧下睑区域和"苹果肌"。往"苹果肌"、鼻唇沟方向可采用向下弧形布线。另外，经此孔向下近乎垂直进针，走行在 SMAS 中，经耳前区域达下颌缘后 1/3，可起到耳前及下颌缘后部的紧致提升。两个方向可各布 3~5 根线（图 6-13）。

第二进针孔 E2 点在颧弓下方发际线前。在外眦外 1 cm 垂线外侧、耳前 3~5 cm 的侧面颊，可以走行在 SMAS 之中。在外眦外 1 cm 垂线内，走行在 SMAS 浅层。弧形布线达鼻唇沟下部、口角外侧及下颌缘前部，可布 3~5 根线，可紧致提升鼻唇沟、口角、下颌缘的松弛下垂。此布线与耳前布线网状交织，起到加固支撑、紧致提升的作用（图 6-13）。

（2）线材选择：锯齿线。材质选择：PPDO、PDO、PCL、PLCL、GA+TMC、PP。

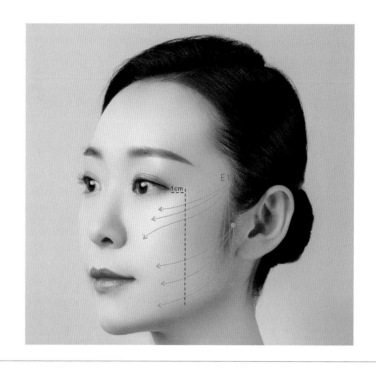

图6-13　方法一：双平面"两孔三扇面法"

2. 方法二

（1）简述：适用于面中部皮肤、软组织下垂。采用一个进针孔覆盖整个中、下面部，一针连续多 Z 布线，创伤小，效果自然、确切。

选择在颧弓上方发际线前作为进针孔 E 点，由此点向眶下区域及"苹果肌"区域进针布线。在外眦外 1 cm 垂线外侧、耳前 3~5 cm 的侧面颊，可以走行在 SMAS 之中。在外眦外 1 cm 垂线内区域，线走行在 SMAS 浅层。先穿行至下睑区域、"苹果肌"区域不出针，来回 2~3 次布线，针不拔出进针孔。再弧形转向下过颧弓，向鼻唇沟外侧方向及口角外侧方向来回 3 次左右，均不出针。然后继续向下颌缘、耳前及耳垂下来回布线。接着回针至进针孔附近不出针，继续向口角方向布线，回到进针孔，不出线反向至颞部发际内皮下布线 2~3 次，把余线用完，或剪去多余的线。完成后，用两块纱布轻柔按摩塑形，无凹陷、不平整存在，手术结束（图6-14）。

术后配以面颈颌套固定及压迫，2 h 摘除。3 天内避免过度表情活动及过度咀嚼。可选用 45 cm 或 35 cm 长度，一个针孔、一根线解决中、下面部的问题，效果自然可靠。

（2）线材选择：锯齿线。材质选择：PPDO、PDO、PCL、PLCL、GA+TMC。

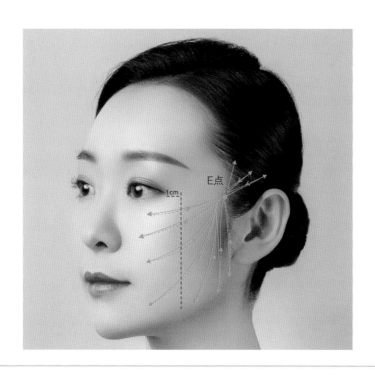

图6-14　方法二："连续多Z法"

（五）鼻部

1. 方法一

（1）简述：适用于鼻部低平者。取鼻尖处进针点，锐针破皮后，稍作按压，将隆鼻背线平行埋置在皮下、浅筋膜层、骨膜上。此方法可使鼻部明显立体化。不适合鼻背皮肤过薄者。操作时要轻柔（图6-15）。

（2）线材选择：平滑线、螺旋线、倒刺线，一般埋置 4~5 根。材质选择：PPDO、PDO、PCL、PP 等（隆鼻的第一选择是假体或透明质酸，而线雕隆鼻是作为次要的选择。）

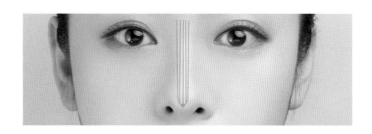

图6-15　鼻部线雕设计方法一

2. 方法二

（1）简述：适用于鼻部低平患者。进针点取鼻尖点，沿鼻背骨膜上行至鼻根处，压住鼻根处线头抽出针即可，同样此孔进针，沿鼻小柱向下达基底，布线2~3根，进针孔线头向鼻尖皮下推入（图6-16）。

（2）线材选择：平滑线、螺旋线、倒刺线，一般埋置4~15根。材质选择：PPDO、PDO、PCL、PP。

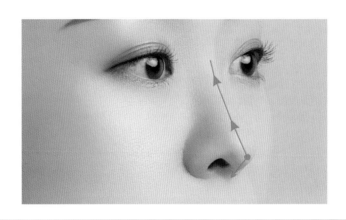

图6-16 鼻部线雕设计方法二

（六）法令纹

1. 方法一

（1）简述：适用于鼻唇沟较深、凹陷者。可于口角外侧缘鼻唇沟处选3~4个进针点，在真皮层或皮下浅脂肪层向鼻孔旁沿鼻唇沟进行布线（图6-17）。

（2）线材选择：小辫子线、爆炸线或者螺旋线。材质选择：PPDO、PDO、PLCL。

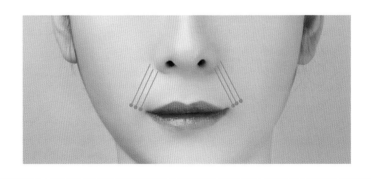

图6-17 法令纹线雕设计方法一

2．方法二

（1）简述：适用于鼻唇沟较深、凹陷者。可取口角外侧鼻唇沟处作为一个进针点，在真皮层或皮下浅脂肪层向上沿着鼻唇沟纹进行扇形布线，直至鼻翼旁（图6-18）。

（2）线材选择：平滑线、螺旋线、网管线。材质选择：PPDO、PDO。

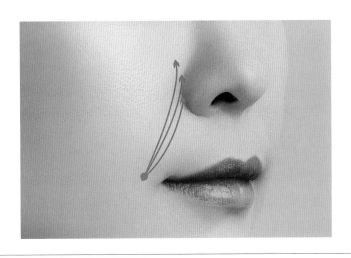

图6-18　法令纹线雕设计方法二

（七）木偶纹

1．方法一

（1）简述：适用于木偶纹明显者。进针点在口角外上方处，在真皮层或者皮下浅脂肪层垂直木偶纹交叉布线5~8根（图6-19）。

（2）线材选择：平滑线、螺旋线。材质选择：PPDO、PDO、PLCL。

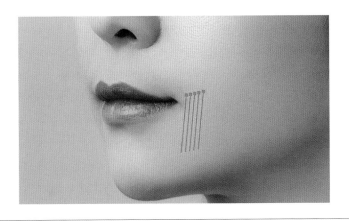

图6-19　木偶纹线雕设计方法一

2. 方法二

（1）简述：适用于木偶纹、口角"羊腮"下垂者。

选择耳垂前方为进针点，向口角方向进针穿线进套管针，布线层次在 SMAS 筋膜上，连续多 Z 形态走线，边退针、边收紧，最后返回进针点出针，剪去多余线（图 6-20）。

（2）线材选择：倒刺线。材质选择：PPDO、PDO、GA+TMC、PCL。

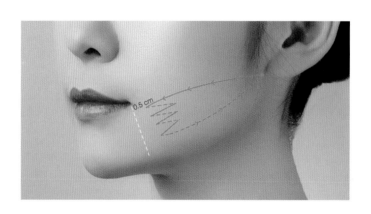

图6-20　木偶纹线雕设计方法二

（八）下颌缘

1. 方法一

（1）简述：适用于下面部松弛下垂者。

使用双锐针线，在耳垂前或耳垂下作为进针点，两针背靠背进针，走线层次在真皮层或皮下浅脂肪层上，斜向下方弧形布线过木偶纹 0.5 cm 出针，然后分别反向进针，角度小于 15°，止线位在口角外下方和下颌缘（图 6-21）。

（2）线材选择：双针线。材质选择：PPDO、PDO、PLA-CL、PLCL。

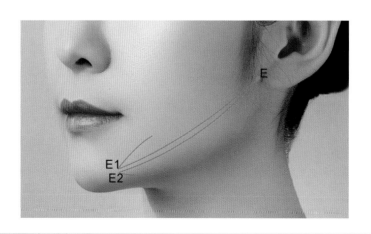

图6-21　下颌缘线雕设计方法一

2．方法二

（1）简述：适用于下面部下垂者。

使用双针线，将线等分，选择 E 点作为进针点，先取一根针从 E 点进入，走行在 SMAS 浅层，至 E1 点出针，再从 E1 点同孔进向上 15° 回折至耳垂前 S1 点出针，将线剪掉（图 6-22）。

使用另一根针继续从 E 点进针，垂直向上沿 SMAS 浅层从 E2 点出针，再同孔进针反折小于 15° 至下颌缘处 S2 点出针，将线剪掉（图 6-22）。

（2）线材选择：倒刺线。材质选择：PPDO、PDO、PLA-CL、GA+TMC、PCL。

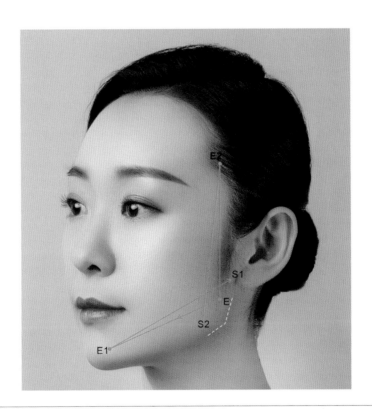

图6-22　下颌缘线雕设计方法二

（九）颈部

1．方法一

（1）简述：适用于颈部松弛、双下巴。取颈部中线下颌下方 E 点处为进针点，采用双针线，在颈阔肌浅层走行。一针向左呈弧形达耳垂和乳突之间皮肤穿出，另一针向右达耳垂和乳突之间皮肤穿出。轻柔拉紧提升，剪断多余线（或通过缝针固定在乳突筋膜上）。如此重复 3~5 根线（图 6-23）。

（2）线材选择：双针铃铛线、双针倒刺线。材质选择：PPDO、PDO、PLA-CL、GA+TMC、PCL。

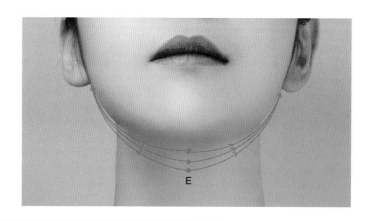

图6-23 颈部线雕设计方法一

2．方法二

（1）简述：适用于颈部松弛、双下巴。

首先找到胸锁乳突肌前缘与颈部中轴线，在胸锁乳突肌的这条中心点为进针点（E/S），距离中轴线中心点 1 cm 处为出针点 E1（上方）、S2（下方）。

双针线一端从 E/S 点进针，走向 E1 点出针，同孔进、同孔出，向上回折到 E2 点出针，按压反剪剩余的线。

另一端同样从 E/S 点进针，走向 S1 点出针，同孔进、同孔出，向下回折到 S2 点出针，按压反剪剩余的线。对侧以同样的方法进行操作（图 6-24）。

（2）线材选择：双针线。材质选择：PPDO、PDO、PLA-CL、GA+TMC、PCL。

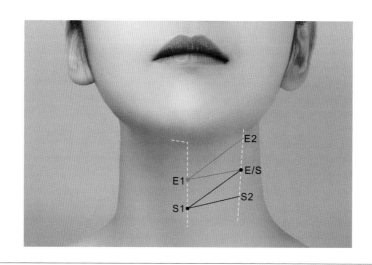

图6-24 颈部线雕设计方法二

（十）乳房

1. 方法一

（1）简述：适用于乳房轻度松弛下垂。

采用双针倒刺线，取 E1 点（过乳头中线与第二肋交界）进针，走行在皮下脂肪层或乳腺浅筋膜，左右分别以 15°~20° 向两侧外下方，达乳头水平线出针，然后斜向外上方 35°，达乳房外缘 2 cm 出针。取坐立位检查有无凹陷、是否均匀，轻度收紧抚平，剪去多余的线。E2 点（E1 点下方 2 cm）方法同 E1 点。

采用双针倒刺线，取 E3 点为进针点，分别按乳房弧度向乳房外上、内上象限布线，达乳房外缘 2 cm 出针。取坐立位检查有无凹陷、是否均匀，轻度收紧抚平，剪去多余的线。E4、E5 点方法同 E3 点。可以视情况增加布线，方法相同（图 6-25）。

（2）线材选择：双针倒刺线。材质选择：PPDO、PDO、PLCL、PLA-CL。

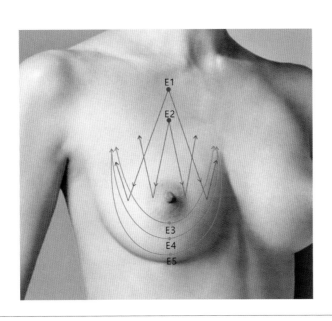

图6-25　乳房线雕设计方法一

2. 方法二

（1）简述：适用于乳房轻度松弛下垂。取乳房内上、外上象限为进针点，在皮下脂肪层或乳腺浅筋膜向下呈弧形至乳房下中部汇合，抽针时同时一手向上辅助提拉。取坐立位检查有无凹陷、是否均匀，轻度收紧抚平，剪除多余的线（图 6-26）。

（2）线材选择：倒刺线。材质选择：PPDO、PDO、PLCL、PLA-CL。

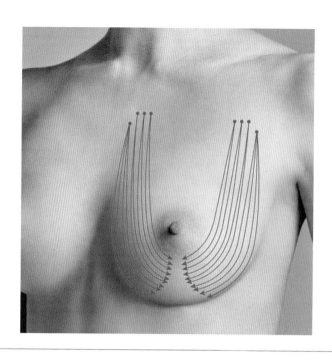

图6-26 乳房线雕设计方法二

（十一）腹部

1. 方法一

（1）简述：适用于腹壁松弛和腹壁皱褶。取两侧腹壁外侧为进针点，层次走行在真皮层或者皮下浅脂肪层，逐渐向中部布线。布线时注意不要过深，以防穿透腹膜进入腹腔。局部细小皱纹可添加平滑线（图6-27）。

（2）线材选择：倒刺线及平滑线。材质选择：PPDO、PDO、PLCL。

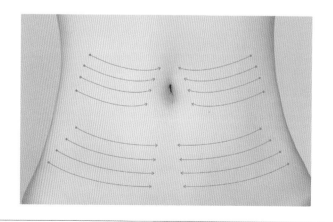

图6-27 腹部线雕设计方法一

2. 方法二

（1）简述：适用于腹壁松弛和腹壁皱褶。上腹部可用单针倒刺线，取两侧腹壁外侧为进针点，层次走行在皮下浅脂肪层，逐渐向中部弧形布线，退出导管，然后轻柔提紧，剪断多余的线；下腹部采用双针线，从中线点处分别向两侧布线，达腹壁外侧缘，穿出止点，剪除多余的线，轻度收紧，轻柔按摩抚平。局部细小皱纹可添加平滑线（图 6-28）。

（2）线材选择：单针及双针倒刺线、平滑线。材质选择：PPDO、PDO、PLCL。

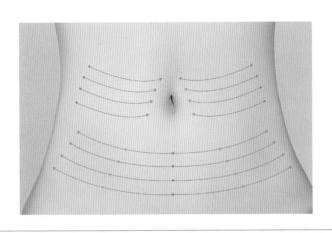

图6-28　腹部线雕设计方法二

（十二）上臂

1. 方法一

（1）简述：适用于上臂皮肤松垂。间隔选择对侧为进针点，在皮下脂肪层穿行，达到对侧止点，退出套管，轻度提紧线，剪除多余的线，然后依次布线。结束后，取坐位，轻柔按摩塑形，两侧交替调整，力求两侧悬吊力量平衡、对称美观（图 6-29）。

（2）线材选择：倒刺线。材质选择：PPDO、PDO、PLCL。

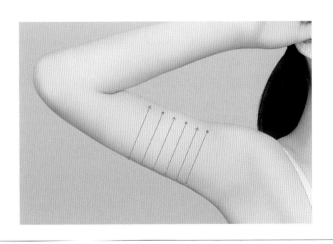

图6-29　上臂线雕设计方法一

2.方法二

（1）简述：适用于上臂下垂者。可用双针线，于 E1 点进针，双针分别向两侧布线（参照颈部双针布线法）。完成后，第二根线和第三根线分别取 E2、E3 点进针布线，方法同上。结束后，取坐位，轻柔按摩塑形，两侧交替调整，力求两侧悬吊力量平衡、对称美观（图 6-30）。

（2）线材选择：双针倒刺线。材质选择：PPDO、PDO、PLCL。

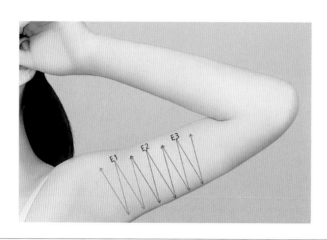

图6-30　上臂线雕设计方法二

（十三）大腿

1.方法一

（1）简述：适用于大腿脂肪下垂、松弛者。进针点选在大腿的前内和后内，在皮下脂肪层穿行，达到对侧止点，退出套管，轻度提紧线，剪除多余的线，然后依次布线。结束后，取站立位，轻柔按摩塑形，两侧交替调整，力求两侧悬吊力量平衡、对称美观（图 6-31）。

（2）线材选择：倒刺线。材质选择：PPDO、PDO、PLCL。

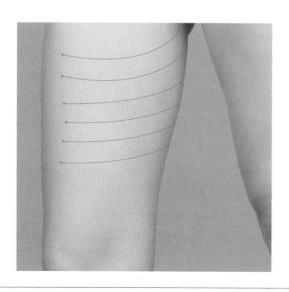

图6-31　大腿线雕设计方法一

2．方法二

（1）简述：适用于大腿脂肪下垂、松弛者。可用双针线，于E1点进针，双针分别向两侧布线（参照双针布线法）。完成后，第二根线和第三根线分别取E2、E3点进针布线，方法同上。结束后，取站立位，轻柔按摩塑形，两侧交替调整，力求两侧悬吊力量平衡、对称美观（图6-32）。

（2）线材选择：双针倒刺线。材质选择：PPDO、PDO、PLCL。

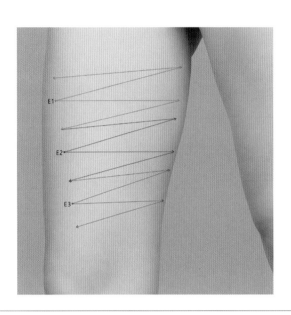

图6-32　大腿线雕设计方法二

（崔海燕　谭琳琳　赵伟）

第 **7** 章

线雕美容医学的麻醉与护理

傍晚的风，轻拂金柳。剪乱了斜阳，醉了时光。

——崔海燕《晚风》

一、线雕美容的麻醉

麻醉（anesthesia）指用药物或非药物使患者整个机体或机体一部分暂时失去知觉，最大限度地减少或消除患者在治疗或手术中的疼痛。根据麻醉方法、麻醉药物和麻醉部位的不同，可分为局部麻醉和全身麻醉。不同的麻醉各具特点，在进行线雕美容手术前，应根据患者的全身状况、手术的部位、麻醉的设备和技术水平等，选择安全、有效、方便、经济的麻醉方法。

（一）局部麻醉

1. **局部麻醉的定义**　局部麻醉简称局麻，是指患者在神志清醒状态下，将局麻药应用于身体局部，使机体某一部分的感觉神经传导功能暂时被阻断，运动神经保持完好或同时有程度不等的被阻滞状态。常用于面部线雕、颈部线雕、上臂线雕、臀部及腹部线雕。局麻时患者意识清醒，是一种安全、简便、效果确切的麻醉方法。局麻不适用于不合作的患者（如极度焦虑、紧张、恐惧的患者）。

2. **常用的局部麻醉药**

（1）丁卡因（tetracaine）：又名潘托卡因（pantocaine）。易溶于水，穿透力强。临床上主要用作表面麻醉。

（2）利多卡因（lidocaine）：又名塞洛卡因（xylocaine）。是目前临床应用最多的局麻药。局麻作用较强，其维持时间亦较长，并有较强的组织穿透性和扩散性，故亦可用作表面麻醉，但临床主要应用含 1：10 万肾上腺素的 1%~2% 利多卡因行阻滞麻醉。

（3）布比卡因（bupivacaine）：又名麻卡因。其麻醉持续时间为利多卡因的 2 倍，一般可达 6 h 以上；麻醉强度是利多卡因的 3~4 倍。常以 0.5% 的溶液与 1：20 万肾上腺素共用，特别适合费时较久的手术，术后镇痛时间也较长。

（4）阿替卡因（articaine）：商品名为碧兰麻。该药的组织穿透性和扩散性较强，给药后 2~3 min 即出现麻醉效果。适用于成人及 4 岁以上儿童。阿替卡因有其专门的注射器，注射时注意速度要慢，一般不超过 1 ml/min。

（5）复方利多卡因乳膏：本品为复方制剂，每克含丙胺卡因 25 mg、利多卡因 25 mg。黏膜 5~10 min 起效，皮肤 1 h 起效。用于线雕美容的用法和用量：成人和大于 1 岁的儿童 1.5~2 g/10cm^2，涂药时间至少 2 h，并用薄膜覆盖。

3．**局部麻醉的方法**　线雕美容常用的局麻方法有表面麻醉、浸润麻醉和阻滞（传导）麻醉。

（1）表面麻醉（superficial anesthesia）：又称涂布麻醉（topical anesthesia）。是将麻醉剂涂布或喷射于手术区表面，药物吸收后麻醉末梢神经，使浅层组织的痛觉消失。本法适用于大多数线雕美容的治疗，现临床上应用较多的是 5% 复方利多卡因乳膏。此外，亦可采用 6%~20% 苯佐卡因或 1% 盐酸达克罗宁行表面麻醉。

（2）浸润麻醉（infiltration anesthesia）：是将局麻药注射于组织内，以作用于神经末梢，使之失去传导痛觉的能力而产生麻醉效果。浸润麻醉适用于局部软组织的手术，常用药物为 1%~2% 利多卡因。

（3）阻滞麻醉（block anesthesia）：是将局麻药液注射到神经干或其主要分支附近，以阻滞神经末梢传入的刺激，使被阻滞的神经分布区域产生麻醉效果。如臂神经丛阻滞麻醉可用于上臂线雕，蛛网膜下腔阻滞可用于会阴部及腿部线雕。

4．**局部麻醉的常见并发症**

（1）全身并发症

①晕厥（syncope）：是一种突发性暂时性意识丧失。通常是由于一过性中枢缺血、缺氧所致，一般可因恐惧、饥饿、疲劳、全身健康较差、疼痛及体位不良等因素诱发。临床表现为早期有头晕、胸闷、面色苍白、全身冷汗、四肢厥冷、脉快而弱、恶心、呼吸短促，继而出现心率减慢、血压下降，重者可有短暂的意识丧失，是局麻中最多见的并发症。

②过敏反应（allergic reaction）：过敏反应突出表现在酯类局麻药，但并不多见，在同类局麻药中有交叉现象。临床表现为即刻反应和延迟反应。即刻反应是指用极少量药后立即发生极严重的症状，如突然惊厥、昏迷、呼吸心跳骤停；延迟反应主要表现为血管神经性血肿，偶见荨麻疹、哮喘和过敏性紫癜。

③毒性反应（toxicosis）：在单位时间内血液中麻醉药物的浓度超过了机体的耐受力，引起各种程度的毒性反应。临床表现可分为兴奋型与抑制型两类。兴奋型表现为烦躁不安、多话、颤抖、气急、多汗、血压升高，重者出现发绀、全身抽搐；抑制型表现为上述症状不明显，但迅速出现脉搏细弱、血压下降、神志不清和呼吸心跳停止。

（2）局部并发症

①注射区疼痛（injection area pain）：常见的原因是局麻药物变质、有杂质或溶液不等渗；注射针头钝、弯曲；注射针头刺入到骨膜下，造成骨膜撕裂；受术者对疼痛敏感等。

②血肿（hematoma）：在注射过程中刺破血管，导致组织内出血。多见于上牙槽后神经阻滞麻醉时刺破翼静脉丛。偶见眶下神经阻滞麻醉刺入眶下管，刺破眶下动、静脉，局部浸润麻醉时刺破小血管。血肿的临床表现开始为局部迅速肿胀，无疼痛，皮肤或黏膜出现紫红色瘀斑，数天后转变为黄绿色，最后吸收消失。

③感染（infection）：发生感染的主要原因为注射部位消毒不严、注射针被污染以及注射针穿过感染灶等，引起深部间隙感染。一般在注射后 1~5 天，局部组织出现红、肿、热、痛，甚至张口受限或吞咽困难等症状。有的患者会出现菌血症和脓毒血症，表现为白细胞计数增加、畏寒、发热等。

④暂时性面瘫（transient facial nerve paralysis）：一般见于下牙槽神经经口内阻滞麻醉时，由于注射部位过深，将麻醉药物注入腮腺内，麻醉了面神经，导致暂时性面瘫。临床表现为注射后数分钟，患者感觉面部活动异常，注射侧眼睑不能闭合，口角下垂。

5. 局部麻醉患者的护理

（1）心理护理：与受术者亲切交流，告知局麻的相关知识，向其说明无痛治疗的特点，消除其焦虑和恐惧心理。

（2）常规护理

①做好局麻前的准备：详细询问有无麻醉药物过敏史，是否为过敏体质及进食情况。若受术者对酯类局麻药过敏或为过敏体质，应改为应用酰胺类局麻药，并做药物过敏试验。利多卡因过敏试验的方法为：2% 利多卡因 0.1 ml 稀释至 1 ml，皮内注射 0.1 ml，20 min 后观察反应。局部红肿、红晕直径超过 1 cm 者为阳性。在进行药物过敏试验前，应备好肾上腺素、氧气等急救药物及用品。

②局麻前观察生命体征：测量体温、脉搏、呼吸、血压，观察神志变化。

③对于精神紧张的受术者，麻醉前应给予解释和鼓励，消除恐惧情绪，避免空腹手术。

④做好各种急救物品的准备：如氧气、急救药品、输液用品等。

⑤在注射麻醉药的过程中，应随时观察受术者的全身及面部表情变化。一旦出现异常，立即停止注射。

6. 并发症处置及护理

（1）晕厥的处理：遵医嘱静脉注射 50% 葡萄糖溶液或静脉滴注 10% 葡萄糖溶液。

（2）过敏反应的处理：轻症者可给予抗组胺类、钙剂、激素等。严重过敏反应应立即注射肾上腺素。出现抽搐或惊厥时，应迅速静脉注射地西泮 10~20 mg，或分次静脉推注 2.5% 硫喷妥钠，每次 3~5 ml，直到惊厥停止。

（3）血肿的处理：协助医师立即局部压迫止血，24 h 内冷敷，必要时给予止血和抗感染药物。

（4）感染的处理：立即给予抗感染治疗。如果有脓肿形成，应及时切开引流。

（5）暂时性面瘫的护理：耐心解释，告诉受术者一般在麻醉药物作用消失后，各项功能可恢复，无须特殊处理。

（二）全身麻醉

1. 全身麻醉的定义　全身麻醉（general anesthesia）简称全麻，是指麻醉药物进入人体后，产生可逆性全身痛觉和意识消失，同时伴有反射抑制和一定程度肌肉松弛的一种状态。

2．线雕美容常用的全身麻醉方法

根据给药途径的不同，线雕美容全麻方法可分为吸入麻醉、静脉麻醉和复合麻醉。全身麻醉的优点在于能完全消除手术的疼痛及不适，减轻受术者的焦虑感，较好地控制机体反应。

（1）吸入麻醉：是指挥发性麻醉药经呼吸道吸入，通过肺 - 脑血液循环，抑制中枢神经所产生的麻醉作用。吸入麻醉药有安氟醚、异氟醚、七氟醚和氧化亚氮等，目前常用七氟醚、异氟醚和氧化亚氮。

七氟醚（七氟烷，sevoflurane）：为吸入性麻醉药物。临床作用特点有：诱导迅速、无刺激味、麻醉深度易掌握。适合于需要全身麻醉的受术者，常用七氟烷 - 氧面罩诱导插管。

异氟醚（异氟烷，isoflurane）：为安氟醚的同分异构体，性能稳定，麻醉效能强，此药与安氟醚相比，诱导和苏醒更为迅速，但对呼吸道有刺激作用，可引发咳嗽、呃逆和支气管痉挛。

氧化亚氮（笑气，nitrous oxide）：为麻醉作用较弱，但镇痛作用好的气体麻醉剂。

（2）静脉麻醉：多种静脉麻醉药物、麻醉性镇痛药复合非去极化肌松药是比较理想的全凭静脉麻醉药组合。全凭静脉麻醉不刺激呼吸道，无手术室污染和燃烧爆炸的危险，起效快，麻醉效果确切。

（3）复合麻醉：方法多样，如静脉麻醉诱导，吸入麻醉维持；或吸入麻醉诱导，静脉麻醉维持；或静脉复合麻醉诱导，静脉复合麻醉维持等。由于静脉麻醉起效快，受术者易于接受，而吸入麻醉便于管理，麻醉深度易于控制，故临床普遍采用静脉麻醉诱导，吸入或静脉复合麻醉维持。该麻醉方法的优点是患者舒适度高，缺点是需要专职麻醉师麻醉和管理受术者。常用麻醉药有：

①丙泊酚：又名异丙酚（propofol），是目前最常用的静脉麻醉药。其制剂为乳白色的油剂，俗称"牛奶"。临床作用特点有：起效迅速，作用时间短，苏醒迅速安全，持续输注后无蓄积。目前广泛应用于麻醉诱导、麻醉维持和各类无痛诊疗技术，也常用于手术后与麻醉复苏室的镇静，但缺乏镇痛作用。

②舒芬太尼（sufentanil）：为短效阿片类药物。临床作用特点有：对呼吸有抑制作用，停药后，呼吸恢复较快，心血管状态稳定，临床镇痛作用强。

③咪达唑仑（midazolam）：又名咪唑安定，是当前临床唯一应用的水溶性苯二氮䓬类药，抗焦虑、抗惊厥。常用于麻醉诱导，具有水溶性和消除半衰期短的特点。

④布托啡诺（butorphanol）：临床主要用于中小手术后的镇痛，临床作用特点为：具有阿片类药物的良好镇痛作用，很少引起呼吸抑制，主要不良反应是嗜睡。

⑤琥珀酰胆碱（succinylcholine）：又名司可林，是超短效去极化肌松药。临床作用特点有：起效快，肌松完善，持续时间短。适用于临床全麻快速诱导气管插管及一些短小手术。目前临床逐渐被非去极化肌松药取代。

⑥顺式阿曲库铵：为非去极化肌松药。临床作用特点有：中时效肌松药，在体内消除不依赖肝肾功能。

3．全身麻醉常见的并发症

（1）恶心呕吐

发生原因：

①吸入麻醉药在苏醒阶段的低浓度对气道及呕吐中枢的刺激，引起咳嗽和恶心呕吐。

②静脉镇痛药（氯胺酮、曲马多）对大脑边缘系统的刺激引起中枢性恶心呕吐，而阿片类药物（芬太尼、吗啡、哌替啶）可与大脑极后区的阿片受体作用而引起恶心呕吐。

③疼痛和内脏牵拉反射，胃肠道机械感受器受到刺激，引起反射性呕吐。

④体位改变导致前庭系统受刺激而诱发呕吐。

⑤低血压、低血糖、肠梗阻、缺氧、呼吸循环系统不稳定，是造成术后恶心呕吐的重要诱因。

⑥术后吸痰等物理刺激。

处理对策：

①一旦发生呕吐，立即采取头低位，让胃内容物从口角流出，并用吸引器清除口咽部胃内容物以减少误吸，并针对上述原因处理。

②药物处理：肌内注射甲氧氯普胺；于手术结束前 30 min 或发生恶心呕吐时静脉注射盐酸托烷司琼。

（2）呼吸道梗阻

发生原因：

①全麻神经肌肉阻滞恢复不完全导致误吸。

②舌后坠，喉痉挛和气道水肿，颈部手术切口血肿压迫引起静脉和淋巴回流受阻，造成严重水肿，导致误吸。

③各种原因造成的声带麻痹导致误吸。

处理对策：

①将患者头略偏向一侧，放置口咽或鼻咽通气道，双手托住下颌体向前、向上托起下颌。使用舌钳、舌体缝线将舌体牵拉出口外。

②可预防性静脉注射氢化可的松。术后发生喉头水肿者除吸氧、激素治疗外，情况紧急时可行环甲膜穿刺或协助医生进行气管切开。

③喉痉挛者停止对咽喉部的刺激，及时清除口腔内分泌物。轻度喉痉挛在解除刺激后可缓解，中重度喉痉挛须面罩加压给氧或遵医嘱静脉注射琥珀酰胆碱 50 mg，可迅速解除痉挛，必要时行气管内插管。

（3）低氧血症

发生原因：

①分泌物堵塞了支气管，气管导管过深进入支气管，气胸等造成的肺不张是引起右向左分流增加的主要原因。

②术毕，麻醉药和肌松药的残余作用加上低通气以恢复动脉血中正常 CO_2 分压，造成吸入氧量下降。

③胃内容物反流误吸。

④心输出量降低：可使氧含量低的混合静脉血通过右向左分流直接进入体循环，进一步降低动脉血氧分压。

⑤疼痛：疼痛可产生屏气或残缺呼吸，引起肺泡萎缩。

⑥其他：包括低龄、肥胖、先天性心脏病、术后寒战、手术部位和手术时间等因素均可加重术后低氧血症的发生。

处理对策：

①寻找原因，对症处理。

②氧疗：未插管患者常规面罩吸氧。若术后发生严重低氧血症的自主呼吸患者采用上述方法不能纠正低血氧，可采用球囊或呼吸机辅助呼吸。对于带管者，可根据低氧血症严重程度，选用间断加压呼吸，或在麻醉性镇痛药、镇静药或肌松药作用下施行连续加压呼吸来改善患者的低氧血症。

（4）低体温

发生原因：

①室温过低，大量输入低温的液体（如血液）。

②全麻药物不同程度地抑制体温调节中枢。

③术中肌松剂的应用阻滞了肌肉的收缩，抑制机体对低温的应激反应，使机体产热减少等。

处理对策：

①保暖。

②吸氧。

③静脉补充加温的液体或血液。

④使用加温毯，对患者进行外部保温。

（5）疼痛

发生原因：主要是术毕麻醉药物浓度降低及手术切口引起的疼痛。

处理对策：

①认真倾听患者的倾诉，表示理解，做好心理护理。

②应用疼痛评估量表，正确实施疼痛评估。

③及时、有效地与麻醉师沟通，根据疼痛程度使用适宜的镇痛药物。对疼痛评分较低者，可给予倾听轻缓音乐，放松心情，观察疼痛有无缓解。

（6）苏醒期延长：当全身麻醉按计划停止给药后，患者不能在 60 min 内恢复意识，且不能对言语或刺激做出有思维的回答和动作，即可认为是苏醒延迟。

发生原因：

①麻醉药物的残余作用；患者肝肾功能发育不全或低下，其药物在肝内降解和排泄能力低下，导致药物在体内蓄积。

②麻醉中低氧：吸入低氧、呼吸抑制、呼吸道部分梗阻（动脉血氧分压<75%）及贫血（血红蛋白<50 g/L）时，均可出现意识障碍。

处理对策：

①寻找原因：检查体温、血糖、电解质和血气，针对原因进行处理。

②针对可能过量的药物做相应处理：可酌情使用拮抗剂，同时注意用药后的病情观察。

③以上处理后，如意识仍未清醒，要考虑一些特殊原因如颅脑疾病等，及时请神经科或内分泌科医师会诊。

二、线雕美容的护理

（一）面部及下颌线雕护理

1. 术前护理

（1）患者评估：身份核查、身体状况评估（排除高敏体质、血液系统疾病、严重心肺肝肾疾病、严重高血压、糖尿病、免疫系统疾病及严重传染病、妊娠期和哺乳期）、心理状况评估（排除抑郁症、强迫症、精神分裂症等心理疾病）、治疗区域皮肤状况评估（排除炎症、硬结、水肿等）。

（2）患者沟通：与患者沟通治疗效果、维持时间、可能出现的并发症、恢复期以及治疗费用等。

（3）资料完善：检查病史采集情况、知情同意书签署情况以及拍照情况。

（4）疼痛管理：线雕区域可以提前2 h敷5%利多卡因乳膏，或者遵医嘱注射镇痛药。

2. 术中护理

（1）用物准备：无菌敷料包、无菌器械包、一次性用品（合适型号提升线、注射器、棉签、手套、无菌纱布、口罩帽子等）、局麻药、消毒液、皮肤记号笔、手持镜、减压球、颌面套等。

（2）治疗配合

①治疗设计：准备皮肤记号笔，核查患者身份，请主管医生设计。

②洗手：医生按照外科手术要求着装及洗手。

③消毒：取1%聚维酮碘溶液（碘过敏者除外）进行治疗区域消毒，消毒范围为面部、唇部及颈部，必要时消毒双侧颞区。

④铺巾：先取无菌治疗巾2张包头并用布巾钳固定，再铺治疗巾4张，最后铺孔巾。

⑤医生准备：再次消毒手，穿手术衣，戴无菌手套。

⑥麻醉：局部麻醉准备5 ml麻药空针，协助医生抽吸局麻药。需要全麻的患者参照全麻护理配合。

⑦植入提升线：助手按使用顺序传递用物，准备纱布协助压迫止血，调整好后剪去线头，擦净术区血迹，针眼处涂抗生素药膏。

3. 术后护理

（1）交代术后注意事项

①术后至少1周内进针点不沾水，每日消毒并外涂抗生素药膏。

②口服抗生素1天预防感染。

③线雕提升后不能马上化妆。化妆品中的化学成分容易侵入伤口，导致感染。化妆、卸妆容易导致埋线的线体移位和线体外露。

④进、出针口可能会发红或淤青，冰敷可以改善，注意防止冻伤。

⑤手术后前3天触碰皮肤会有痛感。

⑥术后2周持续佩戴颌面部头套定型，2周后可以晚间佩戴头套直到术后1个月。

⑦术后1个月尽量避免张大嘴和做夸张的表情。

（2）定期回访

①术后1日、7日、14日回访，为恢复期患者提供心理支持。

②术后 1 个月、3 个月、6 个月追踪治疗效果及维持时间，针对问题及时反馈给医生，提供专业指导建议。

（二）体雕护理

1．术前护理 同"面部及下颌线雕术前护理"。

2．术中护理

（1）用物准备：无菌敷料包、无菌器械包、一次性用品（合适型号提升线、注射器、棉签、手套、无菌纱布、口罩帽子等）、局麻药、消毒液、皮肤记号笔、手持镜、减压球、塑身衣等。

（2）治疗配合

①治疗设计：准备皮肤记号笔，核查患者身份，请主管医生设计。

②洗手：医生按照外科手术要求着装及洗手。

③消毒：取 1% 聚维酮碘溶液（碘过敏者除外）进行治疗区域消毒。

④铺巾：先铺治疗巾 4 张，再铺孔巾。

⑤医生准备：再次消毒手，穿手术衣，戴无菌手套。

⑥麻醉：局部麻醉准备 5 ml 麻药空针，协助医生抽吸局麻药，需要全麻的患者参照全麻护理配合。

⑦植入提升线：助手按使用顺序传递用物，准备纱布协助压迫止血，调整好后剪去线头，擦净术区血迹，针眼处涂抗生素药膏。

3．术后护理

（1）交代术后注意事项

①术后至少 1 周内进针点不沾水，每日消毒并外涂抗生素药膏。

②口服抗生素 1 天预防感染。

③入针口可能会发红或淤青，持续冰敷可以改善。

④手术后前 3 天触碰皮肤会有痛感。

⑤术后 2 周持续穿塑身衣压迫体雕区域塑形，2 周后可以晚间穿塑身衣直到术后 1 个月。

（2）定期回访

①术后 1 日、7 日、14 日回访，为恢复期患者提供心理支持。

②术后 1 个月、3 个月、6 个月追踪治疗效果及维持时间，针对问题及时反馈给医生，提供专业指导建议。

（三）私密线雕护理

1．术前护理 同"面部及下颌线雕术前护理"。

2．术中护理

（1）用物准备：无菌敷料包、无菌器械包、阴道拉钩、阴道窥具、一次性用品（合适型号提升线、注射器、棉签、手套、无菌纱布、口罩帽子等）、局麻药、消毒液、皮肤记号笔、手持镜、减压球等。

（2）治疗配合

①摆体位：核查患者身份，一般取截石位。

②洗手：医生按照外科手术要求着装及洗手。

③消毒：取1%聚维酮碘溶液（碘过敏者除外）进行会阴部皮肤及阴道消毒。

④铺巾：先用无菌台布垫臀，再铺4张治疗巾，套脚套，最后铺孔巾。

⑤医生准备：再次消毒手，穿手术衣，戴无菌手套。

⑥麻醉：局部麻醉准备5 ml麻药空针，协助医生抽吸局麻药，需要全麻的患者参照全麻护理配合。

⑦植入提升线：助手按使用顺序传递用物，准备纱布协助压迫止血，调整好后剪去线头，擦净术区血迹，针眼处涂抗生素药膏。必要时备碘伏纱布卷或凡士林纱布塞入阴道压迫止血。

3．术后护理

（1）交代术后注意事项

①术后1周内进针点不沾水，禁止盆浴，每日外阴冲洗，并用棉签消毒外阴2~3次。

②口服抗生素1天预防感染。

③术后前3天治疗区域会有疼痛和紧绷感。

④阴道塞有纱条的患者预约好取出时间，24 h内取出为宜。

⑤术后1个月禁止性生活。

（2）定期回访

①术后1日、7日、14日回访，为恢复期患者提供心理支持。

②术后1个月、3个月、6个月追踪治疗效果及维持时间，针对问题及时反馈给医生，提供专业指导建议。

临床提示

1. 术前护理：评估求美者身体状况时，不仅要询问病史，还要询问症状和临床表现，警惕部分求美者已经患病而不自知，比如部分糖尿病、高血压患者未定期体检，患病了自己却不知道。评估心理状况时，医护人员需要具备一定的心理学知识。

2. 术中护理：用物须准备齐全。熟练配合医生操作是基础。动态观察手术过程中受术者的病情，有预见性，必要时快速反应和处理是关键。

3. 术后护理：线雕多为日间手术，教会求美者自我护理和提供延伸护理服务非常重要，定期回访及时提供专业帮助，解决求美者疑惑，促进其康复。

（王杭　蒋素兰　刘明　叶灵茶）

第 8 章

线雕美容医学的适应证与禁忌证

落霞与孤鹜齐飞，秋水共长天一色。

——王勃《滕王阁序》

面部年轻化是一个系统化治疗工程，需要在整体设计的原则下通过加、减、紧、亮、弹的多种手段综合运用，从而达到很好的效果。线是治疗手段之一，只有充分理解了各种线的提升原理，掌握好适应证与禁忌证，才能在个性化的手术设计中灵活应用，从"拉力、张力、切割力、挤力、直线挛缩力"五个力学方面来分析适合采用哪种线。在手术层次上，分深、中、浅层分层植入，以达到松弛组织的提升收紧、凹陷组织的填充、肤质改善以及体表轮廓塑形等美学效果。

一、适应证

线雕美容不能完全替代传统的祛皱手术，其适用范围有一定的局限性，所以对适应证的把握尤为重要。几乎所有文献均提到，满足下列条件者可达到最佳治疗效果：轻至中度的面部皮肤松弛，年龄相对较轻（<65岁），无过度的皮肤及软组织冗余堆积，且有较理想的骨性结构提供支撑。但对于年龄过大者、动态皱纹、面部容量过剩或过度凹陷、皮肤质地较差如严重光老化等病例，线雕治疗效果可能不佳，需要谨慎考虑。单纯线雕效果不佳者，可选择线雕术联合其他治疗手段。

1. 轻、中度皮肤软组织松弛 如眉下垂、眼睑部松弛、面颊部皮肤松弛、下颌缘皮肤松弛、颈部皮肤松弛、上臂皮肤松弛、乳房下垂、腹部皮肤松弛和臀部下垂等。

随着年龄增长，骨骼进一步萎缩，韧带稳固性减弱，SMAS张力降低及深层组织下垂，组织容量丢失，加之重力作用以及面部表情活动频繁牵拉，致使面部皮肤、眼周组织及颞、颊脂肪垫等软组织松垂，导致泪沟、鼻唇沟增深，面颊部失饱满，出现皱纹、面部皮肤松垂等特征性的衰老面容，从而影响人的面部美观。

针对面部衰老的主要原因和表现，面部提升术的关键是将下垂的颧脂肪垫及睑颊结构上提复位。线雕面部提升术就是用特殊的导引针将特制的提升线导入面部对应层面的软组织内。这些具有倒刺的缝线在软组织内只能向一个方向行进，利用力学原理将面部软组织上提于着力点，使松垂的面部皮肤及软组织得以均匀提紧复位。由于特制的提升线可被人体吸收，体内胶原蛋白替代性生成新生的支持韧带，故能维持原有张力，达到矫正面部松垂、去皱防皱等多重作用，且提紧效果能够维持较长时间。

可吸收双向倒刺线埋置手术创伤小、恢复快，可有效提升松弛下垂的中、下面部软组织，改善面部皮肤肤质，但要实现面部年轻化需要多种技术手段的联合应用。在微创线雕的同时，还需结合肉毒杆菌毒素或透明质酸注射、自体脂肪填充，甚至拉皮手术等，才能达到较为理想的效果。

2. **皮肤软组织皱纹与凹陷**　如额部皱纹、眉间皱纹、颞部凹陷、泪沟凹陷、鼻唇沟凹陷、颊部凹陷、木偶纹、下颌前沟和颈部皱纹等。可吸收锯齿线线体具有均匀分布的单向倒刺，使用导引针将其埋置于特定层次，利用其附着组织仅能单向移动的特性向外上方提拉，可将松垂的软组织提紧复位，在改善鼻唇沟外观的同时还能达到面中部年轻化的效果。此外，有学者观察到 PPDO 线材于体内降解的过程中，可刺激机体胶原纤维、弹力纤维增生，从而改善皱纹，延长提升作用时间。

3. **面部和躯体轮廓塑形**　如额部轮廓塑形、面颊部轮廓塑形、鼻部轮廓塑形（隆鼻、鼻尖塑形、鼻翼缩窄、鼻孔缩小）、唇部轮廓塑形（口角上提、唇线塑形）、下颌缘轮廓塑形、颊部轮廓塑形、颈部轮廓塑形、肩背部轮廓塑形、乳房轮廓塑形、腰腹部轮廓塑形、上肢轮廓塑形和下肢轮廓塑形等。

4. **脂肪堆积**　如眼袋、颊部脂肪堆积、颏下脂肪堆积、肩背部脂肪堆积、腹部脂肪堆积、上肢脂肪堆积和下肢脂肪堆积等。

5. **肤质改善**　如黑眼圈、肤色暗沉、毛孔粗大和面部细纹等。

6. **会阴部功能性治疗**　如阴道松弛、肛门括约肌松弛等。

7. **线雕与其他美容项目联合应用**

（1）线雕手术与肉毒杆菌毒素注射联合应用：线雕手术联合肉毒杆菌毒素注射，可达到更好的面部提升及改善皱纹的效果，但是不建议线雕手术与肉毒杆菌毒素注射同时进行。因线雕手术造成的局部组织肿胀、解剖移位可影响肉毒杆菌毒素的弥散，增加相应的并发症发生风险，故对于线雕术后的求美者，建议线雕手术 1 周后，局部肿胀基本消退，再实施肉毒杆菌毒素注射。

肉毒杆菌毒素注射可影响肌肉间协同作用，改变局部体表轮廓，故建议肉毒杆菌毒素注射起效后再实施线雕手术。

（2）线雕手术与透明质酸／胶原蛋白注射联合应用：线雕手术联合透明质酸／胶原蛋白注射，可达到更好的软组织填充及轮廓塑形效果。由于线雕手术可导致局部组织的血管、神经走行分布改变，会增加血管栓塞等并发症发生的风险。因此，对于线雕术后的求美者，建议由经验丰富的医师实施透明质酸／胶原蛋白注射。

透明质酸／胶原蛋白注射可导致局部软组织结构移位，在注射部位实施线雕手术，易造成脱线或损伤血管、神经，影响术后效果，因此术前应与受术者充分沟通。

（3）线雕手术与自体脂肪移植联合应用：线雕手术联合自体脂肪移植，可达到更好的软组织填充、轮廓塑形及改善肤质的效果。但是，不建议线雕手术与自体脂肪移植同时进行，原因有：线雕手术可造成组织创伤及解剖移位，增加脂肪注射入血管的风险；线雕手术创伤可导致受区移植床血管结构改变，从而影响自体脂肪移植的成活率；线雕手术可导致局部组织的血管、神经走行分布改变，增加血管栓塞等并发症发生的风险。因此，对于线雕术后的求美者，建议由经验丰富的医师实施自体脂肪移植。

自体脂肪移植可导致局部软组织结构移位，在自体脂肪移植部位实施线雕手术易造成脱线，从而影响术后效果；自体脂肪移植后存在不同程度的吸收率，由于吸收率具有不确定性，因此在自体脂肪移植部位实施线雕手术易造成双侧不对称；在自体脂肪移植部位实施线雕手术，可能增加感染的风险，因此术前应与受术者充分沟通。

（4）线雕手术与光声电治疗联合应用：光声电治疗通过不同方式将高温/高能量聚集于皮肤或皮下组织不同深度，可能导致线材断裂或加速线材降解，并且有可能产生目前未知的有毒或有害物质。因此，在未经严谨规范的科学实验研究证实前，不建议将线雕手术与激光、射频、超声刀等光声电类治疗项目同时进行。目前可吸收性线材的降解时间大多为 6~8 个月。因此，如需要进行光声电治疗，建议在线雕手术 8 个月后实施。

关于线雕与其他美容项目联合应用的相互作用机制，目前仍有很多尚未明确。若将其盲目组合，可能存在未知风险。因此，应以科学、严谨发展的态度进一步探索，以提高联合应用的安全性和有效性。随着线材工艺改进和线雕美容外科技术的不断发展，更多的适应证有待进一步探索。

二、禁忌证

1. 患有全身性系统疾病且未得到良好控制者，如冠心病、高血压、糖尿病患者等。
2. 患有心理及精神疾病者。
3. 手术部位患有严重痤疮、炎症、感染、破溃等皮肤病急性期者。
4. 正在接受抗凝治疗或患有凝血功能障碍性疾病者。
5. 既往有瘢痕增生或瘢痕疙瘩病史者。
6. 处于月经期、妊娠期或哺乳期者。
7. 对任何已知的材料（如聚对二氧环己酮）产生过敏反应者。
8. 经术者评估的其他不宜手术的情况包括：

（1）对手术效果期望值过高或不切实际者：和所有的整形手术一样，对术后期望值过高的求美者一定要谨慎。充分的沟通是必要的。当求美者的期望值与医疗团队的手术效果之间存在差异的时候，需要进行充分的沟通。应该让其分歧减少到某个程度之后，再进行手术。

（2）难以达到良好治疗效果的求美者：根据求美者的面部特点及老化程度，线雕提升术的效果也会不同。要知道线雕提升术是通过线的提拉、紧致的方法获得年轻化的过程，不包括组织的切除，与传统的所谓拉皮手术方法是不同的。对于术前用手模拟提拉时不能令人满意的，如果强行执行，其术后结果也是一样的，会导致求美者的不满。对于这样的求美者，最好建议采用传统的手术方法。

（3）医生技术的局限性：线材产品、适应证的选择、医生的技术水平都很重要，只有充分掌握了手术部位解剖、衰老机制及所应用的线材的原理，才可以预测利用该技术能否得到所期望的结果。对于超越了自己技术掌控范围，不能确定治疗结果的情况，应请上级医师指导治疗。

（隋志甫）

参考文献

[1] Lee HK, Yoon M. Outcome of facial rejuvenation with polydioxanonethread for Asians. J Cosmet Laser Ther, 2018, 20(3): 189-192.

[2] Ogilvie MP, Few JW Jr, Tomur SS, et al. Rejuvenating the face: An analysis of 100 absorbable suture suspension patients. Aesthet Surg J, 2018, 38(6): 654-663.

[3] Kang SH, Byun EJ, Kim HS. Vertical lifting: a new optimal threadlifting technique for asians. Dermatol Surg, 2017, 43(10): 1263-1270.

[4] 马岩, 马晓凯, 王滨, 等. 鼻唇沟的解剖学研究. 中华医学美学美容杂志, 2011, 17(3): 214-216.

[5] Wayne F, Larrabee JR 著. 面部外科解剖图谱. 王原路, 张金明, 何祯平译. 广州: 广东科技出版社, 2006: 48-55.

[6] Owsley JQ, Roberts CL. Some anatomical observations on midface aging and long-term results of surgical treatment. Plast Reconstr Surg, 2008, 121(1): 258-268.

[7] 亓发芝, 冯自豪, 张勇, 等. 改良颧脂肪垫悬吊中下面部除皱术. 中国美容整形外科杂志, 2010, 21(3): 140-142.

[8] 吕金陵, 黎冻, 罗文婷, 等. 生物膜线性材料面部提升术的临床应用. 中国美容医学, 2011, 22(1111): 1146-1150.

[9] 吕伟, 侯莹, 范巨峰, 等. 鼻唇沟透明质酸注射填充术. 中国美容整形外科杂志, 2014, 25(1): 23-25.

[10] 曹道明, 林博杰, 邹方, 等. 改良双向套管针 U 形线雕悬吊术在面部提升中的应用. 中国美容医学, 2017, 26(8): 42-45.

[11] 包明菲, 郭万厚. 锯齿状缝线皮下埋置面部提升术的临床应用研究. 中国美容医学, 2016, 25(10): 33-35.

[12] 中华医学会医学美容分会. 埋线美容外科专家共识. 中国美容整形外科杂志, 2017, 28(7): 前插 1-4.

线雕美容医学的并发症预防及处理

迷途问道青城山，风雨侵衣行路难。竹杖芒鞋访上清，大道无为法自然。

——崔海燕《问道青城山》

线雕美容是继注射美容之后，近十年来发展起来的一种微创美容手段。它给微创美容带来便利的同时，众多不良事件也随之出现，而且较注射美容更加多样和复杂。其原因归纳大致有以下三个方面：第一为材料方面，生产厂商众多，其线材工艺设计和质量良莠不齐，材质有第三代医用可吸收线（PPDO）、第二代医用可吸收线、非吸收缝线等。第二为术者方面，不少临床医生未深入学习线材相关知识，对不同线材的设计目的和使用方法未了解清楚，便急于上手操作，甚至一些非正规医师也在操作线雕，这是线雕并发症频发的重要原因之一。第三为操作规范方面，从生产到管理，线雕美容医学尚未形成统一的标准和系统准则，从产品规格、设计到线雕美容的适应证和禁忌证、术式，均没有具体规定。社会上各种培训班泛滥，传授的内容和方法也多为个人的经验而已，不能成为行业标准。

需要强调的是，任何一种微整形手段都会有一定的痛苦和风险，有些是治疗本身必然存在的反应，比如肿胀、淤青、疼痛等，这些事件应当被认定为不良反应。有些则是因为属于禁忌证或操作不当而导致的医疗损害，比如神经损伤、皮肤坏死、感染等，这类医疗事件则必须归为并发症。在当前的医患环境下，医师应该严格区分这两种情况，分别进行处理，并在广大求美者中进行宣传教育。

第 1 节　线雕美容的不良反应

一、肿胀和淤青

（一）临床表现

线雕美容作为一种整形美容外科的微创手术，由于求美者体质不同，埋置线材的粗细、类型、数量不同，布线位置以及操作的手法不同，存在程度不同的创伤反应。这些创伤反应的主要表现就是肿胀和局部轻度皮肤淤青。肿胀一般持续3~5天可自行消退，皮肤淤青一般3~5天转变为浅黄色，大约1周后浅黄色逐渐褪去而恢复正常肤色。

（二）预防

1. 术前详细询问病史，凝血障碍性疾病、高血压、糖尿病等为手术绝对禁忌证，应避免手术或先进行原发病的治疗后再进行手术。

2. 女性月经期为手术的相对禁忌证，应当避开。

3. 在局麻药中加入稍大剂量的肾上腺素（每毫升一滴），在浸润麻醉5~10 min后再开始操作，可有效收缩毛细血管，减轻术后淤青反应。

4. 巧用神经阻滞麻醉可减少穿线部位的局部浸润麻醉药用量，有利于减轻术后创伤反应。

（三）处理

1. 术后立即开始冷敷。术后前3天每天冷敷4~6次，每次冷敷时间1 h左右，冷敷袋温度在4~6℃为宜。切勿用冰块直接冷敷，以免冻伤皮肤。

2. 面部线雕术后即刻戴弹力头套，前3天需要24 h佩戴，3天后出门时可以取下头套，但需要减少过度的表情活动，其余时间应当尽量保持弹力头套的佩戴。鼻部线雕术后应用胶带固定鼻型，有利于减轻肿胀、疼痛和淤青。

3. 术后24 h如无禁忌证，可以适当使用活血化瘀类中药制剂，有利于肿胀减轻和淤青消退。

二、牵拉紧绷不适和胀痛

（一）临床表现

面部锯齿线提升术后，一般都会有不同程度的牵拉紧绷感，甚至有胀痛、触痛的感觉。鼻部线雕术后会在上颌骨鼻嵴处感到顶压感。这些都是可接受的正常不良反应。一般在3~5天后好转或消失。

（二）预防和处理

1. 锯齿线埋线提升的目的是让松垂的组织复位并固定，而非拉紧组织。因此，手术采取头低位，借助重力复位面部松垂组织。埋置锯齿线后，向上推面部组织并顺势按压固定，而非用力提升线头。

2. 对下面部松垂严重的部分，采用分段接力提升。

3. 术后及时冷敷和戴弹力头套有利于减少牵拉紧绷感和疼痛。

4. 鼻部线雕术后，要常规固定，并在鼻中隔降肌注射肉毒杆菌毒素以减轻线体受力。

5. 轻度的疼痛一般不需要止痛。对疼痛难以耐受者，可适当应用解热镇痛类药物。

三、效果不理想

（一）原因

线雕面部提升的效果与诸多因素有关，比如线材选择、埋置方法、埋置数量、联合治疗、求美者基础条件、术后护理及生活习惯等。因此，术后的效果存在差异，如果因治疗原因没有达到预期的效果，应该认真分析具体原因，加以补救。但是有的美容机构为营销需要，用术前真实照片和术后编辑过的照片做对比，人为夸大线雕效果，导致求美者期望值过高，术后的实际效果远不及宣传中的效果而引起纠纷。这样的效果不理想占绝大多数，也是医疗美容机构炒作直接导致的，应该力求避免。

（二）预防和处理

线雕美容有优势，也有其局限性，医师应该有正确的认识。在沟通方面，对术后效果和术后维持时间，术前要实事求是地向求美者告知。在治疗方面，要切实提高自身的技术水平，对线材、美学修养、抗衰老技术和联合治疗的相关知识要有全面的掌握。同时，术前充分分析求美者的具体情况，制订完善的方案，术中严格合理、合规操作，才能提高治疗效果。重视和利用好影像资料，术前、术中（单侧提升完成及双侧提升完成）及术后建立完善和详尽的影像记录。完善的影像资料是避免和解决纠纷的重要依据，也是医务人员不断研究总结和提高的第一手资料。

四、部分线齿滑脱

（一）临床表现和原因

多数求美者术后会感觉到线断裂或脱钩的声音，这是由于面部运动造成个别倒刺滑脱或小移位，一般1~2周后趋于稳定，不会再有这样的感觉。除非是大面积断线脱钩，一般不会影响手术的效果。

（二）预防和处理

1周内应避免活动度较大的面部动作，例如过度咀嚼、大笑等。在下颌缘线雕提升术时同时应配合肉毒杆菌毒素注射，术后佩戴弹力头套，有利于减少以上情况的发生。

第2节　线雕美容的并发症

一、线头外露、角化突出

（一）临床表现

线头顶起皮肤，出现凸起，突出皮肤顶端逐渐变薄。当线体顶破皮肤后，可导致皮肤角化增生，甚至出现线头外露，伴随一定程度的炎症反应（图 9-2-1 ）。

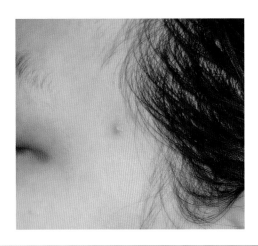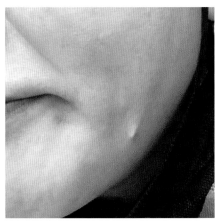

图9-2-1　线雕提升术后线头外露

（二）原因

1. 局麻和手术创伤会引起皮肤水肿。剪线时，没有压紧皮肤而仅仅是紧贴皮肤剪除。术后皮肤水肿消退，线头相对较长，便容易出现线体突出皮肤的情况。

2. 鼻部线雕时，鼻小柱线植入时开口设计不合理，线头直接从埋线口顶出。或者是因为鼻中隔降肌反复运动，使得线体受力而逐渐顶破鼻尖皮肤。

3. 线埋置过浅。

（三）预防

1. 锯齿线要在提紧状态下"压皮剪线"，再"推皮埋线"，确保线头残端埋置在皮下层内。

2. 平滑线外露时，要顺其方向推压皮肤观察，在外露最多的状态下"贴皮剪线"，然后再"推皮埋线"，或者直接将线体拔出。

3. 鼻部线雕术后，要常规用胶布固定，并在鼻中隔降肌注射肉毒杆菌毒素以减轻对线体的作用力。

（四）处理

如果皮肤突起且线体即将破出，或线体已经外露，应该局部消毒后将线头取出。若不能取出，应提紧线头"压皮剪线"，再将新的线头残端埋入深层。皮肤创伤应用修复凝胶涂抹。

二、线体外显和游走

（一）临床表现

术后透皮可见线体轮廓，有时还会出现线体在皮下游走移动。

（二）原因

1. 锯齿线埋置过程中有后退再进针或改变方向再进针的操作方式，这样的操作会使线前端固定，而后续线体容易被针尖切断，成为仅有单向锯齿的线段，这个线段就会在重力及肌肉运动的作用下游走。

2. 在皮肤较薄的部位埋置平滑线过浅，如下睑，就有可能会出现线体外显的情况。

（三）预防

锯齿线埋置时，要看准方向，把握好层次，做到一次成功，不可中途后退或改变方向。平滑线在下睑埋置时，应常规配合肉毒杆菌毒素注射，以减少术后局部眼轮匝肌的收缩运动。

（四）处理

对外观影响不大，也没有特别不适者，应用局部按摩、热敷促进线体分解吸收。这种情况一般2个月左右就逐渐消失。影响外观或求美者坚决要求处理时，可用小针刀切口剥离取出线体。

三、面型不佳

（一）临床表现

向上提拉过多会因颧部皮肤堆积而出现"菱形脸"外观（图9-2-2）。皮肤向后拉过紧会出现"吹风脸"外观（图9-2-3）。

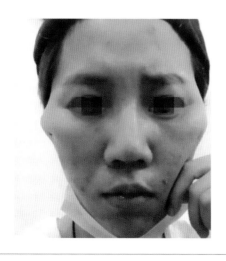

图9-2-2 "菱形脸"外观

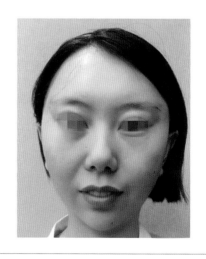

图9-2-3 "吹风脸"外观

（二）原因

术前有颧骨凸出、皮肤明显松弛的求美者，为了追求效果而过多地提升，导致皮肤过多堆积在颧部，从而加重了术前的不良面型。圆形脸设计过多的向后提拉是"吹风脸"形成的主要原因。

（三）预防

1. 对术前脸型有缺陷者，要告知术后可能出现的状态。
2. 过度松垂者应该适当配合小范围的拉皮手术，切除多余的皮肤。
3. 面型不佳，伴有皮肤轻中度松垂者，应设计"接力提升"，将堆积在颧部的皮肤逐步上提至颞窝，提升的力度也应适可而止。圆形脸者应避免向后提拉。

（四）处理

一般不需要处理，2~3个月后面型会趋于美观。如果特别严重或求美者对术后面型改变无法接受，急于恢复，可以采用"接力提升"或适当切除堆积皮肤。

四、面型左右不对称

（一）原因

面部不对称的情况是普遍存在的。由于医生和求美者在术前均没有重视，更没有恰当沟通，求美者在术后长期自我观察、审视，任何微小差别都能发现，不对称的情况会被放大。另一种情况是由于术者的设计和手术操作未能保持一致性，因而导致面部不对称。

（二）预防

面部完全对称者几乎是不存在的，由于个人生活习惯、咬合习惯等不同，因此不可能出现"镜面对称"。对面部不对称者，术前应多观察，正确告知并做好沟通。术者应在设计和操作时，对面部不对称的情况尽量给予平衡。从设计到操作一定要保持一致性。手术结束前要让求美者坐起观察，如果有不满意的状态，应给予修正。术后护理同样很重要，术后早期过度夸张的表情和局部按摩牵拉等都可能导致线体脱钩，继而出现不对称。

（三）处理

轻度不对称在1个月左右可能恢复。不对称情况明显者，应及时给予增加埋线或注射填充处理。

五、脸型局部扭曲

（一）临床表现

这种情况不同于面型不对称或提升力度不对称，而是在局部出现拉扯扭曲感和局部缝线交叉隆起。

轻度的扭曲并不易被发现。

（二）原因

在不同方向提升或"接力提升"时，由于线体上的锯齿绞连，受力方向又不相同，术中表现并不明显，术后消肿后会出现局部扭曲。

（三）预防

首先要强调的是，"接力提升"和"多向提升"技术是正确的，两个方向的线体绞连是可能出现的情况。但在操作时并不提倡过度提拉，尤其是单根线体拉紧。手术台头端放低，靠重力使面部软组织复位，埋线后按压固定，而不应该用力拉线提升，这是避免很多术后并发症的关键。

（四）处理

及早发现（1周内），可以局部按摩加以纠正。如果已经固定，可以用小针刀做皮下剥离，或做小切口进行皮下剥离并剪短部分锯齿线。

六、皮肤拉痕和局部凹凸不平

（一）临床表现

这种情况多出现在提拉过紧处，如颊中沟、颧脂肪垫与咬肌皮肤韧带交界处和颧弓韧带下方这三个区域最多见。皮肤拉痕为顺线体方向的条状拉痕，而条状凹陷多垂直于线体方向。在术后2~7天肿胀消退期内，该情况比较明显（图9-2-4）。

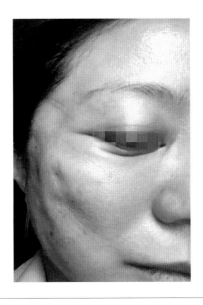

图9-2-4　线雕术后皮肤拉痕

（二）原因

一般是因锯齿线走行过浅或牵拉到面部支持韧带引起。对于年龄较大的求美者，皮肤较薄且过度松弛，较容易出现该情况。反复埋线或埋线过浅也是该情况出现的原因。穿刺位置感染，导致愈合后瘢痕挛缩引起皮肤凹陷，也是原因之一。

（三）预防

应严格掌握适应证。对皮肤过度松垂者，应选择手术治疗或在手术治疗同时行埋线治疗。操作要严格按照各部位解剖层次穿刺。术前充分了解与评估求美者的皮下脂肪厚度，同时明确韧带相关解剖位置。锐针较难控制穿针层次，建议初学者选用钝针或半钝针线材。

（四）处理

轻度的拉痕和凹凸一般在术后 2~4 周可逐渐恢复，不必处理。严重者可以小针刀做局部粘连的松解，配合注射填充手段加以矫正。

七、血肿

（一）临床表现

穿刺导致的血管损伤表现为即刻出现局部隆起和穿刺点出血。术后才出现的非正常的局部肿胀、隆起等，应考虑深部血肿的可能。

（二）原因

面部血运丰富，特别是在颞部，皮下的静脉血管粗大，且位于埋线的层次内，容易穿破血管而出现血肿。有时深部血肿在术中并未出现，是由于针并未刺破血管，而是倒刺线紧贴血管，当术后面部活动时，线上的倒齿刺破血管造成后期血肿。

（三）预防

1. 术前详细了解病史，特别注意用药史，并进行凝血功能检查。

2. 手术时，局麻药中加入稍大剂量的肾上腺素，并在局部浸润麻醉 5~10 min 后开始操作，可以有效收缩血管，降低血肿的发生率。

3. 要避免穿刺过深，充分了解局部解剖中血管、神经走行层次至关重要。真性韧带内有较为恒定的粗大血管，在此部位麻醉时，注射含有肾上腺素的局麻药有利于血管收缩，防止血管被穿破。

4. 术后及时冷敷，戴弹力头套，避免大幅度表情动作。

（四）处理

术中即刻发生的血肿应立刻按压，止血后再继续操作。应提醒求美者，术后出现的迟发血肿需要及时发现并给予加压、冷敷等处理，必要时回院处理。出血量较大，明显波动感时，应穿刺抽吸或引流。对以上措施难以控制的出血，需要行手术开放处理。

八、感染

（一）临床表现

线雕所用的PPDO线为单丝结构，微生物不能栖身，一般不会出现感染。即使出现感染，也很少见典型的炎症表现。局部积液、皮肤红肿反复发生、穿刺处有分泌物流出（图9-2-5）等情况较为常见。

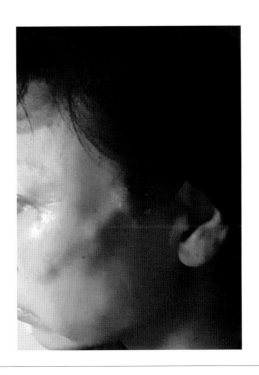

图9-2-5　线雕术后局部反复积液并流出感染性分泌物

（二）原因

1. 一些施术者错误地认为线雕美容不是手术，因而未严格遵行无菌操作原则。

2. 头发消毒不当，被锯齿线带入组织内，引发感染。

3. 非正规执业医师操作成为感染出现的重要原因。

4. 求美者存在激素用药史、自身基础疾病（如糖尿病、免疫系统缺陷性疾病等）、穿刺部位皮肤感染等。

（三）预防

1. 术前详细询问病史，如有无免疫系统疾病史、内分泌疾病史、用药史、手术史等。

2. 严格执行术前检查，包括是否有重要器官功能不全、是否有感染灶等。实验室检查包括但不限于血常规、凝血功能、血糖、肝肾功能检测和传染病筛查。

3. 线雕美容是手术操作，必须严格遵守无菌操作规范。

4. 建议预防性使用抗生素。

（四）处理

1. 局部有波动感应行诊断性穿刺检查。分泌物及时送细菌培养加药物敏感试验。早期应用广谱抗生素。细菌培养和药物敏感试验结果回示后，再调整用药。

2. 局部清创，取净感染灶内的线材，用过氧化氢溶液和大量生理盐水冲洗。依据引流情况定期换药处理，直至感染控制、伤口愈合。不能缝闭创面，保持创口开放，按清创术操作。

3. 细菌培养无细菌生长，经上述处理不见好转，迁延不愈或愈合后又复发者，应考虑非结核分枝杆菌感染的可能，及时请结核病医院会诊。

九、术后持续或间歇性疼痛

（一）临床表现

术后出现持续性疼痛或间歇性疼痛，超过1周以上，常于咀嚼和特定表情运动时出现，平复表情和休息可消失。疼痛程度和持续时间与创伤反应引起的疼痛明显不同。

（二）原因

1. 锯齿线穿刺过深进入肌肉内，在肌肉运动时因牵拉而出现疼痛。

2. 线材原因：过粗、过硬、永久不吸收的线材容易导致疼痛。

3. 护理原因：没有按要求妥善固定，线体过早承重。

（三）预防

应选择相对柔软、适当粗细的可吸收线材，穿刺层次要严格在SMAS浅面，不可过深。初学者对层次把握不准时，选用钝针或半钝针以确保安全。术后严格遵医嘱佩戴弹力头套。

（四）处理

局部热敷，佩戴弹力头套，避免表情肌过度运动。一般2～3个月后随着线体进入显性降解期，症状可好转。如果使用的是非吸收缝合线或疼痛持续时间过长，疼痛难以忍受者，应切断线体或局部皮肤切开取线。

十、神经损伤

（一）临床表现

神经损伤可导致相应支配区域的异常表现。运动神经损伤可出现肌肉无力、口眼歪斜（图 9-2-6）、面瘫（图 9-2-7）等相应表现。感觉神经损伤表现为感觉过敏或迟钝。一般来说，损伤为可逆性，可自然恢复，无须处理。有些患者症状较轻，可能未被发现或误认为是创伤反应，应当多注意观察。

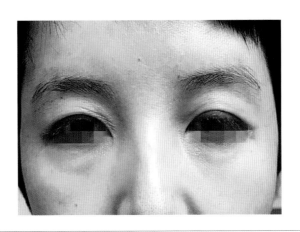

图9-2-6　线雕提眉致面神经颞支损伤，抬眉困难

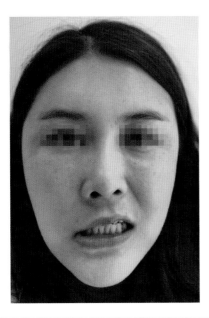 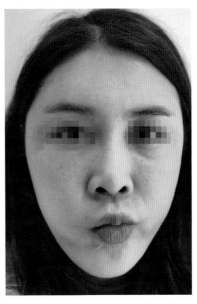

图9-2-7　线雕致面神经损伤

（二）原因

对神经解剖不熟悉，浸润麻醉或埋线穿刺时损伤神经。一般是挫伤和牵拉伤，完全离断的可能性比较小。穿刺针较粗或操作不当，也有离断神经的可能性。

（三）预防

牢记面部的运动神经（如面神经、三叉神经及其分支等）的走行、层次、支配区域，在操作过程中尽量避开。

（四）处理

口服营养神经的药物（谷维素、腺苷辅酶 B_{12} 等），行针灸和热敷治疗。非神经离断的情况，一般 3～4 周以后症状会得以改善，不必过度担心。若不能恢复，需要进一步诊治。减少对损伤的过度关注有利于心理状态的调整，对神经损伤修复有积极作用。

十一、皮肤血运障碍和坏死

（一）临床表现

皮下或真皮层埋线极少出现皮肤血运障碍，但笔者曾见到过线雕隆鼻术导致鼻背皮肤血运障碍的病案报道（图9-2-8）。

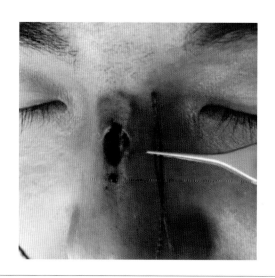

图9-2-8　线雕隆鼻术导致局部皮肤坏死

（二）原因

埋线层次不正确，导致大量的锯齿线在皮下反复穿刺牵拉，破坏真皮下血管网。无菌操作不严格，也可能引发感染，从而导致皮肤坏死。

（三）预防

锯齿线埋置在 SMAS 浅面，平滑线和螺旋线埋置在真皮深层或皮下层。线雕隆鼻时，鼻小柱内的支撑线置于两侧大翼软骨内侧脚之间，鼻梁埋线层次以鼻背筋膜下为主。为达到立体感，"品"字形埋线时，皮下可少量埋置。应预先设计好布线方式，不宜反复拉出再放置。务必严格无菌操作。

（四）处理

一旦出现局部血运障碍，及时应用抗生素预防感染。局部清创处理，创面可用自体富血小板血浆（platelet rich plasma，PRP）湿敷并做周边皮肤注射，或用自体富血小板纤维蛋白（platelet rich fibrin，PRF）贴敷。每周一次，预后良好。直径小于 1 cm 的创面经 1~2 次治疗可愈合。较大创面待炎症控制后，需要行局部皮瓣转移修复。

十二、腮腺导管损伤

（一）临床表现

腮腺区域埋线术后，早期出现弥漫性肿胀、酸痛感，持续时间超过创伤恢复期，应当考虑腮腺导管损伤的可能。术后 1~2 周常表现为局部囊肿，进食时囊肿增大，按压囊肿能缩小。

（二）原因

耳后进针利用锯齿线提升下颌缘时，进针过深，刺入腮腺组织内。

（三）预防

熟悉局部解剖关系和层次，耳后穿刺时提起耳垂对抗，在皮下隐约可见穿刺针体潜行，可有效避免穿刺过深。

（四）处理

局部加压包扎，餐前 30 min 口服阿托品 0.6 mg，减少咀嚼及服用酸性食物。治疗 1~2 周后不能痊愈者，应及时请口腔颌面外科会诊。

十三、反复发生的皮肤红肿

（一）临床表现

表现为线雕美容术的创伤修复期过后，仍反复发生埋线区域红肿，可伴有瘙痒、皮温升高等（图 9-2-9）。

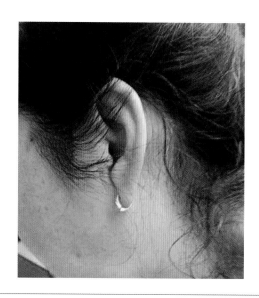

图9-2-9　线雕术后反复发作的皮肤红肿反应

（二）原因

1. 没有严格无菌操作。
2. 头发带入皮下后出现无菌性炎症反应。
3. 身体其他部位存在感染灶，也可引起术区感染。
4. 需要考虑线材的来源供应情况，特别是出现多例不良事件时。
5. 局部曾做过多次注射美容治疗或其他微创治疗，易使瘢痕增生、红肿的发生率增加。

（三）处理

积极寻找病因，同时可以做皮肤斑贴试验来测试。在未找到明确病因之前，应先区别是过敏性质，还是感染性质，再进行对症处理（如药物治疗等）。

十四、创伤性皮肤色素沉着

（一）临床表现

埋线部位出现点状或不规则点片状色素沉着，常在创伤反应消退后显现，多数可数月后逐渐淡化消退。

（二）原因

埋线过浅，真皮层内毛细血管网损伤，淤青加重，消退减慢，愈合后伴轻度色素沉着；或因局部过敏、感染引起水疱，水疱结痂后形成色素沉着。

（三）预防

详细询问病史，是否为瘢痕体质，是否有皮肤损伤后色素沉着病史。如存在以上情况者，要慎重进行埋线治疗。线雕美容术不宜过于频繁，一次埋线量也不宜过多，以免加重损伤，导致恢复期延长。

（四）处理

埋线术后应保持局部清洁，及时冷敷。出现水疱要给予具有抗炎和促愈合作用的创伤修复凝胶外用，防止创面感染，并注意防晒。

十五、穿刺处凹陷

（一）临床表现

锯齿线穿刺处凹陷，有时会伴有炎症表现。严重者可以出现皮肤堆积、隆起畸形（图 9-2-10）。

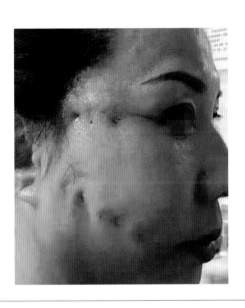

图9-2-10　锯齿线反向穿刺导致的针眼皮肤凹陷

（二）原因

锯齿线反向穿刺时，没有把锯齿部分全部置入皮下，剪线后仍有部分锯齿勾住真皮层，但不外露，术中未见异常。当肿胀消退，在重力作用下，面部整体皮肤稍有下垂，而穿刺处的真皮被勾住固定就会出现穿刺处凹陷和皮肤堆积的情况。提升越紧，这种情况越严重。

（三）预防

为减少头发给穿刺带来的不便，有医生喜欢采用面部进针的"反向穿刺法"埋线，但这样穿刺的弊大于利，不宜采用。如果应用，须将线的锯齿部分全部置入，才能避免以上情况发生。

（四）处理

术后 3 天内可以局部按摩，使真皮层的倒刺脱钩。如果按摩无效或时间较长已经固定，可用小针刀局部剥离，切断倒刺线，再按摩平整。必要时可采用自体纳米脂肪填充。

（申五一　崔海燕　刘争）

参考文献

[1] 石冰 . PPDO 埋线提升面部年轻化应用 . 北京 : 北京大学医学出版社 , 2016.

[2] 张宗学 . 实用可吸收线材美容技术 . 沈阳 : 辽宁科学技术出版社 , 2016.

[3] 范巨峰 , 杨蓉娅 , 李勤 . 埋线美容外科学 . 北京 : 人民卫生出版社 , 2017.

[4] 赵启明 , 方方 . 皮肤外科学 . 杭州 : 浙江科学技术出版社 , 2012.

[5] 曹思佳 , 张建文 . 微整形注射并发症 . 沈阳 : 辽宁科学技术出版社 , 2015.

[6] 申五一 , 刘友山 , 杨利琴 , 等 . 埋线提升面部年轻化的研究进展 . 中国美容整形外科杂志 , 2018, 1(29): 24-27.

[7] 申五一 . PPDO 线雕矫正透明质酸隆鼻术后外形不佳 . 中国美容医学 , 2018, 1(27): 10-12.

[8] 张宗学 , 孙中生 . 线雕与咨询 . 杭州 : 浙江科学技术出版社 , 2017.

[9] Ivy EJ, Lorene ZP, Aston SJ. Is there a difference? A prospective study comparing lateral and standard SMAS face lifts with extended SMAS and composite rhytidectomies. Plast Reconstr Surg, 1996, 98(7): 1135-1143.

[10] Psillakism JM. Superiosteal approach as an improved concept for correction of the ageing face. Plast Reconstr Surg, 1988, 82: 389.

[11] Bisaccia E, Kadry R, Rogachefsky A, et al. Midface life using a minimally invasive technique and a novel absorbable suture. Dermatol Surg, 2009, 35(7): 1073-1078.

[12] Sulamanidze MA, Fournier PF, Paikidze TG, et al. Removal of facial soft tissue ptosis with special threads. Dermatol Surg, 2002, 28(5): 367-371.

[13] Paul, Malcolm D, Calvert, et al. The evolution of the midface lift in aesthetic plastic surgery. Plast Reconstr Surg, 2006, 117(6): 1809-1827.

[14] De Cordier BC, de la Torre JI, Al-Hakeem MS, et al. Rejuvenation of the midface by elevating the malar fat pad: review of technique, cases and complications. Plast Reconstr Surg, 2002, 110(6): 1526-1536.

[15] 郜皎洁 , 陈旻静 , 刘振阳 , 等 . 埋线隆鼻术后并发症的综合处理 . 中国美容医学 , 2018, 1(27): 13-15.

[16] 中华医学会医学美容分会 . 埋线美容外科专家共识 . 中国美容整形外科杂志 , 2017, 7(28): 插页 .

第 10 章

线雕美容医学的设置标准

一双铁肩，担起五千年历史的沉重；二只大脚，踏出华夏文明的沧桑。

——崔海燕《泰山挑夫》

一、人员配置

1. **医生**　给予求美者良好的建议，双方确定好治疗方案后实施线雕治疗。

2. **医助**　签署知情同意书；进行术前准备工作，包括：卸妆洁面，敷表面麻醉剂，给求美者进行术前、术后拍照，照相体位包括"正、侧、仰、俯"位，保证照相背景的一致性，最好用黑色的不反光的背景布料；术后交代注意事项及术后效果回访。

3. **护士**　每名线雕美容医师在做线雕时配备 1~2 名护士，完成求美者线雕区域的消毒、铺巾；线材的配置及物品的准备；线雕后表面区域的预防感染处理等。

二、操作流程

1. **接诊**　了解求美者的主观需求，给出良好的建议方案。

2. **沟通**　医师和求美者之间的沟通是治疗非常重要的、必不可少的环节，求美者与医生之间最常见的咨询和沟通情形有两种：

• 情景一

医生："我能帮您什么？"或"您需要做哪些项目？"

求美者："医生，您看我需要做哪里？"

• 情景二

医生："我能帮到您什么？"

求美者："我希望把面部、颈部松弛的地方紧致一些……"

在第一种情况下，医生要根据美学标准和专业知识来帮助求美者做术区评估，给出良好的建议，以及具体的治疗方法、原理、过程、效果以及可能出现的不良反应，最终双方达成一致；在第二种情形下，医生需要根据求美者自身的条件包括经济条件，对求美者的要求做出良好的术前评估，并给出治疗方案。

无论以上何种情形，医生都有责任利用自己的专业知识，对求美者做出美学评估，并引导求美者理智地做出合理选择。

3. **设计**　为求美者设计适合她（他）的个体化治疗方案，按照面部"三庭、五眼"、其他部位1∶1.618 的黄金比例进行设计。

4. **清洁**　线雕治疗前需要将求美者的全脸部进行卸妆洁面。

5. **拍照**　线雕治疗前进行"正、侧、仰、俯"位各角度的照片采集。

6. **消毒、线雕操作**　对术区部进行消毒，可以用碘酒、乙醇擦拭两遍。线雕治疗中严格遵守无菌操作原则。

7. **术中可行单侧对比拍照。**

8. **再次拍照**　线雕治疗后即刻再次进行"正、侧、仰、俯"位各角度的照片采集。

9. 线雕后可以清洁进针处以防止毛发进入，并涂抹抗生素软膏，以防针孔感染。

10. 部分求美者术区需要用弹力套固定，同时嘱咐求美者术后 2~3 天内减少术区过度表情及咀嚼动作。

三、场地要求

1. **接诊台**　接待求美者，向求美者介绍操作医生。

2. **医生接诊室**　与求美者详细沟通。

3. **治疗室（线雕室）**　线雕室面积不可以过小，合理有序安放以下设施：可以手动或电动升降的专业美容床、无影灯、紫外线消毒设施、可以升降的座椅、设备柜（消毒用碘酒、乙醇、棉签、纱布、线雕器等）、洗手台、冰箱、治疗车等（图 10-1、图 10-2）。

4. **摄像室**　要求多组光源，选择合理背景，可以选择蓝色、黑色等，拍照时注意拍摄手法及技巧，尽可能获得就医者真实照片，同时能清楚明显地反映就医者术区不足之处；术后对比照片尽量与术前照片在拍摄角度、光线明暗度保持一致（图 10-3）。

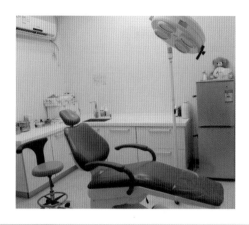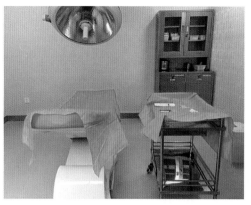

图10-1　线雕室配置及布局

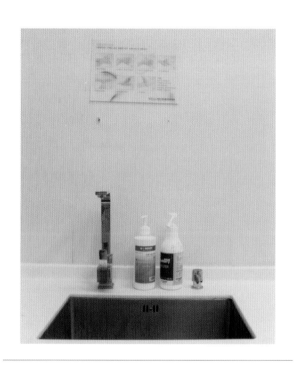

图10-2　线雕室内配置洗手台

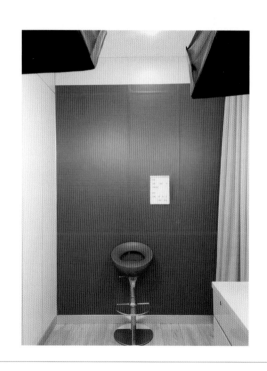

图10-3　摄像室内多组光源及背景

四、档案管理

应建立专门的档案室，专人负责管理医疗档案，并制定岗位职责和工作流程。妥善保管好每位求美者的档案，便于随访和追踪。档案包括：求美者的一般资料（姓名、性别、出生年月、职业等）；每次就诊的详细病历记录、所进行的治疗项目、知情同意书；所使用线材或药品的外包装盒、条形码、镭射防伪标签等；治疗前后的"正、侧、仰、俯"位照片。

附件一：线雕美容治疗知情同意书与宣教材料

【线雕治疗知情同意书】

拟行治疗项目	线雕手术
治疗目的	面部年轻化治疗
治疗范围	目前，线雕美容已被用于年轻化治疗（如改善抬头纹、鱼尾纹、法令纹、木偶纹及形体改善等）

可能的副作用或并发症：

该治疗项目经多年的临床应用已证实有较高的安全性，但因患者健康状况、个体差异及某些不可预测的因素，在线雕治疗中可能有如下副作用或并发症：

1. 局部出血、感染；

2. 面部自觉僵硬或紧绷感；

3. 影响局部及周围神经、肌肉，面部可能引起眼睑下垂、嘴角下垂、流涎、面瘫、吞咽困难等，该副作用一般可逆，但也有极少数可能长期存在；

4. 局部麻木感及凹凸不平；

5. 线体脱落或外露；

6. 部分患者治疗无效或效果不满意；

7. 极少数患者有过敏反应或诱发全身其他肌肉无力；

8. 其他少见及难以预测的副作用。

出现副作用或并发症的治疗对策	局部线雕一般在3～10天内起效，作用维持3～6个月，部分材料可更持久，因此其引起的局部肌肉无力症状一般是可逆的。治疗医生按医疗操作规则认真准备，仔细观察和操作，最大限度地避免并发症的发生。一旦出现并发症，应采取相应治疗措施积极处理
治疗费用	交纳所需的治疗费用是接受本项治疗的基本条件，患者应履行正常交费手续
其他	对治疗前后的变化可能进行录像记录，特殊病例可能在学术期刊上交流

患者是否同意：_____ 患者签字：_____ 签字日期：_____

治疗医生签字：_____ 签字日期：_____

【适应证】

1. 额纹、鱼尾纹、法令纹、木偶纹等的改善。
2. 面部松弛、双下巴改善。
3. 胸部下垂、腹部皮肤下垂、蝴蝶袖改善。
4. 大、小腿紧致等。
5. 线雕美容减肥。

【禁忌证】

1. 自体免疫性疾病前期或活动期，免疫抑制剂治疗期间，月经期、妊娠期、哺乳期。
2. 严重精神异常、心理障碍者。
3. 严重高血压、心脑血管疾病、使用抗凝药物或活血化瘀等药物者。
4. 术区局部有炎症感染或全身性感染者。
5. 有瘢痕增生体质者。
6. 年龄较大、皮肤过于松弛或不能耐受手术者。

【治疗后注意事项】

1. 不要过度按摩或揉擦治疗区域。
2. 术后48 h皮肤针孔（破损处）禁止沾水，4～6 h后方可清洗线雕部位。
3. 接受治疗后，可口服云南白药或者三七粉药物，促进改善水肿淤青情况，必要时术区加压1周或戴弹力套2周。若感到术区稍有疼痛，可口服对乙酰氨基酚类药物止痛。
4. 避免在线雕24 h内饮酒及进食辛辣刺激食物。
5. 术后2周内勿游泳或汗蒸，同时避免剧烈运动。
6. 全面部提升术后1周内尽量少刷牙，建议用漱口水漱口，防止因刷牙摩擦导致肿胀加剧。
7. 为确保治疗效果，2周后来院随访。

附件二：抢救设备及清单

在治疗区设有急救车，急救车应配备：各种急救药品（包括利多卡因、肾上腺素等）、开口器、压舌板、吸氧装置、简易呼吸器、吸痰装置、抢救需要的电源线、手电筒、无菌手套等（图 10-4、表 10-1）。

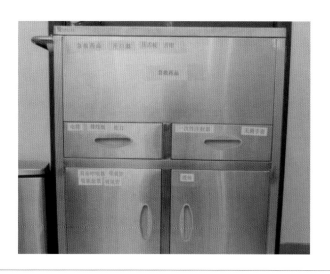

图10-4　抢救车

表 10-1　抢救药品一览表

序号	药品名称	剂量
1	洛贝林	3 mg
2	尼克刹米	0.375 mg
3	肾上腺素	1 mg
4	去甲肾上腺素	2 mg
5	异丙肾上腺素	1 mg
6	多巴胺	20 mg
7	间羟胺	10 mg
8	苯巴比妥	0.1 g
9	地西泮	10 mg
10	异丙嗪	25 mg
11	呋塞米	25 mg
12	山莨菪碱	10 mg
13	阿托品	0.5 mg
14	地塞米松	5 mg
15	硝酸甘油	5 mg
16	2% 盐酸利多卡因	0.1 g
17	氯丙嗪	25 mg
18	氨茶碱	0.25 g
19	葡萄糖酸钙	1 g
20	硝酸甘油片	0.5 mg
21	10% 葡萄糖	500 ml
22	5% 葡萄糖	500 ml
23	复方氯化钠	500 ml
24	0.9% 氯化钠	500 ml
25	50% 葡萄糖	10 ml

附件三：线雕治疗需要的设备及器械

名称	数量	用途
治疗床（可调控）	1	线雕时用
治疗椅（可升降）	1	线雕时用
治疗车	1	线雕时放置用品
无影灯	1	线雕时用
冰箱	1	放置药品、冰袋
电脑、打印机	1	建立患者信息
文件柜	1	储存资料
照相设备	1	治疗前后照相备案
抢救车及药品	1	急救用

附件四：线雕治疗用药及耗材

名称	备注
无菌橡胶手套	6.5 号、7.0 号、7.5 号
无菌干纱布块	
注射器	1 ml、2.5 ml、5 ml、10 ml
皮肤消毒用棉球	乙醇、碘伏、氯己定等
0.9% 生理盐水	
盐酸（碳酸）利多卡因	
盐酸肾上腺素	
利器盒	
医疗垃圾袋、生活垃圾袋	

（孙秋宁　崔海燕　佘德国）

第11章

线雕美容与其他微创美容技术的联合应用

Aesthetic Thread Rejuvenation in Asians

> 黑夜给了我黑色的眼睛，我却用它来寻找光明。
>
> ——顾城《一代人》

第 1 节　联合治疗的重要性

在接受美容治疗后，求美者希望达到的效果是变得更年轻，而不是变成"过度不自然"，使得亲友们都怀疑"你到底在脸上动了什么手脚"。但是，有些医师可能是为了达到过于理想化的治疗效果，过度使用手上有限的治疗方法，或是对于施行的治疗方法有错误的认知，过度使用单一的治疗方法。不管是线雕、激光、超声刀、射频、透明质酸、肉毒杆菌毒素、化学换肤等，不当地过度使用，都会让治疗结果变得怪异。例如，使用过量的透明质酸等填充剂，会造成脸部过度填充症候群；为了使激光、超声刀与射频更为有效，过度加大能量，可能伤及表皮与真皮；使用过高剂量的肉毒杆菌毒素，使得表情僵硬；反复使用化学换肤术，容易导致皮肤敏感、色素沉着、色素脱失与瘢痕。

事实上，老化表现在皮肤、脂肪、骨骼、肌肉和韧带上。皮肤胶原蛋白的流失、脂肪的移位、骨头的萎缩、肌肉的下拉、韧带的松弛，这些立体架构的倾颓，导致面部出现老化样貌。若将面部立体架构模拟为帐篷，就会有对应的"屋顶""支撑架和地基"以及"营绳和营钉"等构造（图 11-1-1）。"屋顶"松弛（表皮、真皮、皮下组织下垂），"支撑架"流失，"地基"滑动（骨吸收及深层脂肪垫萎缩）以及"营绳和营钉"的弱化（韧带松弛），这些都会导致帐篷的倾倒（图 11-1-2）。

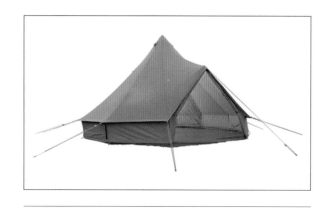

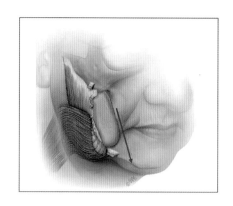

图11-1-1　将面部立体架构模拟为帐篷

图11-1-2　深层脂肪垫萎缩和韧带松弛

针对"屋顶"的老化，一般最常使用的抗衰方式就是光电治疗，如点阵激光、强脉冲光；"地基"往中下面部滑动后造成的容积减少，以脂肪、透明质酸或爱贝芙填补，可以有所帮助；而整体的松弛，以往多半只能以手术拉皮改善。新近发展出来的热玛吉与超声刀，可以在不同深度的软组织产生紧致的作用。

早些年，注射美容尚未兴起，仅仅有激光可以使用的时候，厂家宣称激光可以实现面部提升。医师们都曾经或正在试图依靠激光的光热效应，希望以低度侵入性的手段，来获得面部年轻化中最难企及的面部提升效果。各种激光设备层出不穷，从十余年前的光波提升、调Q激光，到新近兴起的超皮秒激光。

在各大填充剂厂家纷纷推出各种注射学习班或学术会议，到处宣讲注射也可以产生有效的面部提升作用时，是否有人深思：弹性模量（G'）多半不高的填充剂，到底注射多少量才能有效支撑韧带？才能达到面部拉提的效果？有效维持的时间能有多长？

众所周知，韧带是非常强韧的。弹性模量偏低的各种填充剂在立体结构支撑上有其局限性。有越来越多的声音质疑填充剂注射所产生的面部提升的实际效果。正如笔者多次在演讲中提到的，如果推论合理的话，填充式面部提升其实忽略了填充剂支撑力的不足，以及需要在颧部和中面部大量注射才可能产生足够高度的隆起，以产生具向上向量的提升。印度尼西亚的皮肤外科医师 Adri Prasetyo 认为：我们采用填充剂注射进行面部提升，其效益实际上应该是增加容积、绷紧皮肤，再加上假性拉提的效果。Donald Mowlds 在 2018 年发表的研究也显示，在中面部进行 3 ml 透明质酸的填充，并不会对鼻唇沟产生直接作用，但是因为改善了中面部，导致视觉上认为鼻唇沟也随之改善。然而，不直接填充面部塌陷部位，只是注重这种远程提升效果，使得过量填充剂注射成为流行的观念，席卷了绝大多数厂商所主导的教学场合，导致脸部过度填充症候群随处可见（图 11-1-3）。

同样，线雕虽然有其重要的角色，但对于面部提升以外的作用，就无法与其他疗法相媲美。特别是当求美者期望达到最佳的面部年轻化效果时，在适当时机结合其他可用的治疗手段，就可以全面地使各种深度的面部构造得到改善。线雕除了能提供强而有力的悬吊支撑外，若能适时、适度地使用填充剂注射等其他治疗项目，就可以更加自然有效地改善面部容积、肤色、肤质与松弛，强化单一线雕

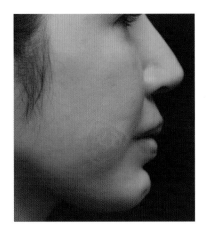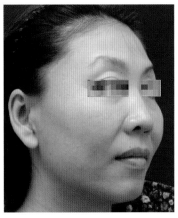

图11-1-3　脸部过度填充症候群

治疗所无法达到的成效。

举例而言，超声刀与热玛吉可以大幅改善皮肤紧致度，造成部分提拉的效果；反复进行激光换肤，也可以借由真皮层紧致的效果，达到些许面部提升的作用。但是如果结合线雕进行有效的面部提升，加上以激光换肤改善皮肤质地，超声刀或热玛吉使真皮层、皮下脂肪与 SMAS 筋膜层更加紧致，面部年轻化的效果就会比单独使用线雕更为有效。当然，最重要的是线雕可以减少填充剂使用量，维持理想的面部比例，是目前任何疗法都无法取代的。

（黄柏翰　王朝辉）

第 2 节　皮肤分层抗衰是联合治疗的理论基础

在任何人种，特别是亚洲人，分层抗衰的重要性要高于皮肤薄、面部骨架立体高挺的高加索白人，特别是当医师试图通过单一的或手上有限的方法，获得满意的面部年轻化效果时，着实不易。因此，笔者提出分层抗衰的联合治疗理论，便于医师在面对各种不同治疗时，能有依据可循，避免联合治疗的效果相互抵消，甚至产生不良反应。

老化发生在每一层。拉皮的求美者若没有同时处理肤质，就像是一张皱掉的磨损衣料被绷紧，会呈现一张绷紧的老皮。同样，反复施打激光试图使面部提升，充其量只是皮肤表面变亮、形塑紧致感而已。

根据韩国学者 2002 年的研究显示，东方人的表皮加上真皮的皮肤厚度，在男性面颊部为 1.23 mm，女性为 1.04 mm，因此每一层都需要选择合适的抗衰治疗方法。除了能获得最佳疗效外，如此才不会勉强使用不当的方法，以不当的剂量或用量，造成皮肤和其他面部各层的伤害。

　　笔者最早于 2014 年在中国香港举办的英卡思（International Master Course on Aging Skin，IMCAS）亚洲年会上提出分层抗衰理论，随后在国内外各大会议上宣讲，如英卡思巴黎年会、中国医师协会皮肤科医师分会年会、中国台湾美容外科医学会年会、中国整形美容协会脂肪医学分会年会等（表 11-2-1、图 11-2-1）。

表 11-2-1　分层抗衰理论可运用的治疗项目

深度	治疗项目	注释
1 mm	激光	剥脱、非剥脱点阵激光；532 nm 激光
	化学换肤	浅至中层表皮换肤
1~4 mm	波长较长的激光	剥脱、非剥脱点阵激光；585 nm、595 nm（可达 2 mm）、694 nm、755 nm（可达 3 mm）、1064 nm（可达 4 mm）激光
	强脉冲光	各波长在不同作用深度产生效果
	单极射频（热玛吉）	效果延伸至脂肪层纤维中隔，但效应随深度递减
	超声刀，选用 1.5 mm 与 2.0 mm 治疗深度	
	27 号钝针在皮肤浅层进行液态透明质酸的填充	需要使用低弹性模量的交联式透明质酸
	浅层肉毒杆菌毒素注射	面部表情肌（皱眉肌除外）
>3 mm	颗粒性透明质酸进行适量填充	过于浅层注射，可能造成丁达尔效应
4.5 mm	超声刀热效应可往下延伸至 6 mm	除了刺激胶原增生外，还能减少脂肪组织
5 mm	线雕	可产生具方向性之提升效应

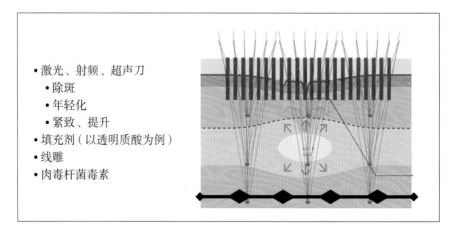

- 激光、射频、超声刀
  - 除斑
  - 年轻化
  - 紧致、提升
- 填充剂（以透明质酸为例）
- 线雕
- 肉毒杆菌毒素

图11-2-1　分层抗衰理论示意图

此外，笔者将众多抗衰治疗项目区分为"加法""减法"与"等法"三种类型，分别代表增加容积的同时刺激胶原增生，刺激胶原增生但会减少容积，以及不改变容积但会让面部组织产生移动。

填充剂注射包括透明质酸、胶原蛋白、爱贝芙等任何具有填充性与生物刺激效应者，皆属于"加法"型抗衰治疗项目。此法适合用在需要填充，或者适度填充并不会造成脸部过度填充时适用。但是，需要注意的，现在越来越流行的具有明显生物刺激性的填充剂，如聚左旋乳酸粉末、羧甲基纤维素混合聚己内酯，有可能在注射之后，出现不可预测的过度增生现象。注射用量的拿捏宜更为谨慎，以免造成延迟性过度填充现象。

属于"减法"效应的抗衰治疗项目主要是单极射频与超声刀，以及其他可能减少组织容积的治疗方法。除了应避免单独用在应该保有容积的部位外，多数人虽然上、中面部在老化的过程中都会出现容积不足的现象，但只要皮肤松弛的部位已经先行"加法"抗衰治疗，应该都可以将此方法列为必要的治疗选项。

属于"等法"效应的抗衰治疗项目，则涵盖所有不改变容积的项目，包括激光、化学换肤与线雕。只要不在短时间内重复使用而造成累积性伤害，具有"等法"效应的治疗项目可运用在不同层次，在不改变面部轮廓的情形下，让面部恢复美感。过于频繁接受激光或化学换肤，可能造成皮肤敏感，甚至出现医源性伤害，应适当使用。

由此可见，线雕只是众多抗衰治疗中的其中一环，但却是35岁出现面部下垂后不可或缺的治疗项目。在思考线雕与其他微创美容技术的联合应用时，以笔者提出的分层抗衰理论作为基础，再根据求美者的需求，设计出量身定做的方案，才是医学美容治疗的最高境界。

综上所述，线雕治疗是目前抗衰治疗中不可或缺的重要角色之一，肩负着提升或复位的功能，是现有其他非手术类方法中无法取代的治疗项目。但是线雕毕竟运用的只是线材，其治疗面积与线材穿过路线所产生的生物刺激效应毕竟有限，除了立体悬吊等物理效应与少许生物刺激性效应外，其他效果均需要联合应用不同的抗衰治疗方法才能达成。本节介绍了分层抗衰治疗的理论与实际运用，希望医师在结合不同的抗衰治疗方法时能有所依据，不管是线雕结合注射美容填充剂，还是线雕结合各种光电治疗，都将使求美者得到量身定做的联合治疗方案。

（黄柏翰　王朝辉　刘茜元）

第 3 节　线雕美容与填充剂注射的联合应用

一、相关解剖

要了解如何正确进行联合治疗，要回到解剖学，才能了解！

面部的脂肪垫分为深层脂肪垫和浅层脂肪垫。在年轻时，两者如饱满的气球，可以支撑面部结构；但随着老化，会逐渐萎缩如消了气般（图11-3-1）。深层脂肪垫的主要功能是支撑及提供面部做表情时的一个缓冲，而老化以后，深层脂肪垫的体积会减小，导致支撑减弱，面部组织的间隙扩大，使脸部下垂；浅层脂肪垫可以增加皮肤的膨润度及 SMAS 的厚度，随着老化进程，浅层脂肪垫的体积可减小，也可以增加，从而造成皮肤弹性下降或加速了皮肤下垂。因此，除了可以利用线雕将脂肪垫再复位外，直接以注射填充剂填补也很重要。

当进行上面部线雕提升术时，线走行的深度必须在浅层脂肪垫（图 11-3-2）。若是深及颞浅筋膜，可能伤及同层的神经与血管；若走行在颞深筋膜（图 11-3-3），则因此层太硬而光滑，不易以倒钩或是铃铛牢牢勾住而固着于此处。所以，目前的主流观点还是以走行在 SMAS 筋膜层及以上组织最为安全。不过自从 Bryan Mendelson 提出面部间隙的概念之后，开始有中国台湾张光正、王朝辉等医师提出深层线雕的概念。

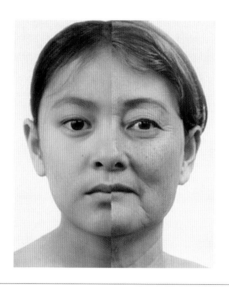

图11-3-1　面部随着老化逐渐萎缩

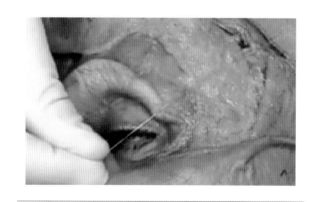

图11-3-2　线走行在颞浅筋膜处

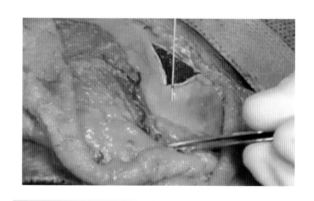

图11-3-3　线穿入颞深筋膜处

中面部线雕穿过的深度亦然。线走行在颊部的浅层脂肪垫（图 11-3-4），此处的组织可以为线材所拉动，因此使线雕的提升效果较佳；相反，若线走行在浅层脂肪垫之下，将进入颧大肌与附近的神经与血管处（图 11-3-5），不仅会和颧大肌互相干扰而导致拉提效果不佳，而且该区域在临床称为麦格雷戈斑（McGregor's patch），还有唾液管、面部横动脉以及颜面神经通过，是一个危险的区域。

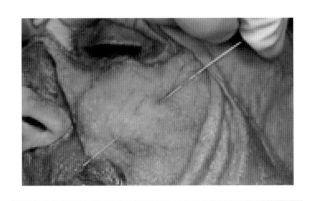 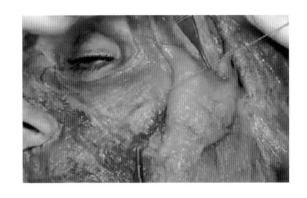

图11-3-4　线材走在颊部的浅层脂肪垫　　　　图11-3-5　若线的走行深度超过浅层脂肪垫，将会损伤血管和神经

二、线雕美容与填充剂注射联合应用概述

线雕美容与填充剂注射的联合应用在东方人尤为重要。我们知道，注射美容是为了改善老化过程中的面部结构，让面部呈现年轻的立体样貌。所谓 Ogee 线（Ogee curve）的概念（图 11-3-6）原本来自艺术与建筑领域，转而运用于面部美学评估，不分古今中外，美就是要让面部的光影呈现美的曲线。

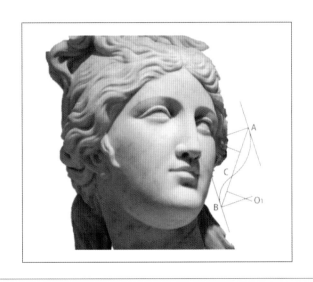

图11-3-6　Ogee线

随着老化进程，面型由倒三角形逐渐变成方形（图 11-3-7）。这其中的重要变化包括骨骼流失、筋膜层松弛、深层脂肪垫下滑、萎缩以及最外层的皮肤松弛（图 11-3-8）。东方人的皮肤与骨骼结构尤为特别：骨骼结构相较于西方人，显得更不立体，多数人呈现出既宽又短的面部骨骼长、宽比例（图 11-3-9），因此无法凸显五官与立体光影变化，再加上先天较平坦的颧骨凸起，因此可先用填充剂补足先天骨架的不足。

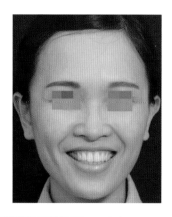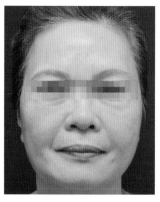

图11-3-7　随着老化进程，面型由倒三角形逐渐变成方形

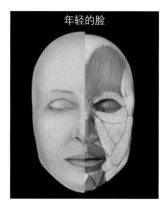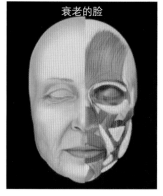

图11-3-8　面部老化过程中发生的重要变化

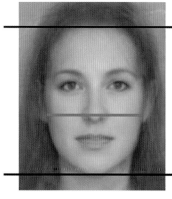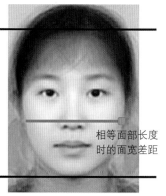

图11-3-9　相等面部长度时的面宽差距

然而，东方人皮肤较西方人厚重，虽然不易产生皱纹，但一旦出现皱纹与下垂，填充剂仅能适量改变面部轮廓，以线雕将下滑的脂肪垫再复位，成为必然的选择。

因此，线雕结合填充剂注射常常被临床医师所运用。然而，是先填充再线雕，还是先线雕再填充，又或者是同时进行，目前有不同的观点。主张线雕之前先进行透明质酸或生物刺激性填充剂注射者认为，建构更为完全的底部支撑有时就已经足够，不足者再进行线雕即可；而反对先进行填充注射者认为，填充后再进行线雕，可能改变了原始注射填充物旁的相关组织位置，提拉会导致轮廓的不协调，所以主张先行复位皮肤与浅层脂肪垫，如果仍无法完全补足丢失与下滑的深部脂肪垫所形成的凹陷，甚至浅层脂肪垫复位后的轮廓仍不完美，此时适度以填充剂填补，会让治疗的结果更加完美，增加求美者满意度。

三、线雕美容与填充剂注射联合应用的治疗程序

在进行线雕之前 1 个月，可先以支撑性好（高弹性模量，亦即 high G'）的透明质酸、羟基磷灰石（CaHA）、聚乳酸或聚己丙酯（PCL）等进行深层注射，通常是注射在颧骨骨膜上。要特别注意线雕治疗前的填充剂注入深度，若将透明质酸注射于线材穿过的路径上，可能会导致线材滑脱而无法固定。因此，线雕手术前的填充剂注射应注意深度、使用材料，以免对日后进行的线雕手术产生干扰。一般建议以深层注射为主，如骨膜上注射。线雕完成 1 个月后，针对表面仍不平整的凹陷、折痕或曲线不够美观处，可以用透明质酸进行填补，这时可进行浅层与中层的注射，如法令纹、泪沟等处。不过，若是先天立体架构没有问题，可以直接先进行线雕，日后再以填充剂填补不足之处（图 11-3-10）。

此外，支持韧带松弛使得这个起自于骨头表面、穿过 SMAS 筋膜层与肌肉层，最后抵达皮肤的固定机制，失去了原来的弹性与支撑强度。此时，我们可以利用线雕将松弛的韧带复位并进行固定。虽然可吸收线会被组织吸收代谢而消失，但是材料所产生的生物刺激效应，不管是聚乳酸所产生的 I 型胶原蛋白，还是 PDO 线所产生的 III 型胶原蛋白，都可以改善韧带的弹性与支撑。若再加上填充剂的支

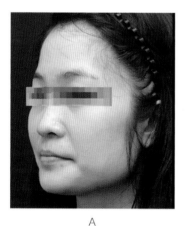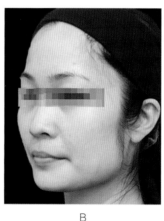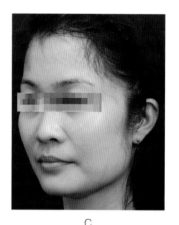

A   B   C

图11-3-10　A.患者术前照片；B.行线雕治疗后照片；C.2个月后又接受了中面部透明质酸注射填充

撑与部分生物刺激效应，包括透明质酸对于周边组织刺激所产生的Ⅲ型胶原蛋白，CaHA和PCL所产生的Ⅰ型胶原蛋白与少量Ⅲ型胶原蛋白，或聚乳酸所产生的Ⅰ型胶原蛋白，都必然可以产生更好的联合治疗效果。

透明质酸也称玻尿酸或糖醛酸，是分子量约107 Da的酸性黏多糖，由D-葡萄糖醛酸和N-乙酰葡萄糖糖胺组成，具有极强的吸水能力，吸水后溶胀，从而构成凝胶。透明质酸的主要功能是通过水合作用润滑并稳定结缔组织。透明质酸容易流动，并且可通过注射针直径大小的通道，具有良好的生物相容性，很少使机体产生免疫反应。因此，被国家食品药品监督管理局（FDA）批准作为皮肤填充材料，广泛应用于医学美容治疗中。

线雕美容联合透明质酸注射与传统面部除皱手术相比，具有手术时间短、创伤小、恢复快等优势，能较好地改善下垂的颧部脂肪垫和鼻唇沟等，且术后无须包扎和住院观察；联合治疗弥补了线雕与透明质酸注射各自的不足，不仅扩充了组织容量，还改善了皮肤松垂，使面部年轻化效果更佳。

图11-3-11A所示的这位患者因老化来求诊，一开始采用了透明质酸和肉毒杆菌毒素注射，以及超声刀的施打，我们可以看到其脸部变得比较紧致、有精神，皮肤变好，毛孔也缩小（图11-3-11B），但是这一结果并没有符合患者的期待，患者期待可以大幅地拉提，但是因担心瘢痕而不愿意接受手术拉皮及切皮，于是我们施予浅层、中层、深层结构式线性拉提，所呈现的结果如图11-3-11C所示。这便是线雕美容与填充剂和肉毒杆菌毒素注射联合应用的结果，最后达到了患者满意的效果。

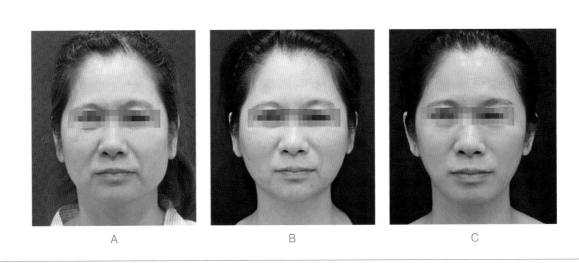

图11-3-11 该患者先给予填充剂和肉毒杆菌毒素注射，后又施行了线雕治疗

（黄柏翰　王朝辉　吴燕虹）

第4节　线雕美容与肉毒杆菌毒素注射的联合应用

肉毒杆菌毒素是由厌氧肉毒梭菌产生的一种细菌外毒素，治疗用 A 型肉毒杆菌毒素能抑制周围运动神经末梢突触前膜释放乙酰胆碱，引起肌肉的松弛性麻痹，从而消除面部的动态皱纹，达到面部年轻化的效果。研究表明，A 型肉毒杆菌毒素的作用机制为：①突触外固定：肉毒杆菌毒素和突触前胆碱能神经元的膜受体相互结合；②内化：结合后形成的复合体通过细胞吞饮的方式进入神经末梢；③双硫键断开，裂解突触相关蛋白；④毒素阻止细胞内的乙酰胆碱释放，从而达到抑制横纹肌收缩，产生相应的临床效果，即达到消除皱纹、瘦脸等目的。但肉毒杆菌毒素只是抑制了神经递质的释放，而非抑制其合成，所以当新的神经肌肉连接建立后，肌肉收缩功能又可重新恢复，一般在 3~6 个月的时间。

目前获得美国 FDA 批准上市的 A 型肉毒杆菌毒素注射剂有三种：Onabotulinumtoxin A（商品名 Botox）、Incobotulinumtoxin A（商品名 Xeomin）和 Abobotulinumtoxin A（商品名 Dysport），均被批准用于眉间区除皱，Botox 还被批准用于外眦除皱。其他如眉毛及口角的提拉、改善口周细纹及颈纹的区域性肉毒杆菌毒素注射均为标识外用药。皮下注射和肌内注射方式的选择，以及肌内注射的深浅，对于注射效果没有明显的影响。然而，皮下注射的疼痛会较肌内注射轻，舒适度更好，因此建议多数部位采用皮下注射，使肉毒杆菌毒素自然向下弥散至肌肉内并向周围区域扩散。

当 A 型肉毒杆菌毒素弱化面部降肌肌力后再联合线雕，面部提升及年轻化效果会更明显，这主要是因为 A 型肉毒杆菌毒素可放松降口角肌、眼轮匝肌下半部、颏肌及颈阔肌等中下面部降肌，从而相当于增强了提肌的力量。尤其是颈阔肌，在东方人解剖中，颈阔肌上到口轮匝肌，前到降口角肌外侧，下到锁骨上，覆盖了大部分中下面部，其向外及向下提拉的力量与线雕提拉力量相反，因此放松颈阔肌可以减少其对线雕提拉的拮抗作用。

线雕后遗症相关的面部变化可归因于不平衡的肌肉活动、肌肉肥大和面部表情的影响。在面部不对称的情况下，肉毒杆菌毒素会在几天内显示出显著效果，但效果仅持续 3~5 个月。肉毒杆菌毒素治疗后效果的维持时间短是它的缺点。面瘫患者在对侧注射肉毒杆菌毒素后，瘫痪侧的面部肌肉强度增加。在面肌痉挛的治疗研究中发现，"力量再分配现象"可能与肉毒杆菌毒素注射后中枢皮质的重组作用有关。对于长期面部麻痹的患者，在健侧注射肉毒杆菌毒素非常有帮助。

目前较为普遍认可的原则是小剂量、多点注射、延长注射间隔时间。在相同剂量条件下，小剂量、多点注射比大容量单点注射效果更均匀，在大面积注射时推荐使用。由于面部肌肉解剖和力量的巨大差异，面部麻痹的病因及病史的不同，每个病例都应该单独考虑，不能建立注射点的刚性模式和采用固定不变的注射剂量。在面瘫患者中，当注射大剂量 A 型肉毒杆菌毒素时，可以在保持面部表情的同时，实现肥大肌肉与萎缩肌肉之间的平衡。而在正常求美者中，肉毒杆菌毒素的注射剂量不宜过大，以达到更好的效果。

一、适应证

下睑下垂、眉毛下垂、面部挛缩引起的鼻唇沟加深、嘴角偏斜、面部容积减小的面瘫患者等尤为合适；此外，在咬肌与下颌角提升的线雕治疗后，配合以肉毒杆菌毒素的注射，效果更好。

二、禁忌证

1. 月经期、凝血功能障碍者。
2. 病理性瘢痕。
3. 面部赘皮过多者。
4. 皮下脂肪过多或过少者。
5. 面部严重痤疮、感染、湿疹或银屑病者。
6. 有心脑肺血管疾病、糖尿病等严重全身疾病者。
7. 有精神疾病者。
8. 期望值过高的求美者。
9. 对线材过敏者。
10. 依从性差者。

三、注射方法

1. **额纹** 由额肌收缩产生。额纹呈横行、波浪状，面积大，因此注射位点多。注射时，患者需配合抬高眉毛，充分暴露额纹。操作者在额部皱纹最明显处标记注射点，可平行并列选取 2~3 排，共 6~10 个均匀分布的注射点。部分操作者推荐注射 10~12 个。以 45° 角进针至肌层注射，每点注射 1~2 U，各点间隔 1.5~2.0 cm；也可呈 5° 夹角或垂直进针，深度达额肌并注射皮丘。业界普遍认为，为避免引起上睑下垂，注射的最低点至少应保持在距离眉上 1.5 cm 处，且避开最下方的额纹。

2. **眉间纹** 也叫川字纹，通常是由皱眉肌、降眉间肌、眼轮匝肌内侧缘和部分额肌共同影响产生，为 2~3 条纵行的短皱纹。临床上，多数操作者选取 5~7 个注射点，女性可选取 5 点，呈"V"字。男性在女性基础上，于左、右眶上缘近中点 1 cm 处各补 1 针。注射时，嘱患者皱眉，充分暴露皱纹后，以两点相距 1.5~2.0 cm 选取注射点，以 45° 角，也可呈 5° 夹角或垂直进针至肌层，各点注射 2.5~5 U。

3. **鼻背纹** 由鼻肌横向收缩造成。多数操作者在两侧鼻翼偏上选取 3 点，每点注射 2.5 U 于皮下。注射时位置尽量表浅，以免引起局部淤血。注射后避免用力按摩或向下按摩，防止造成唇下垂。

4. **鱼尾纹** 是由眼轮匝肌外侧肌造成外眦部呈放射状、鱼尾状的 3~4 条短皱纹，属混合性皱纹。注射时，患者应保持微笑。操作者标记最明显的 1 列鱼尾纹，每侧选取 3 个，共 6 个注射点，每点 2 U。注射点要双侧对称、等距。对于重度鱼尾纹患者，注射点可选取 1~3 列。大多临床医生都认为注射点应距骨性眶缘外侧 1.0 cm，或距外眼角外侧 1.5 cm，以 45° 角，也可呈 5° 夹角或垂直进针至肌层，上方注射点紧邻眉尾部（避免眉下垂），下方注射点位于颧大肌上（避免睑下垂），中间点在上、下方注射点之间，距上、下方两点各 1 cm，且平行于外眼角，否则会因上直肌不全麻痹而发生复视。

5．**鼻唇沟纹**　多数患者采用 4 点注射法。A 点为两侧角膜外缘垂线与眼轮匝肌下缘水平交点，B 点为两侧 A 点水平向外约 1.5 cm 处，C 点是两侧角膜外缘垂线与口角水平线交点，D 点即两侧 C 点垂直向上约 1.5 cm。注射时以 45° 角，也可呈 5° 夹角或垂直进针至肌层，每点注射 2.5~5.0 U。

6．**咬肌肥大**　现临床上多采用 2 点法及 3 点法。2 点法即在每侧咬肌分 2 点注射，第 1 点位于咬肌收缩时最膨隆处，注射量为 30~35 U；第 2 点位于第 1 点的斜上方，间隔 1.0 cm 以上，注射量为 15~20 U。3 点法为在耳垂最低点与口角的连线上，距耳垂 2 cm 处为第 1 点，注射量 15~20 U；距耳垂 3.5 cm 处为第 2 点，注射量为 10~15 U；在此两点连线中点的下方定为第 3 点，注射量为 10~15 U，使其到第 1 点和第 2 点的距离均为 1.5 cm。注射时，针头垂直进针至咬肌。

7．**腓肠肌肥大**　按照腓肠肌肥大的范围及患者小腿形态设计注射点，每点间隔 2.0 cm 并均匀分布，每侧 28~32 个注射点。注射时针头垂直进针至肌层，每点注射 5 U。在小腿腓肠肌突出最明显处，每点注射 10 U。

8．**腋臭**　注射时将腋毛分布区域平均设计 15~20 个注射点，注射时斜行进针至皮下，回抽无血后缓慢注射，每侧共注射 50 U。多于注射后 1~7 天起效，7~14 天达高峰，效果一般可维持 3~6 个月，平均 4 个月。多数患者需要重复注射才能维持疗效，一般 1 年注射 3~4 次。

（吴燕虹）

第 5 节　线雕美容与脂肪移植的联合应用

一、线雕美容与脂肪平衡法在面部年轻化中的应用

年轻化面容常常表现为脂肪饱满均匀，皮肤弹性、韧性好、有光泽，厚度均匀、无皱褶，轮廓曲线平滑而圆润，呈现向上的光亮弧线，即青春曲线。随着年龄的增长，皮下脂肪萎缩，容积缺失，皮肤弹力、厚度降低，容易引起皱褶，皮下脂肪分布也发生改变，局部堆积或袋状膨出，产生凹陷与"界沟"，颞侧皮肤及眉弓脂肪垫松弛下滑，呈现向下的衰老曲线。面部衰老外在表现为皱纹、色斑及皮肤菲薄；内在变化为骨骼疏松、脂肪萎缩、肌肉和韧带的松弛下垂。因此，面部的容量及弹性平衡被打破是面部衰老的主因，通过容量补充和紧致提升方法重建面部容量及弹性平衡，是面部年轻化的主要思路和手段。

骨性框架是软组织附着的基础。Bryan Mendelson 等指出在眶骨的内上、外下是骨吸收较多的部位，这导致了眶周的衰老，如内侧脂肪团的突起（眼袋）的出现，眉内侧的抬高，睑颊沟的拉长。同时，梨状孔周围的骨骼对于鼻翼软骨内侧脚的支撑逐渐弱化，上颌骨的退行性变表现为鼻唇沟的加深及上唇的塌陷。随着衰老的进展，梨状孔（梨状孔与上颌骨的夹角变锐）及上颌骨（上颌骨与眶骨的夹角变锐）

发生退缩。在年轻的个体中，梨状孔位于眶骨泪嵴的前面；在衰老的个体中，梨状孔位于泪嵴之后，这说明了梨状孔周围骨发生了选择性吸收。因此，骨眶容积的扩大造成了软组织容量的相对不足，韧带附着点的变化移位造成韧带支撑组织的松弛下垂。

Alghoul M 等也指出面部的衰老与支持韧带系统的松弛下垂有关。Stuzin JM、Furnas DW、Mendelson BC 指出面部支持韧带由强韧的深部纤维构成，从骨膜上和面部深筋膜上延伸至真皮。Gosain AK 等的研究表明，颊深部脂肪室随着年龄的增长会逐渐萎缩，同时浅部颊脂肪会增大。Donofrio 和 Wan D 研究发现，侧面颊、颞部和口周脂肪垫的萎缩常伴随着下颌、鼻唇沟以及外侧颧脂肪垫的肥大（图 11-5-1）。

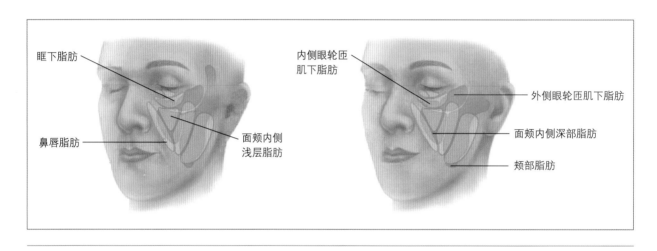

图11-5-1　面部脂肪垫

因此，面部脂肪的容量及分布平衡被打破，表现为局部脂肪室的臃肿脱垂，而容量不足则造成了面部沟沟坎坎衰老曲线的形成。

随着脂肪整形技术的发展，面部自体脂肪移植成为广大求美者首选的面部年轻化方式。自体脂肪移植主要来源于腹部或者大腿脂肪抽吸塑形后的副产品，来源丰富且兼具美容效果，成为年轻化的主流趋势。Rohrich 等将面部提拉手术与自体脂肪移植相结合，将 SMAS 面部收紧与面部脂肪室填充的方法结合，取得了良好的效果。因此，考虑到面部组织的容量不足或者失衡，单纯的拉皮除皱手术已不是首选治疗手段，自体脂肪填充技术结合提升手段重建面部对称性和平滑的轮廓曲线，恢复组织容量和均衡的张力，是面部年轻化治疗的趋势（图 11-5-2）。

随着工作生活节奏的加快，手术恢复时间是求美者最关心的问题。综合性提升大拉皮技术应用越来越少，对于组织的下垂，除了面部提拉手术外，线雕的治疗方法也可以取得良好的效果。Paul 详细阐述了经颞部发际内切口，使用倒刺缝线经颞深筋膜表面分离至眶骨外侧缘眶下及颧突骨膜上，再从眼轮匝肌下脂肪垫、颧部脂肪垫穿过，最后从鼻唇沟外侧出皮，进行悬吊，获得了较好的术后效果（图 11-5-3）。

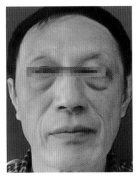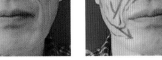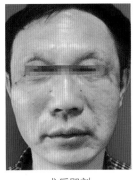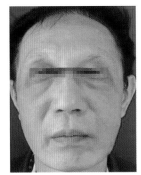

| 手术前 | 脂肪填充区域 | 术后即刻 | 术后1年 |

图11-5-2　男性，63岁，单纯进行面部脂肪填充，补充容量、改善肤质的同时，也具有面部提升作用

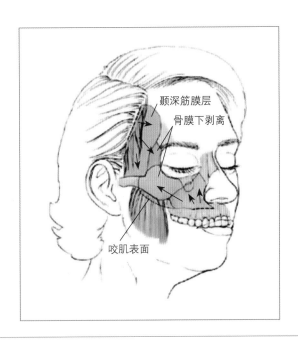

图11-5-3　Paul提出的方法

　　在实践操作中，根据患者脂肪缺失的部位和量进行评估，将组织下垂的部位设计为线雕路径及锚定点。针对不同患者的基础条件和要求选择不同的方案，例如，单纯脂肪填充矫正以萎缩为主的轻度松垂（图11-5-2），单纯微创提升矫正局部区域的中度松垂（图11-5-4），脂肪加减平衡结合提升术矫正重度松垂（图11-5-5）。

　　线雕提升手术是一项微创、有效的手术，瘢痕较轻或没有，但是需要定期补充治疗。自体脂肪游离移植可与线雕提升手术可以互补。在面部容量缺失的部位行自体脂肪游离移植可以有效降低供区损伤，成活后可以达到长期的美容效果；在脂肪堆积区可进行脂肪抽吸，以达到轮廓美化的最优效果。对于手术的先后顺序，笔者建议先行自体脂肪填充，再行线雕提升手术，可以有效降低游离脂肪进入血管的概率。另外，线雕提升手术及自体脂肪游离移植手术对于面部年轻化的治疗还可以结合其他多

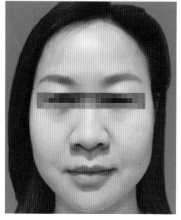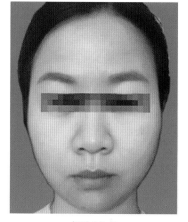

术前　　　　　　　　　　　术后6个月

图11-5-4　女性，35岁，面部线雕术前、术后

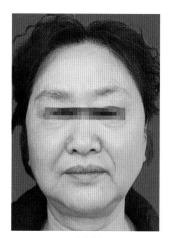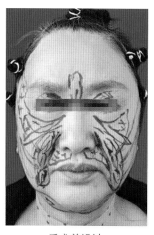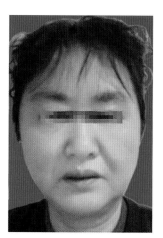

手术前　　　　　　　手术前设计　　　　　　手术后6个月

图11-5-5　术前、术前设计和术后6个月

项治疗措施，如肉毒杆菌毒素注射、BodyTite射频溶脂等方法。

　　总之，线雕提升技术和脂肪填充技术相结合，既可以补充组织容量的不足，亦可以矫正重力性下垂。两者可以有机结合，相互补充，延长疗效时程。

二、线雕美容与脂肪加减法在面部年轻化中的应用

　　为了解决软组织容量缺损和不对称的问题，我们采用外科技术从身体其他区域获得健康组织，或使用多种填充材料来代替。虽然大部分的填充材料都能够达到良好的短期效果，但是某些会引起一些

并发症，例如填充材料的排出或移动、过敏反应和感染等。而脂肪作为填充材料有诸多优点。首先，自体材料具有无毒、生物相容性好、无免疫原性、无刺激性且不会迁移的特点，它具有与被植入的组织相似的物理特性，直接采用低压吸脂即可获得，因此也相对便宜。其次，脂肪作为填充材料，能改善肤色，增加皮肤弹性，实现注射区域的年轻化。

脂肪移植不是单纯的容量补充，还通过诱导一种新的胶原合成来增加受体部位的皮肤厚度，改善皮肤外观。脂肪干细胞具有多向分化潜能和自我增殖能力，脂肪组织移植后，脂肪干细胞所分泌的因子非常有利于建立良好的损伤修复微环境，具有抗炎、抗氧化的作用，从而使局部血管化和改善营养不良区域的愈合能力，改善组织缺血，改善皮肤的纹理，特别是增加皮肤弹性，减少色素沉着，改善肤色。我们也发现脂肪移植填充术后的患者，其皮肤颜色和质地都较术前有较大改善。脂肪填充在一定层次上能够恢复面部的组织量和增强其轮廓感，例如对于缓解鼻唇沟的凹陷皱褶具有非常重要的作用。为了增加脂肪存留数量和提高存活率，很多医生尝试使用富含血管基质成分（stromal vascular fraction，SVF）的脂肪。而"纳米脂肪"是通过物理方法将脂肪组织处理成一种近似干细胞悬液的状态，基质胶（SVF-gel）是在此基础上产生的脂肪干细胞与细胞外基质的混合产物。临床研究结果显示，SVF-gel 移植比普通脂肪移植的存留率明显提高，移植物中具有较高的成脂化/血管化，以及较低的炎症反应。面部脂肪的加减配合线雕应用于面部年轻化，安全性高，效果好，创伤小，恢复快。线雕可以明显改善皮肤松弛下垂的问题，而脂肪的加减可以重新塑造面部轮廓，并协同线雕的向上提拉作用力，以对抗面部脂肪受到的重力影响，二者结合可以达到更好的效果。

笔者认为自体脂肪移植后同侧行线雕手术时，因自体脂肪移植后，局部软组织移位，可使线雕手术后脱线的风险增加。建议先行自体脂肪移植，再进行线雕。自体脂肪颗粒注射时，层次建议选择深层填充；而线雕时，注意层次紧贴 SMAS 筋膜层，可有效避免并发症的发生。

1. **术前设计**　患者取站立位或正坐位，双眼平视前方。术前对面部的衰老情况做评估，与患者就治疗计划进行确认。设计注射脂肪的范围，颞部、耳上和耳前切口线，以及预切除的皮肤和预剥离的皮肤范围。根据除皱的部位和范围，适当地避开脂肪填充的部位，均用亚甲蓝标记。

2. **术前准备**　术前用橡皮筋拢扎术区周围的头发，暴露切口位置。患者仰卧位，全麻成功后，以 2% 碘伏洗头，75% 乙醇消毒面颈部三遍，2% 碘伏消毒颈肩部及腰腹部脂肪抽吸区，碘伏消毒鼻孔及口腔三遍，铺无菌巾单，术区用 0.25% 利多卡因及 1∶20 万肾上腺素生理盐水行浸润麻醉。

3. **切口与分离范围**　先设计颞部和耳前的切口线位置。颞部一般是发际线水平外侧破皮，选择 20 ml 注射器针头 1.2 mm×38 mm 破皮，然后沿着术前设计颞前线，由颞部、颧部、面颊部延伸到鼻唇沟线，口角外侧 2 cm。在皮下层顺势注射少量肿胀麻醉液。耳屏前、耳垂下缘分别破皮，严重者延续至耳后 1cm 左右的位置。注意至眼轮匝肌外侧、颧大肌外缘、鼻唇沟曲线外缘等处，动作要轻柔，避免血肿。

4. **SMAS 筋膜层的处理**　对于部分面部松垂的患者，建议适当在皮下脂肪靠近 SMAS 筋膜浅层处进行 PDO 线的埋置。面中部的 SMAS 筋膜层走线时，建议将皮肤适当捏起，走线完毕后反复按摩及提升面部皮肤，并向后上方做尝试牵拉。走线时要尽量贴近颞浅筋膜浅面进行分离，在不损伤毛囊的前提下，宁浅勿深，以免损伤面神经的颞支和颊支。

5. **鼻唇沟和外眦的加强悬吊**　在鼻唇沟和外眦处每个位置再行 3 针短线，一般为 60 cm，斜向后上方45°角的悬吊固定。

6. **切口缝合** 将颞部、颊部皮瓣垂直上提，在保证正常张力的情况下，去除一定量的皮肤，然后分层缝合。耳垂应该固定在高出3~5 cm的位置，因为重力的作用和皮肤张力的作用，会使得耳垂又回到适当的位置。

7. **脂肪移植** 腹部或者一侧大腿内侧注入含0.04%利多卡因的肿胀麻醉液，吸脂后缝合进针口，生理盐水洗涤并离心脂肪组织，取一定量待移植用。脂肪移植采用多层次的注射方法。一般一侧鼻唇沟深层的注射量为1~2 ml，浅层的注射量为1 ml，具体剂量根据鼻唇沟深度而定；泪沟注射一般为1~2 ml；颧部深层填充于颧深脂肪垫处1~3 ml；额部注射的量根据患者的凹陷程度不同在10~15 ml。

8. **术后处理** 予以油纱、平纱、棉垫和绷带加压包扎固定吸脂区，脂肪填充术区与线雕处一起佩戴弹力套。

（蒋朝华　熊师　吴燕虹）

第6节　线雕美容与激光、射频和超声刀的联合应用

除了不可吸收线有固着点、提升作用外，一般无固定点的线雕产生的作用都只算是复位或是局部的生物刺激效应。特别是当某项需求通过线雕可能无法达到较好的效果时，如在脸型较为短胖的患者，减少颊部脂肪垫以降低面部宽度，破坏下颏脂肪以凸显下颏轮廓，可使线雕的效果更好；而对于皮肤过于松弛者，仅靠线雕无法产生效果；对于存在眼周细纹者，无法以线雕改善。这些情况仅仅以线雕或加上填充剂注射，是无法获得明显效果的。此时，其他光电声设备，如激光、射频与超声刀等，都是很好的联合治疗方法。因此，若要达到其他年轻化作用，除了刚刚提及的填充剂注射外，尚须结合其他光热治疗项目。

由于线雕材料的走行层次多半在浅层脂肪垫为主，深度约5 mm。除非刻意以二氧化碳点阵激光钻凿，否则其他激光都无法对线材产生破坏作用，甚至射频与超声刀（本文以下所指的射频指的是临床研究发表最多的热玛吉）所产生的热量，因为温度不超过材质的熔点，因此线材的结构不会受损，均可以在线雕术后施行。

以治疗深度而论，激光与射频的治疗深度多半在2 mm以内；虽然射频的部分作用深度可及3 mm或更深，但是所占比重不高（图11-6-1）。因此，激光与射频在与线雕的联合治疗中，一般不会直接相互影响。

激光特别是二氧化碳点阵激光，可以使表皮与真皮直接受热，或汽化剥脱，使得直接受热的区域老化的表皮层脱落再生；也可以因为热损害，直接使胶原新生与胶原熔解达到平衡二氧化碳点阵激光可以使面颊部皱纹改善50%，眼周皱纹改善30%（更精确地说应该是细纹），但是却无法达到患者希望改善皱纹的预期成效。二氧化碳点阵激光虽然一直是除皱年轻化最重要的激光，但碍于激光进入皮肤深度有限，除了表浅皮肤纹路可以得到改善与紧致外，无法对SMAS层、浅层脂肪垫变化所造成的面

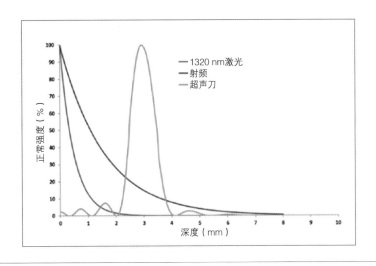

图11-6-1　正常强度和不同能量源深度对比

部下垂与皱纹产生有用的治疗效果。

　　射频主要使真皮层紧致与脂肪层的纤维中隔收缩。根据韩国 Dong Hye Suh 等于 2017 年发表的"东方人使用热玛吉治疗面部松弛下垂使用现况"的调查结果，除年龄以外，影响疗效的前三大因素分别为皮肤厚度（70.7%）、皮肤松弛与皱纹（66.7%）与面部脂肪（40.0%）。对于射频治疗无效的求美者，受访专家给出的另一个解决方案是应用超声刀（占 57.3%）或线雕（占 50.7%）。虽然对于射频治疗无效的求美者不到 10%，但是有 24% 的受访专家认为 10%~19% 的求美者治疗无效，将近 15% 的专家则发现有两成以上的机会会遇到射频治疗无效的求美者。足见射频用于面部年轻化时，治疗失败的风险并不低。因此，在患者选择上，如年龄层（89.3% 的专家认 40 岁以下最佳）、患者期望不可过高（68%的专家认为这是与治疗无效最相关的因素）、皮肤厚度、皮肤松弛度与下垂，以及面部脂肪，都应被列入逐一考虑的因素，以确保提高治疗成功率与患者满意度。

　　超声刀作为第一个可以分层治疗的光电设备，以聚焦式超声作用于真皮、皮下脂肪与 SMAS 层，可作用深度至少能达到 4.5 mm（目前已有韩国厂家研发出 6.0 mm 的治疗深度）。加热温度可达 65~75℃，造成聚焦点处的细胞损伤与组织减少。治疗后，除了脂肪层减少外，可以达到真皮层的胶原增生、弹性纤维重组与真皮厚度增加等年轻化效果（图 11-6-2）。

　　超声刀的单一疗法仅施行一次治疗，就足以使面部轮廓改变（图 11-6-3）。其最明显的表现不仅在于皮肤紧致，对于下颌线与颊部轮廓的改变尤为明显；同时也会一定程度地破坏脂肪层，并为纤维组织取而代之（图 11-6-4）。

　　一般而言，与光声电设备进行联合治疗时，若治疗深度未及线材，操作先后顺序差异并不大。即使是治疗深度及于线材，材料本身并不会受到破坏，仅有一种例外情况是治疗温度极高的剥脱激光施打深度不可及于线材。

　　一般而言，笔者建议先行激光、射频与超声刀治疗，待组织反应消退后，甚至是胶原蛋白增生告一段落之后（至少 3 个月后），再进行线雕，如此可以确认个别治疗都已达到最佳效果。此外，胶原增生之后，线材在组织固着的效果会更好。因此，线材的拉力可以在有效固着后使周围组织一起被往上提升。

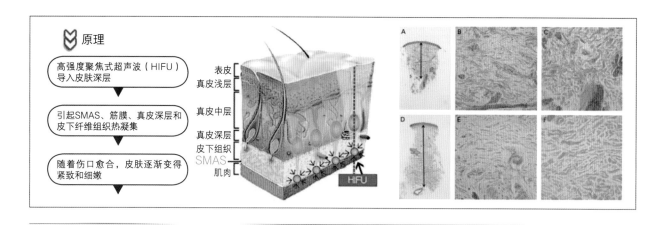

图11-6-2　超声刀原理

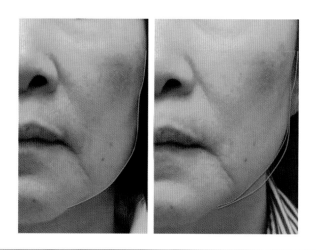

图11-6-3　图示为仅施行一次超声刀治疗后面部轮廓发生的改变

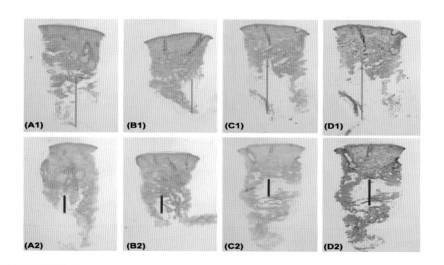

图11-6-4　超声刀治疗过程

然而，每个治疗时间间隔如此之久，在现实情况中不见得可行。毕竟每一次治疗对于患者都会带来不便。如需要同日治疗，应在激光、射频与超声刀治疗之前，先完成线雕。一来，医师可以判断线材应提升的程度，避免因为面部肿胀的外观而产生误判；二来，可以避免在光电治疗造成组织红肿后，线雕固着效果下降而出现滑脱的情况。

　　图11-6-5所示的患者因为皮肤松弛前来求诊。该患者过去定期施打肉毒杆菌毒素和透明质酸，但是因为软组织多、浅层脂肪厚且下垂，所以注射美容无法达到满意的效果。经诊疗后，该患者接受了浅层PDO线合并中层倒刺线线雕拉提，再施予热玛吉促进真皮层胶原蛋白增生，改善细纹与毛孔，并消融部分浅层脂肪，同次治疗合并超声刀以强化SMAS层。术后6个月随访，效果良好。

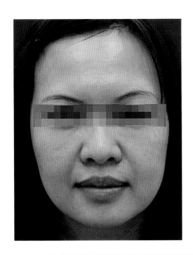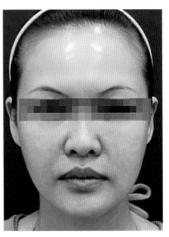

图11-6-5　术前和术后6个月

（黄柏翰）

参考文献

[1] Bryan M, Chin-Ho W. Changes in the facial skeleton with aging: implications and clinical applications in facial rejuvenation. Aesthet Plast Surg, 2012, 36(4): 753-760.

[2] Alghoul M, Codner MA. Retaining ligaments of the face: review of anatomy and clinical applications. Aesthet Surg J, 2013, 33(6): 769-782.

[3] Stuzin JM, Baker TJ, Gordon HL.The relationship of the superficial and deep facial fascias: relevance to rhytidectomy and aging. Plast & Reconstr Surg, 1992, 89(3): 441-449.

[4] Furnas DW. The retaining ligaments of the cheek. Plast & Reconstr Surg, 1989, 83(1): 11.

[5] Mendelson BC.Extended sub-SMAS dissection and cheek elevation. Clinics in Plastic Surgery, 1995, 22(2): 325-339.

[6] Gosain AK, Klein MH, Sudhakar PV, et al. A volumetric analysis of soft-tissue changes in the aging midface using high

resolution MRI: implications for facial rejuvenation. Plast Reconstr Surg, 2005, 115: 1143-1152.

[7] Donofrio LM. Fat distribution: A morphologic study of the aging face. Dermatol Surg, 2000, 26: 1107-1112.

[8] Wan D, Amirlak B, Giessler P, et al. The differing adipocyte morphologies of deep versus superficial midfacial fat compartments: a cadaveric study. Plast & Reconstr Surg, 2014, 133(5): 615e.

[9] Rohrich RJ, Ghavami A, Constantine FC, et al. Lift-and-fill face lift: integrating the fat compartments. Plast & Reconstr Surg, 2014, 133(6): 756e-767e.

[10] Paul MD. Using barbed sutures in open/subperiosteal midface lifting. Aesthet Surg J, 2006, 26(6): 725-732.

[11] Theodorou SJ, Paresi RJ. Radiofrequency-assisted liposuction device for body contouring: 97 patients under local anesthesia. Aesthet Plast Surg, 2012, 36(4): 767-779.

[12] Feinendegen DL, Baumgartner RW, Schroth G, et al. Middle cerebral artery occlusion AND ocular fat embolism after autologous fat injection in the face. J of Neuro, 1997, 245(1): 53-54.

[13] Thaunat O, Thaler F, Loirat P, et al. Cerebral fat embolism induced by facial fat injection. Plast & Reconstr Surg, 2004, 113(7): 2235-2236.

[14] Isse NG, Fodor PB. Elevating the midface with barbed polypropylene sutures. Aesthet Surg J, 2005, 25(3): 301-303.

[15] Goldan O, Bank J, Regev E, et al. Epidermoid inclusion cysts after APTOS thread insertion: case report with clinicopathologic correlates. Aesthet Plast Surg, 2008, 32(1): 147-148.

[16] Badin A, Forte M, Silva O. Scarless mid-and lower face lift. Aesthet Surg J, 2005, 25(4): 340-347.

[17] Flynn J. Suture suspension lifts: a review. Oral & Maxillofacial Surgery Clinics of North America, 2005, 17(1): 65-76.

[18] Gart MS，Gutowski KA. Overview of botulinum toxins for aesthetic uses. Clin Plast Surg, 2016, 43 (3): 459-471.

[19] 曾东，王钟山，余文林，等 . PPDO 线埋置联合透明质酸和 A 型肉毒毒素注射在面部年轻化中的应用 . 中国美容整形外科杂志 , 2018, 29(1): 11-13.

[20] Choe WJ, Kim HD, Han BH, et al. Thread lifting: a minimally invasive surgical technique for long-standing facial paralysis. HNO, 2017, 65(5): 1-6.

[21] 中国医师协会皮肤科医师分会注射美容亚专业委员会 . 肉毒毒素注射在皮肤美容中应用的专家共识 . 中国美容医学 , 2017, 26(8): 3-8.

[22] 中华医学会整形外科学分会微创美容专业学组，中国中西医结合学会医学美容专业委员会微整形专家组 . A 型肉毒毒素在整形外科中的临床应用指南 . 中国美容整形外科杂志 , 2016, 27(7): 385-387.

[23] 石磊，朱玲，李俊岑，等 . PDO 线联合透明质酸在中下面部老化整复中的应用探讨 . 中国美容医学杂志 , 2017, 26(9): 11-14.

[24] 金炫彬，凌熙悦，金文晖，等 . 埋线法联合自体脂肪颗粒移植应用于面颊部凹陷 . 科技风 , 2018(6): 224-224.

[25] 张堃，简军，张政朴 . 透明质酸的结构、性能、改性和应用研究进展 . 高分子通报 , 2015, 11(9): 217-226.

[26] Rzany B，Delorenzi C. Understanding, avoiding, and managing severe filler complications. Plast Reconstr Surg, 2015, 136(5 Suppl): 196S.

[27] Sorensen EP, Urman C. Cosmetic complications: rare and serious events following botulinum toxin and soft tissue filler administration. J Drugs Dermatol, 2015, 14(5): 486.

[28] (西) 乔斯·玛丽亚·塞拉·雷弩 (Jose Maria Serra-Renom), (西) 乔斯·玛丽亚·塞拉·梅斯特 (Jose Maria Serra-Mestre) 著 . 微创面部整容手术图谱 : 脂肪移植与面部年轻化 . 程飚，李圣利译 . 上海 : 上海科学技术出版社 , 2017.

各　论

第 **12** 章

上面部线雕美容医学

Aesthetic Thread Rejuvenation in Asians

我并不坚强，
其实，
我很彷徨。
苦苦追寻，
梦又在何方？
假如，
有一天，
我彻底选择流浪。
穿过乱石与荆棘的山冈，
或许，
一轮朝阳正在前方。

——崔海燕《彷徨》

一、额、颞部的解剖

额部解剖学的界限为：上界为发际线，下界为眉毛和鼻根部，外侧界为颞肌在额骨的附着缘。对于发际线后退或秃发的求美者，应以额部肌肉的上边缘为上界（图 12-1）。

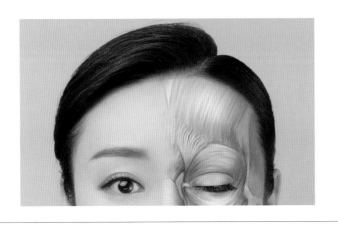

图12-1 额、颞部肌肉解剖图

额部血供（图12-2）主要来源于眶上动脉和滑车上动脉，是颈内动脉的眼动脉分支，在眶内分出后，经眶上孔和滑车上切迹穿出，在皱眉肌及眼轮匝肌之间上行，距眶上缘 1.5 cm、距中线 1.2 cm 处穿出额肌，浅出至皮下，紧贴真皮。额部头皮及颞窝的感觉由三叉神经的第一分支（眼部）和第二分支（上颌骨）支配。眶上神经和滑车神经在眶上缘，通过额骨上的切迹或小孔延伸到眼眶。滑车神经分布在中线附近 2 cm 的区域里，为上睑中部的皮肤和结膜，以及额部和头皮中间区域的皮肤提供感觉功能。眶上神经分布在瞳孔中线的位置，它为上睑中央的皮肤和结膜以及额部和头皮区域提供感觉。这两股神经为头皮一直到颅顶的区域提供感觉。

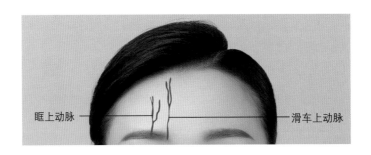

眶上动脉 —————————————————— 滑车上动脉

图12-2 额部主要血管

颞区是面部线雕的重要锚定区。该区域结构复杂，清楚地了解该区域解剖，对牢固地固定和避免血肿等并发症的发生非常重要。颞区的上界为上颞线（颞嵴），前界为上颞线和颧骨额突，下界为颧弓。其向前与额部相延续，向下与面中部相延续。颞部的骨面凹陷，称颞窝，主要由额骨颞部、颞骨和蝶骨大翼构成。颞窝内容物有颞肌、颞部的各层筋膜、脂肪垫、颞浅动静脉、颞中静脉、耳颞神经等。颞部的发际线蜿蜒斜行通过颞区。前下部为无发区，上外侧头皮覆盖有毛发。毛发区的皮肤和皮下脂肪更厚，血管也更为丰富。

颞区的层次较多，从浅至深分为七层，包括皮肤、皮下组织、颞浅筋膜、疏松网状层（颞中筋膜）、颞深筋膜、颞肌、颞骨骨膜。在颞区下部，颧弓上方约 3 cm 范围内，颞深筋膜又可分为深、浅两层，中间包绕着颞浅脂肪垫；在颞深筋膜深层的深面，颞肌浅面还分部有颞深脂肪垫（颊脂垫颞突），层次更为复杂。

二、额、颞部的美学

额、颞部占据面部的上 1/3，是颜面较为平坦的部位，无论男女头额应显丰满，平坦中微突起为佳。头额部发育良好可显示出健康之美，而方额及小额头都是病态的表现。黑格尔认为额是脸部能体现人的思维、感情和精神的部位。在中国传统的审美习惯中，天庭饱满不但显得聪慧，而且有"贵人"之福相，伟大领袖马克思、列宁等那突出的额头被人推崇为大智大慧的象征。

在人的面部，额部平坦中微突起，并柔和平稳过渡到鼻根部，其弧度优美流畅，所形成的鼻额角为 135° 左右，从额部至鼻尖就形成一条柔和自然的"S"形曲线，使容貌呈现出起伏有致的曲线美。

从眉上至发际沿为额的长度。如发际太高，使面部上 1/3 显得过长，五官就有压缩之感。日常生活中可用头发来掩饰发际过高。在去除额部皱纹时，切口不应选在发际内，而应在发际前，否则，发际拉得更长，面部便失去平衡和谐之美。发际沿过低，眉额间距太短，上 1/3 面部显得压抑，使人感到呆板木讷。此时，头发应向后梳，让额头尽量显露，从视觉上加宽眉额间距，以弥补发际过低之不足。

额部向颞部两侧转至颧弓上应自然丰满，若两颞凹陷，面部龟角显露，显得苍老而失去青春活力。若颧骨突出，则面型呈现菱形，让人感到生硬、不柔和。此时可将高耸的颧骨突削除，脸形可恢复自然丰满之美。

前额太宽或显方形，总使人有呆笨之感或者为发育障碍。前额太小或太窄，即所谓天庭不丰满，像似小头畸形，让人感到缺少智慧，也失去和谐之美感。

总而言之，额头饱满光洁，有温和向前突出的弧度，没有明显的凹陷，向颞部平滑过渡，这些特点共同展示了东方丰盈美学的特征（图 12-3）。

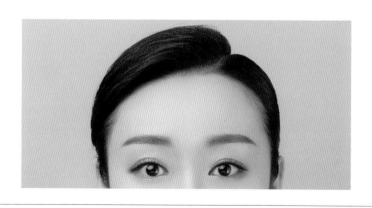

图 12-3　额、颞部美学

三、上面部线雕的麻醉方法

由于额、颞部血管较多，在线雕提升的局部麻醉方面，我们采用综合麻醉的方式，以减少患者疼痛、淤青和肿胀。

1. **外敷复方利多卡因乳膏（内含丙胺卡因和利多卡因）** 可在术前外涂，有助于减轻疼痛，同时缓解受术者紧张情绪。可以采用浓度为 5%、10.56% 或者 15.6% 的复方利多卡因乳膏，外敷 20~30 min 即可。部分皮肤敏感的受术者很容易对利多卡因乳膏过敏。针对这种情况，笔者最早采用红霉素或者金霉素眼膏薄薄一层外涂，后来采用非激素药物他克莫司预先外敷，目前改为复方醋酸地塞米松乳膏，这样可以延长外敷复方利多卡因乳膏的时间到 45 min 左右，而不用担心局部红肿。

2. **局部浸润麻醉** 麻醉药物配置：5 ml 1% 利多卡因 +15 ml 生理盐水 +0.2 ml 肾上腺素 +5 ml 罗哌卡因（或者用罗哌卡因进行神经阻滞麻醉），维持时间可在 6~8 h。用碳酸利多卡因做局部浸润麻醉时起效快，并且注射时疼痛感要比盐酸利多卡因弱。

3. **眶上神经和滑车上神经阻滞麻醉** 对疼痛较敏感者，可联合应用此方法。用 30 G 或 34 G 锐针垂直进针，距离眉头内侧 3~4 mm 的眉毛内进针，单点注射 0.2~0.3 ml 1% 利多卡因（1：10 万肾上腺素）。轻微按压注射区域，以免局部肿胀影响手术效果判断。

四、额部线雕的操作方法

（一）方法一

设计方法：以额顶部和额外侧部作为进针点，于真皮层及皮下浅脂肪层进行纵横网状布线，可做 2~3 个网格，术后以纱布轻微抚平（图 12-4）。

我们最开始采用 PDO 5-0 平滑线或者螺旋线。从 50 根一直用到 100 根。用细线填充的缺点是很容易局部肿胀，尤其是锐针。一般线用到 50 根之后，因为血管损伤，局部也容易淤青。目前主要采用 PPDO 或 PDO 爆炸线，或者双股 PCL、PDO "小 V 线"。全额部一般用 30~50 根线材填充。

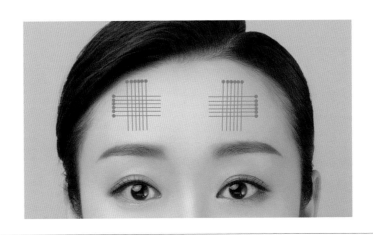

图 12-4　额部线雕设计方法一

临床案例：

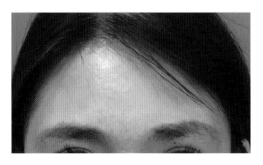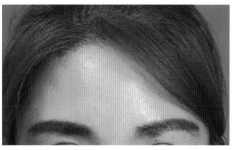

图12-5　额部单纯线雕填充术前和术后6个月

（二）方法二——"倒U"布线

R. Stephen Mulholland 总结了应用 Quill RSR 可吸收双向锯齿线，在额部正中发际线内做矢状小切口，包括整个额部直到眶上缘。然后在单侧皮下浅层剥离更小范围，即采用双平面剥离的方式。随后在深层、浅层分别置入倒 U 的 Quill 线。为了防止缝线过快切割，采用中间套入片状膨体作为锚定点。这种小切口剥离结合了"倒 U"或者斜 U 的方式，较为常用。原理是形成组织移位、提升后重新愈合，从而维持时间更久（图 12-6）。

对于轻度额部、眉部下垂，我们采用一侧 2 根 PDO 双针"倒 U"布线，出针点正好将眉部等分。推荐用压印线（铸造线）埋置于额肌深层，贴近骨膜，以免线材过浅，容易造成局部凸起。

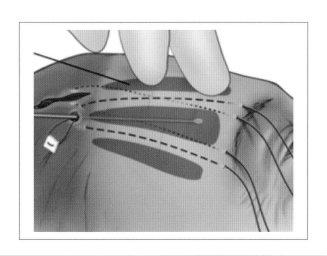

图12-6　"倒U"布线

五、颞部线雕的操作方法

除了逆向"大V线"提升外，辅助采用"L"走行方式，即水平向发际线走行约1 cm，再斜向发际线内走行，这样提升、压制颧弓软组织的力量更强，必要时结合"逆向布线打结"方式，可以更大程度加强提升效果和维持时间（图12-7）。另外，结合"倒U"双针压印线，可以最大程度保持提升效果。

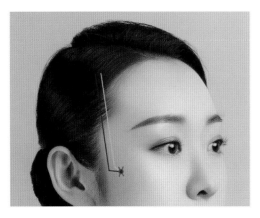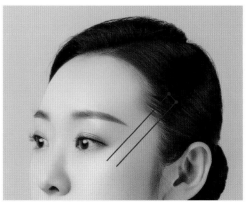

图12-7　颞部线雕设计方法

临床案例1：

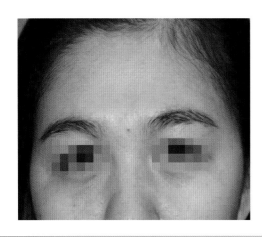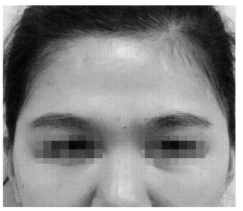

图12-8　双针线"斜U布线"结合"大V线"逆向布线行颞区提升，术前和术后3个月对比照片

临床案例 2 :

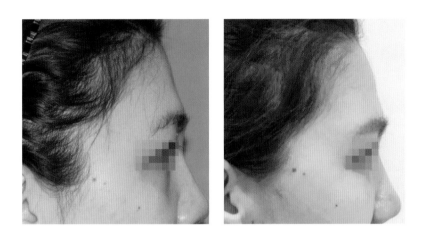

图12-9 双针线"斜U布线"结合"大V线"逆向布线行颞区提升，术前和术后3个月对比照片

临床案例 3 :

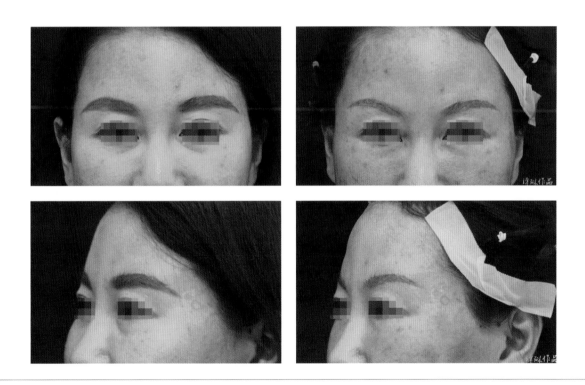

图12-10 在颞区发际线内2~3cm"正向"进针，用0号5 cm×5 cm锯齿"大V线"，斜向下方直达颧弓最突出点下方1 cm，一个进针点3根线，相互之间打结，线结埋置于头皮内。上图：术前、术后即刻正位对比照片；下图：术前、术后即刻斜位对比照片

总而言之，对于大多数中国女性，颞部往往表现为凹陷，治疗以填充为主，主要用透明质酸或者脂肪。但是，颞区线雕美容很容易损伤血管，透明质酸、脂肪注射也可能导致栓塞、皮肤坏死，甚至失明，面神经损伤也时常可以见到，所以在此部位操作时应注意层次。

六、眉部线雕的操作方法

（一）线雕填充眉弓

我们最开始使用PDO 4-0 螺旋线和爆炸线，但是填充塑形效果不好，且维持时间不超过3个月。目前主要采用PDO 双股"小V线"（4 cm）或PCL 双股"小V线"（4 cm）。前者较硬，即刻的塑形效果较好，能维持6~8个月；后者较软，能维持1年半，从眉尾进线，一侧置入3~5根"小V线"（图12-11）。

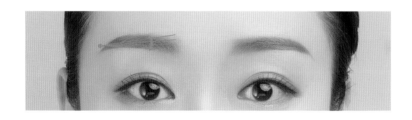

图12-11　线雕填充眉弓设计方法

需要强调的是，眉弓填充术后，往往照片显示的前后对比不明显，而求美者本人对于外观的改善很满意，因为术中基本没有肿胀，可以根据整体面部形态，确定放置眉弓填充线的数量，相比于眉弓假体填充，填充更自然，而且可以兼顾眉间纹、眉间凹陷等区域。眉弓填充后，往往视觉上显得眉弓稍微立体。对于一部分求美者，可以在眉尾颞区附近，常规行透明质酸填充注射，过渡更为流畅。

临床案例1：

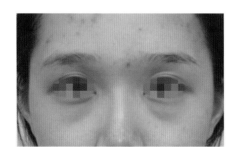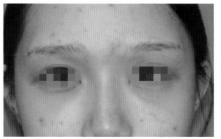

图12-12　双侧线雕填充眉弓后，眉毛显得更为立体，眉尾的局部凹陷改善。上图：术前、术后正位对比照片；下图：术前、术后斜位对比照片

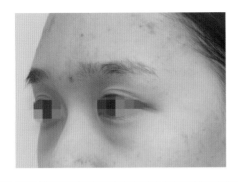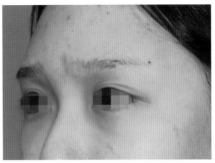

图12-12 （续）

临床案例 2 ：

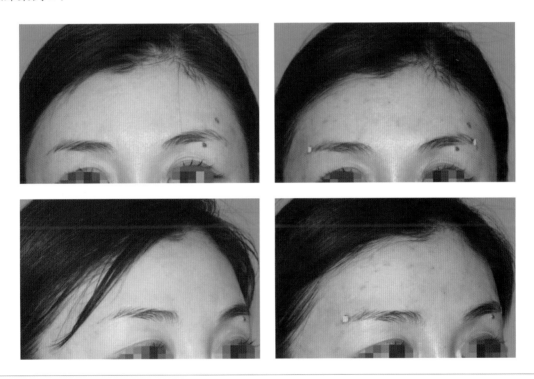

图12-13　线雕填充眉弓后，视觉的"高亮点"在眉弓，显得更有神采。眉弓的凸度增加，整体面部对称性改善，术前左侧眉毛较高的外形也改善。由于线雕填充对皮肤的直接支撑提升作用，上睑皮肤松垂也轻度改善。上图：术前、术后正位对比照片；下图：术前、术后斜位对比照片

（二）线雕填充眉间纹、眉间凹陷

针对眉间纹等静态纹，常规注射少量局麻药，用 21 G 或 23 G 钝针在皮下剥离，在凹陷处皮下置 PDO 爆炸线或 PCL 网管线 2~4 根。也可以常规用透明质酸线性填充，结合肉毒杆菌毒素注射眉间纹，以提高局部平整度。

用 27 G 钝针在皮下平铺局麻药后，先用小针刀皮下剥离眉间纹，在眉间纵纹凹陷处置入 PDO 爆炸线 2~3 根，然后用透明质酸线性填充较浅层的凹陷。取双侧眉峰入口，呈扇形，在眉下疏松层置入 3~4 根 PCL 线（双股"小 V 线"）。有约 2/3 的线材置于眉毛下方，方法和隆眉弓一致，另 1/3 的线材越过眉间纵纹，起到支撑桥梁的作用（图 12-14）。

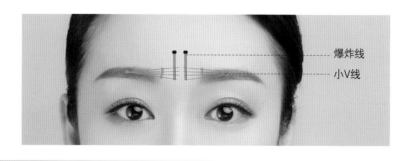

图12-14　线雕填充眉间纹、眉间凹陷设计方法

临床案例：

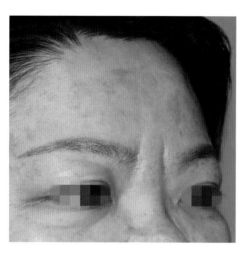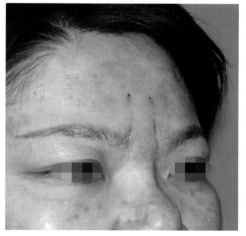

图12-15　术前、术后斜位对比照片

（三）线雕提眉

1. **方法一**　采用双针线，小针刀破口，从 E/S 进针点以双针背靠背进针至骨膜层，两针小于 15°，逐渐走浅至皮下，分别向眉中心 E1/S1 点出针，逐渐分别向眉中心 E1/S1 点出针，再以此点向上回折，逐渐走深至额部发际缘 E2/S2 点出针，在此点继续向下回折，逐渐走浅至 E3/S3 点出针，再向上回折至 ES/S4 点处（图 12-16）。

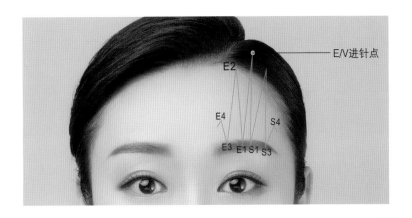

图12-16 线雕提眉设计方法一

临床案例1：

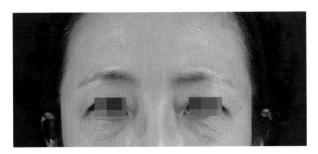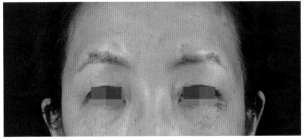

图12-17 术前、术后5天对比照片

临床案例2：

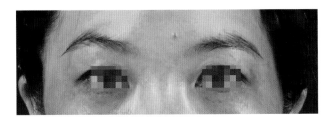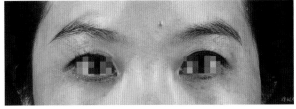

图12-18 术前、术后22天对比照片

2. **方法二**　首先根据求美者的需求来提升眉形的位置。定点定位于发际缘点 E。使用双针线，用蚊式钳夹住双针线中间无倒刺区，将线等分、对齐，从 E 点进入穿到骨膜上，然后两段线分别操作；出针点 E1/E4 分别定位在眉毛毛发中。如图 12-19 所示，E1、E4 点之间的距离为 1~2 cm（最大不可超过 2.5 cm），再向 E2/E5 出针，根据需要眉形可调整位置，再从 E2/E5 点反折向 E3/E6 出针；按压反剪，将多余的线头剪掉，术后抚平，观察两侧是否对称。如操作两根，则重复上述步骤。

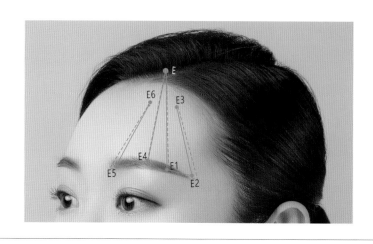

图12-19　线雕提眉设计方法二

3. **方法三**　使用双针线，在眉峰处，双针背靠背同孔进针至额肌，两针小于 15° 分别斜向上方走针布线，并逐渐走深至骨膜层，在发际边缘出针，通过提拉线来调整眉峰的理想高度，然后同孔出、同孔进，小于 15° 向下反折，走浅层出针剪线（图 12-20）。

这种提眉方式对于眉尾下垂效果较好，但没有提升眉头软组织的效果。进针、出针点很容易形成凹陷，需要提前扩大针眼，充分剥离。

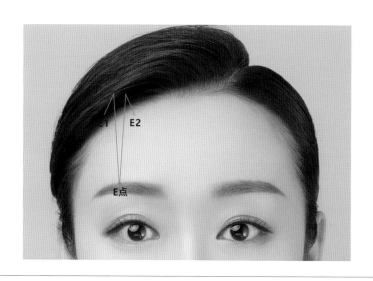

图12-20　线雕提眉设计方法三

六、额、颞部联合运用

（一）额部线雕填充结合透明质酸填充

临床案例：

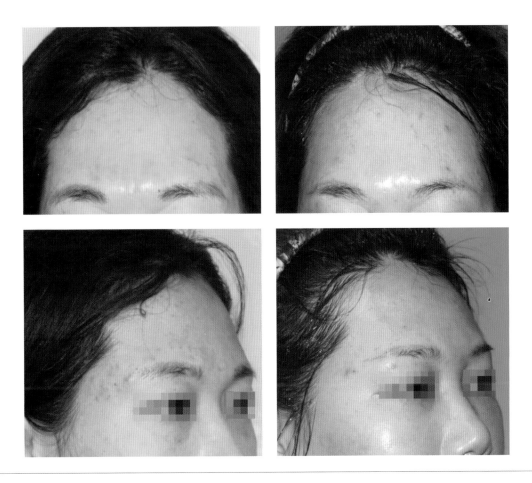

图12-21　眉间凹陷采用透明质酸填充（0.5 ml），两侧额部凹陷（眉上1~2 cm区域）行线雕填充术前、术后6个月对比照片

（二）眉弓填充结合额部线雕填充

对于大多数中国女性，往往需要眉弓填充塑形结合额部填充塑形。传统采用脂肪或者透明质酸填充。脂肪的优点是一旦成活，可以终身保持容量，尤其适合额、颞部等较大范围填充。缺点是对于技术的要求较高，尤其是为了保持较高的成活率，需要做深层和皮下浅层双重填充。术后脂肪成活率不确定，容易出现局部凹凸不平。术后恢复期间须避免揉压或者外力创伤，否则容易出现局部凹凸不平。而且脂肪填充术后一旦出现凹凸不平，较难二次脂肪填充修复。脂肪较软，一侧眉弓只能填充 0.5 ml

左右，不是理想的眉弓填充材料。

透明质酸的优点是不需要供区吸脂，即刻填充塑形，恢复期很短。缺点是额部填充技术难度很高，需要紧贴骨膜表面，用钝针深层填充。考虑到平整度，往往采用小分子透明质酸，因此维持时间在6个月左右。同样，术后2周内应严格避免额部频繁剧烈表情或者外力揉压。

相比于脂肪和透明质酸，线雕填充的最大优点是没有血管栓塞的风险，如额部、头皮坏死，甚至永久性失明。另外，线雕填充的维持时间在1~2年，而且技术难度相对较低。缺点是如果埋置不当，术中取出线材较难；而且线雕填充后，没有专门的溶解材料。

临床案例：

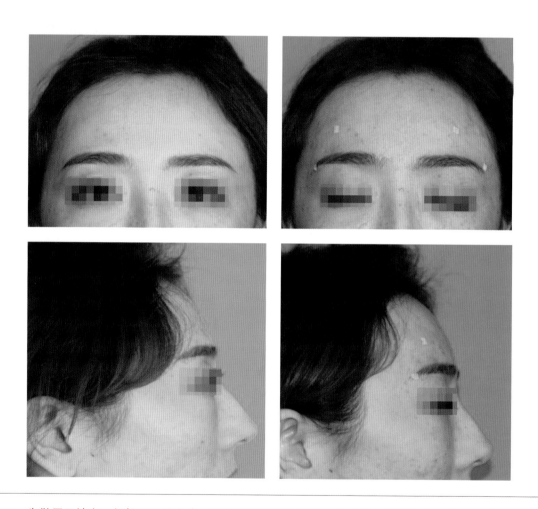

图12-22　先做眉弓填充，根据眉弓的高度，调整额部的填充程度。该案例仅做眉上部分的额部填充（即额部两处白色胶布中间部分的填充）。上图：术前、术后正位对比照片；下图：术前、术后侧位对比照片

（三）额部脂肪填充结合眉弓线雕填充

临床案例：

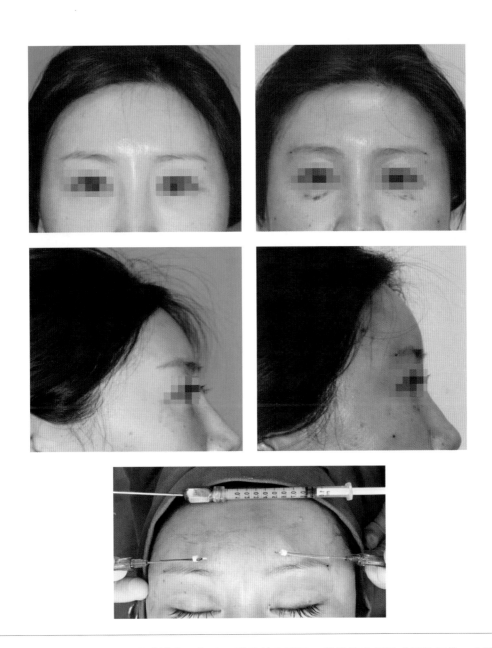

图12-23　额部脂肪填充结合眉弓线雕填充。相比于脂肪填充眉弓，线雕填充眉弓术后恢复快，上睑肿胀减轻，同时眉弓轮廓感更强。上图：术前、术后正位对比照片；中间图：术前、术后侧位对比照片；下图：额部脂肪填充结合眉弓线雕填充

临床提示

术后疼痛主要发生在术后 4 小时到 3 天内，尤其是术后当天晚上痛感最强烈，甚至可以达到 8~9 分疼痛（10 分制疼痛数字评价量表）。我们最开始采用氨酚羟考酮 5~10mg 口服，但是容易引起头晕等不适。因此采用非甾体消炎药双氯芬酸钠（迪根），一次口服 0.1 g/片，在线雕术后 2~3 h 内口服 0.1 g，一天最多服用 4~5 次如果连续 3 次口服仍有明显疼痛，再加服氨酚羟考酮 5 mg/片。氨酚羟考酮最多只能连续口服 4~5 天，否则有成瘾的可能性。或最开始使用盐酸曲马多片，口服 100 mg/片，但容易出现胃肠呕吐等不适反应。现在改为西乐葆（塞来昔布胶囊），术后 2~3 h 口服 0.2 mg/片，每天 2 次。如求美者胃肠功能差，建议同时口服甲氧氯普胺（胃复安）10 mg/片，每日两次。

（胡金天　谭琳琳　崔海燕）

第 **13** 章

中面部线雕美容医学

信仰到痴迷，追求到极致，团结如一人，认真到疯狂。

——上海宋庆龄基金会怀训整形艺术公益基金

一、相关解剖

了解面部解剖结构是我们在面部安全手术的基础，也是理解面部衰老机制的关键。线雕手术虽然不是开放性手术，但遵循面部解剖学规律，可以让各类线体的植入以及走行在不同层次的操作更有效地完成，以帮助求美者获得一个自然、和谐的面部年轻化效果。首先，我们要了解面部的层次。面部由浅至深可分为以下 5 层，即皮肤、皮下组织、SMAS（图 6-1）、肌肉和骨膜。而面神经分支走行于SMAS 深层，故进行面部线雕操作时，SMAS 上部分是安全的。面部支持韧带是连接皮肤和骨膜的锚定点，包括眶韧带、颧弓韧带、颊上颌韧带（真、假性）和下颌韧带，起到维持正常面部皮肤解剖位置的作用。

解剖学发现，随着年龄的不断增长，骨骼轮廓与软组织容量逐步萎缩，真、假性支持韧带松弛，肌肉和肌腱松弛、萎缩，SMAS 腱膜组织松弛，皮下脂肪与脂肪垫萎缩等，再加上长期地心引力、肌肉表情和光老化等作用，面部会出现不同程度的凹陷、褶皱、松弛和下垂等衰老现象，这为线雕的应用提供了广阔的空间。

二、从解剖学依据看，SMAS提紧是除皱术和面部年轻化的关键

单纯的拉皮手术会出现效果不佳、皮肤坏死和切口张力性瘢痕等问题。随着 SMAS 解剖层次的发

现，目前已公认，SMAS 提紧是现代除皱术的关键要素，既减轻了皮肤切口的张力，又加固了提紧的效果。SMAS 的提紧就像人穿上了紧身内衣，原本臃肿松弛的皮肤软组织立即得到了塑形，回到曲线有致的状态，外面再穿上修身外套就会显得紧致修长。同理，在面部除皱术中，单纯的拉皮手术仅靠皮肤的提紧，张力太大，切口瘢痕明显，很难维持长久的效果。SMAS 和皮肤同时提紧就会得到满意的效果。

我们同样可以把 SMAS 除皱术的原理用在线雕美容中。单靠线植入在皮下及真皮层，是很难达到皮肤软组织收紧的目的，且过度拉紧皮肤还会出现皱褶、凹陷和不平整。如果我们用线对 SMAS 进行编织收紧的话，便符合了除皱术面部年轻化的解剖学要求。

三、在解剖学指导下，实现线雕的双平面紧致提升

双平面的涵义为：根据解剖学基础，SMAS 筋膜以外眦垂线为界限，中下面部可分为正面部和侧面部两部分。在线雕手术操作时，可在两个平面层次操作。在侧面部，线可以在 SMAS 筋膜的中间及上下穿行；在正面部，线则需要走行在 SMAS 筋膜的浅层。在两个不同的平面层次进行布线设计，既保障了安全，又增强了效果。

侧面部的 SMAS 和这一区域的皮下脂肪相对较厚，面神经走行层次较深。我们在做传统除皱手术时，将这一区域的 SMAS 掀起是很安全的。我们可以将掀起的 SMAS 多余部分切除，然后缝合，以此提紧 SMAS；还可以把耳前的 SMAS 筋膜做成"舌形"筋膜瓣，并向耳后乳突部牵拉固定，以提紧下面部；还可以进行耳前 SMAS 筋膜折叠固定，以提紧 SMAS。所以，这给我们带来启示，在线植入的过程中，在外眦垂线外侧的侧面部，线可以走行在 SMAS 筋膜中间，类似波浪穿行，并且可以对该区域的 SMAS 进行线的编织，以起到加强、固定、收紧 SMAS 的作用；并通过线植入后的瘢痕形成及炎性反应，使得 SMAS 筋膜粘连，从而达到增强和延伸面部紧致提升的作用。

四、中面部线雕设计

（一）双平面"连续多Z法"

1.设计思路

（1）该方法适用于中面部皮肤软组织下垂者。采用一个进针孔覆盖整个中下面部，一针连续布线，创伤小，效果自然、确定。

（2）选择在颧弓上方、发际线前作为进针孔（E），由此点向眶下区域及"苹果肌"区域进针布线。在外眦垂线外侧、耳前 3~5 cm 的侧面颊，线可以走行在 SMAS 之中，类似波浪；在外眦垂线内侧区域，线走行在 SMAS 浅层。先穿行至下睑区域，"苹果肌"区域不出针，来回布线 2~3 次，针不拔出进针孔。然后弧形转向下过颧弓，向鼻唇沟外侧及口角外侧方向来回 3 次左右，均不出针。然后继续向下颌缘、耳前及耳垂下来回布线。随后回针至进针孔附近不出针，继续向口角方向布线，回到进针孔，不出线，反向向颞部发际内皮下布线 2~3 次，把余线用完，或剪去多余的线。完成后，用两块纱布轻柔按摩塑

形，无凹陷、不平整存在，手术结束。术后配以面颈颌套固定及压迫，2 h 摘除，3 天内避免过度表情活动及过度咀嚼。可选用 45 cm 或 35 cm 长度线，一个针孔、一根线就可以解决中下面部的问题，效果自然、可靠（图 13-1）。

（3）线材选择：锯齿线。材质选择：PPDO、PDO、PLCL。

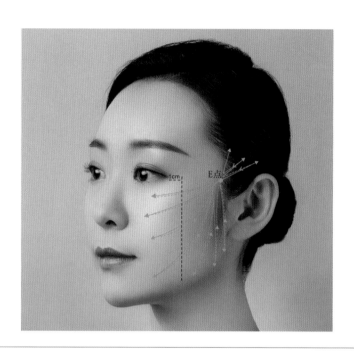

图13-1 双平面"连续多Z法"

2.临床案例分析

患者，女性，41 岁，因中面部松弛下垂要求行年轻化治疗。

（1）术前检查与评估：术前完善血常规、凝血、血糖等常规实验室检查，术前与患者充分沟通，了解患者的预期，确定具体手术方法，并告知其能达到的手术效果。

（2）术前设计：患者取坐位，双眼平视前方。术者用记号笔标记并固定松弛下垂的范围及埋线部位、方向（图 13-2）。

（3）麻醉方法：常规碘伏消毒，铺无菌巾单后，在进针点和标记区域应用 2% 利多卡因 +1∶20 万肾上腺素进行局部浸润麻醉（对于敏感和紧张者可选择局部浸润麻醉 + 静脉镇痛麻醉或静脉全身麻醉）。

（4）治疗方案：按照上述双平面"连续多Z法"进行布线，两侧进行对比，观察对称度，有无凹陷、突出等。

（5）术后效果观察：中面部下垂部位明显提升，鼻唇沟明显变浅，显得年轻、有活力（图 13-3）。

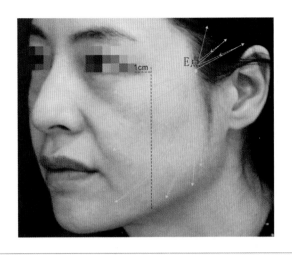

图13-2　术前设计

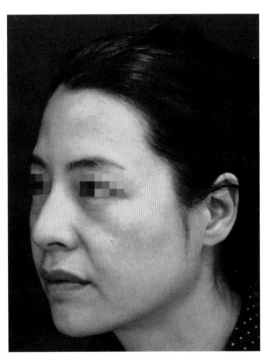
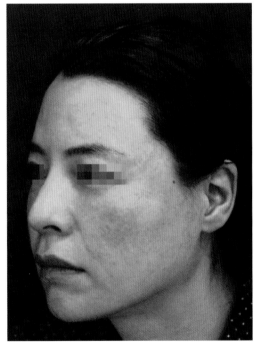

图13-3　术前、术后即刻对比

（二）双平面"两孔三扇面法"

1. 设计思路

（1）该方法适用于中面部皮肤软组织下垂者。采用两个进针孔主要是减少跨颧弓操作难度以及避免出现术后不自然的现象。

（2）第一进针孔 E1 在颧弓上方发际线前，由此点向眶下区域进针布线。在外眦垂线外侧、耳前 3~5 cm 的侧面颊，线可以走行在 SMAS 之中，类似波浪；在外眦垂线内侧区域，线走行在 SMAS 浅层，可收紧下睑区域及"苹果肌"。往"苹果肌"和鼻唇沟方向，可采用向下弧形布线。另外，经此孔向下近乎垂直进针，经耳前区域达下颌缘后 1/3，可起到耳前及下颌缘后部的紧致提升。两个方向可各布 3~5 根线。

第二进针孔 E2 在颧弓下方发际线前。在外眦垂线外侧、耳前 3~5 cm 的侧面颊，线可以走行在 SMAS 之中，类似波浪；在外眦垂线内侧区域，线走行在 SMAS 浅层。弧形布线达鼻唇沟下部、口角外侧及下颌缘前部，可布 3~5 根线，可改善鼻唇沟、口角和下颌缘的松弛下垂。此布线与耳前布线网状交织，起到加固支撑、紧致提升的作用（图 13-4）。

（3）线材选择：锯齿线。材质选择：PPDO、PDO、PLCL。

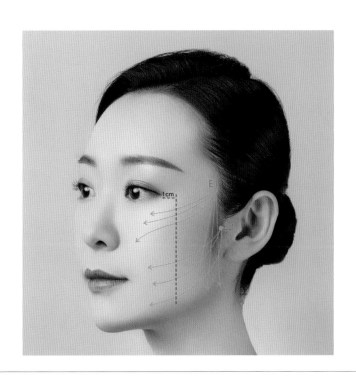

图13-4　双平面"两孔三扇面"法

2.临床案例分析

患者，女，40 岁，因面部下垂要求行年轻化治疗。

（1）术前检查与评估：术前完善血常规、凝血、血糖等常规实验室检查。术前与患者充分沟通，了解患者的预期，确定具体手术方法，并告知其能达到的手术效果。

（2）术前设计：患者取坐位，双眼平视前方。术者用记号笔标记并固定泪沟凹陷的范围及埋线部位、方向（图 13-5）。

（3）麻醉方法：常规碘伏消毒，铺无菌巾单后，在进针点和标记区域，应用 1% 利多卡因 +1：20 万肾上腺素进行局部浸润麻醉（对于敏感和紧张者，可选择局部浸润麻醉＋静脉镇痛麻醉或静脉全身麻醉）。

（4）治疗方案：按照上述双平面"两孔三扇面法"进行布线，两侧进行对比，观察对称度，有无凹陷、突出等。

（5）术后效果观察：中面部下垂部位明显提升，鼻唇沟明显变浅，显得年轻、有活力（图13-6）。

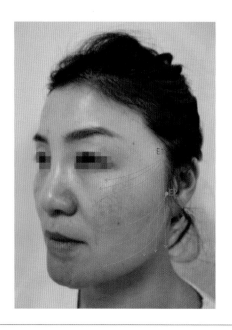

图13-5 术前设计

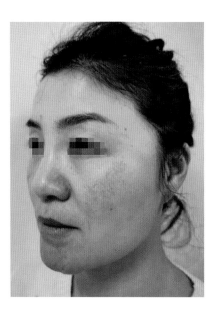 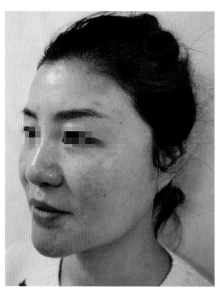

图 13-6 术前、术后即刻对比

（崔海燕　陈俊光　董钦晓）

第14章

眶周线雕美容医学

Aesthetic
Thread Rejuvenation
in Asians

有志者事竟成，破釜沉舟，百二秦关终属楚。苦心人天不负，卧薪尝胆，三千越甲可吞吴。

——蒲松龄

随着年龄的增长，眼眶区域多个层次发生了变化，例如，眶周皮肤弹性丧失，眶周出现皱纹，眼睑也变得水肿，眶隔脂肪膨出，出现眼袋等。美国哲学家爱默生曾说过："人的眼睛和舌头所说的话一样多，而且不需要查字典，就可以从眼睛的语言中了解整个世界。"也就是说，眼睛是人类心灵的窗户，是我们洞察世界的工具。然而，"人老眼先老"对于许多爱美人士来说是难以接受的。

一、眶周的解剖与美学

眼眶是容纳眼球等组织的类似四边锥形的骨腔，左右各一，互相对称。成人眶深 4~5 cm。眼眶除外侧壁比较坚固外，其他三壁骨质均菲薄。上壁与前颅凹、额窦相邻；下壁与上颌窦相邻；内侧壁与筛窦、鼻腔相邻，其后方与蝶窦相邻。

眼眶壁上有许多孔、裂、缝隙和窝，重要的有以下几处：

1. 视神经孔　位于眶尖部，为视神经管的眶内开口，呈垂直椭圆形，直径为（6~6.5）×（4.5~5） mm。视神经管长 6~8 mm。视神经由此通过进入颅中窝，并有眼动脉自颅内经此管入眶。

2. 眶上裂　位于视神经孔外侧、眶外壁与眶上壁分界处，与颅中窝相通。动眼神经、滑车神经、展神经、三叉神经第一支（眼神经）、眼静脉及交感神经纤维等由此裂通过。此处受损伤，则会出现眶上裂综合征。

3. **眶下裂**　在眶外壁与眶下壁之间有眶下神经、三叉神经第二分支（上颌支）、眶下动脉及眶下静脉与翼腭静脉丛的吻合支等通过。

4. **眶上切迹（或孔）**　在眶上缘外 2/3 和内 1/3 交界处可触及，系眶上神经和眶上静脉通过处。

5. **眶下孔**　在眶下缘中部缘下 4~8 mm 处，有眶下神经和眶下动脉通过。

6. **眼眶的窝**　眼眶外上角处有泪腺窝，容纳泪腺。在眼眶内上角处有滑车窝，此处有滑车，供上斜肌通过。眼眶内侧壁前方有泪囊窝，泪囊位于窝内。泪囊窝前缘为泪前嵴，后缘为泪后嵴，下方接骨性鼻泪管。

7. **眼睑的血供**　有浅部和深部两个动脉血管丛，分别来自颈外动脉的面动脉分支和颈内动脉的眼动脉分支。离睑缘约 3 mm 处形成睑缘动脉弓，睑板上缘处形成较小的周围动脉弓。浅部（睑板前）静脉回流到颈内和颈外静脉，深部静脉最终汇入海绵窦。由于眼睑静脉没有静脉瓣，因此化脓性炎症有可能蔓延到海绵窦而导致严重的后果。

所谓年轻美丽的眼睛，一定是上睑不凹陷，无眼袋、泪沟、眶颧沟，无眶周皱纹，眼睑皮肤弹性佳，皮肤不暗沉等。这样的眼睛才是符合我们东方人气质的美丽年轻的眼睛（图 14-1）。

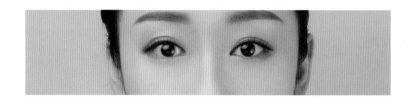

图14-1　眼睛的美学

二、眶周衰老的临床表现

眼周老化是面部老化最显著的特征之一，也是面部老化出现最早的区域。衰老的眼睛会给人以疲惫无神的感觉。眶周老化的主要表现有：上睑凹陷、泪沟、眶颧沟、眉尾部低平以及眼周皱纹等。

三、引起眶周衰老的原因

（一）眼睑皮肤的衰老

由于眼睑的皮肤是人体皮肤中最薄的，其中尤以睑缘处最薄，约为 0.6 mm。眼睑的皮肤非常富有弹性，但随着年龄的增长，皮肤内的弹力纤维老化，其弹性减弱，容易形成皱纹并下垂，形成"三角眼"（图 14-2）。

（二）眼睑肌肉的衰老

眼轮匝肌的作用是使眶部皮肤产生皱纹，使眉下降，上提颊部皮肤，使眼睑用力闭合。眼轮匝肌的老化及功能的减退可出现外侧眉下垂、上睑松弛、眼角下垂、下眼袋及鱼尾纹等。

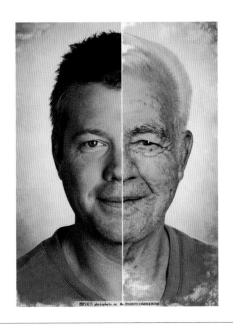

图14-2　眼睑皮肤的衰老

（三）眼睑骨骼的变化

1. 眼眶向外下侧和上内侧逐渐扩大。

2. 眶口和眶腔增大，使骨骼和软组织比例失调，导致眶下脂肪膨出、泪沟加深、眼球内陷和下移。

3. 眼眶内上方的软组织陷入眶内，表现为眉下垂和眶内侧凹陷。

4. 眼眶外下方的软组织下陷，导致下睑袋形成、下睑脂肪膨出和鼻颧沟加深。

5. 连同中面部骨骼的变化：在中面部，眶下缘和上颌骨前部逐渐后移，导致泪槽畸形和面颊软组织的纵形凹陷。

（四）睑周支持韧带的松弛造成组织移位

该原因引起的眶周衰老表现为泪沟、眶颧沟、睑颊沟、眼袋和鱼尾纹等。

1. **泪沟的分型及形成机制**　泪沟是眶周老化进程中较早出现的临床症状，会给人以疲惫无神、无精打采的感觉。泪沟是1993年由Flowers首先定义的，即从内眦开始向外下方延伸的位于下睑部与面颊交界处的凹陷。其分型包括：①萎缩型（Atrophy）；②凸起型（Bulging）；③松弛型（Laxity）。

泪沟的形成机制与诸多因素有关，包括：①内眦韧带或眶颧韧带过于坚韧致密而导致的泪沟凹陷；②生理、病理性因素所致眶隔内脂肪堆积而导致的泪沟凹陷；③机体老化导致眶周皮肤组织胶原蛋白流失，皮肤弹性减弱，受重力影响下移而导致的泪沟凹陷等。

2. **鱼尾纹的分级**　0级：没有皱纹，面色红润，皮肤有弹性；1级：有细小假性皱纹；2级：有细小真性皱纹；3级：有轻度真性皱纹；4级：有中度真性皱纹；5级：有重度真性皱纹；6级：有极重度真性皱纹，皮肤弹性差。

出现以上这些眶周老化的情况，我们可以通过手术予以改善，但随着人们生活节奏的加快，更多的人愿意接受微创的方式。我们可以通过填充剂及肉毒杆菌毒素予以填充注射，以改善眶周衰老的情况，也可以通过线材的埋置使得皮下的组织纤维再生，达到饱满、紧致、祛皱的功效。

四、眶周线雕的操作方法

眶周多用 PPDO 线进行年轻化治疗。我们应用 PPDO 线矫正眶周泪沟、眶颧沟凹陷的原理是：一方面，线材的体积本身具有物理填充作用；另一方面，在线材代谢过程中，能刺激皮肤胶原蛋白的生成，使真皮层增厚收紧，间接起到填充作用，维持时间可达 12~18 个月。

（一）方法一

1. **术前检查与评估** 术前完善血常规、凝血、血糖等常规实验室检查。术前与患者充分沟通，了解患者的预期，确定具体手术方法，并告知其能达到的手术效果。

2. **术前设计** 患者取坐位，双眼平视前方。术者用记号笔标记埋线部位、方向。

3. **麻醉方法** 常规碘伏消毒，铺无菌巾单后，在进针点和标记区域，应用 2% 利多卡因 +1：20万肾上腺素进行局部浸润麻醉（对于敏感和紧张者，可选择局部浸润麻醉 + 镇静）。

4. **材料选择** 平滑线或螺旋线，每侧 10~15 根。

5. **治疗方案** 取眼外眦水平线外 0.5 cm 的垂线上做 3~5 个进针点，水平布线。然后在眼外眦外侧 0.5 cm 进行弧形向内下布线，线走行于皮下层。术后以纱布轻微抚平，防止出现凸起及凹痕（图 14-3）。

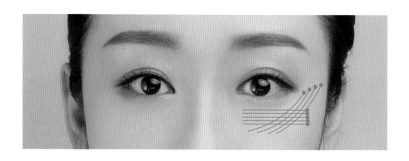

图14-3 眶周线雕设计方法一

（二）方法二

1. **术前检查与麻醉方法同上。**

2. **材料选择** 平滑线或螺旋线，每侧 6~10 根。

3. **治疗方案** 取外眦部外下方处做进针点，破皮后，轻压片刻，在真皮层或皮下浅脂肪层斜行至下睑区域进行弧形布线。术后以纱布轻微抚平，防止出现不对称及凹痕（图 14-4）。

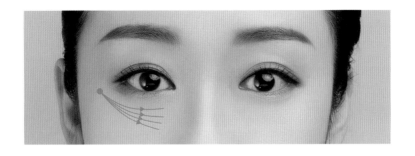

图14-4　眶周线雕设计方法二

（三）方法三

1. **术前检查与麻醉方法同上。**

2. **材料选择**　平滑线或螺旋线，每侧 6~10 根。

3. **治疗方案**　取鼻孔外缘上方做进针点，破皮后，轻压片刻，在真皮层或皮下浅脂肪层斜行至下睑区域进行交叉布线。术后以纱布轻微抚平，防止出现不对称及凹痕（图 14-5）。

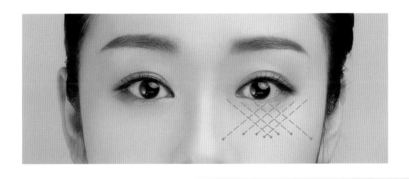

图14-5　眶周线雕设计方法三

（四）方法四

1. **术前检查与麻醉方法同上。**

2. **材料选择**　平滑线或螺旋线，每侧 6~10 根。

3. **进针点的选择**　取眉尾下方和发际缘处做进针点，破皮后，轻压片刻，在真皮层或皮下浅脂肪层垂直交叉布线。术后以纱布轻微抚平，防止出现不对称及凹痕（图 14-6）。

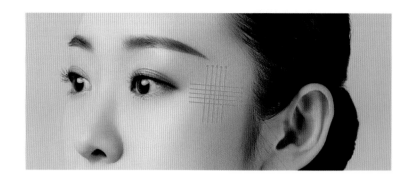

图14-6 眶周线雕设计方法四

五、术后注意事项

1. 术后48 h内局部间断冰敷，以减少术区的出血、肿胀与疼痛。
2. 术后3天内可预防性口服头孢类抗生素和云南白药胶囊，以预防感染、出血及过敏反应。
3. 术后2周内避免食用辛辣、海鲜类食物，禁烟酒。
4. 1个月内避免大幅度的表情动作，以确保线材的填充效果。
5. 告知术后早期可能会有局部异物感，切勿揉压。

六、眶周年轻化的综合治疗

眶周的衰老原因涉及多个方面，我们的解决方案也就不能一概而论。线雕可以与填充剂和肉毒杆菌毒素注射、光纤溶脂、美塑疗法等联合应用（图14-7）。

1. 当患者的眼袋、泪沟并存时，我们可以通过光纤仪器于眼睑外下方选择进针点，于眶隔脂肪层光纤溶解膨出的眶隔脂肪，同时联合线雕。

2. 当患者有泪沟凹陷，同时伴有眶隔区软组织容量不足时，我们可以线材填充泪沟的同时，联合

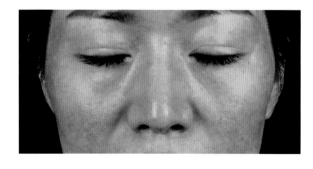
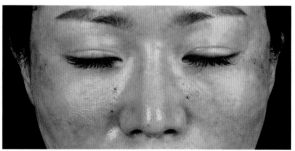

图14-7 眶周年轻化的综合治疗前、后对比照片

透明质酸填充"苹果肌"区域。

3. 当患者出现泪沟并伴有皮肤的松弛，我们可以用透明质酸填充泪沟，并联合平滑线以井字格真皮层内布线以紧致眶周的皮肤。

4. 当患者出现鱼尾纹时，我们在收紧眶周皮肤的同时，可以注射肉毒杆菌毒素，以改善眶周的动态性皱纹。

5. 在线材填充泪沟的同时还可以联合美塑疗法，改善眶周的肤质。

七、小结

眶周由于其位置、解剖的特殊性，兼顾美观等因素，并且其衰老是一个多元化的过程，因此眶周年轻化的治疗一定是借助多种工具，运用多种方法，综合全面地打造符合东方人气质的眼部，呈现美丽的年轻状态。

临床提示

1. 面部五官中，眶周最为娇贵，也最早出现衰老。
2. 眶周衰老表现在眶骨的吸收、韧带的松弛、软组织的移位以及皮肤弹性的弱化。
3. 埋线填充在泪沟、眶颧沟、眼袋、鱼尾纹以及眉尾低垂的改善中起到重要作用。
4. 任何一种衰老都不是一种原因引起的，因此，我们在临床治疗中常常将线材与填充剂和肉毒杆菌毒素注射、光纤溶脂以及中胚层美塑疗法等一起联合应用，综合全面地打造符合东方美学的美丽容颜。

（陶琳　赵伟　崔海燕）

蒹葭苍苍，白露为霜。所谓伊人，在水一方。

——《诗经·蒹葭》

一、鼻部的解剖

鼻位于颜面中部，是体现面部立体感的第一要素。外鼻是一个三角形锥体。外鼻支架上 1/3 是骨性结构，由鼻骨、上颌骨额突和额骨鼻部构成。下 2/3 是软骨结构，由上侧鼻软骨、鼻翼软骨和鼻中隔软骨构成。其外被组织由深至浅分别为（软）骨膜层、深筋膜层、肌纤维层、皮下组织层、真皮层和皮肤，内层为鼻黏膜（图 15-1、图 15-2）。

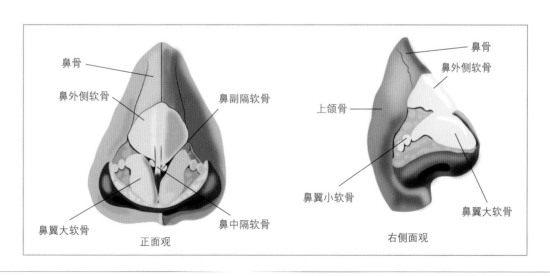

正面观　　　　　　　　　　右侧面观

图 15-1　鼻的支架结构

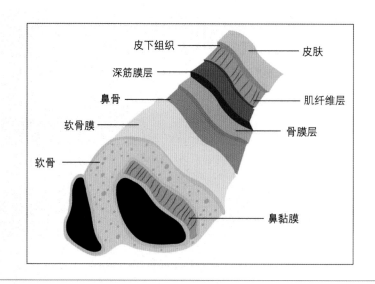

图15-2　鼻外被组织

二、鼻部的美学

（一）鼻根高度

鼻根高度指鼻根在两内眦连线上的垂直高度。中国人鼻根高度一般不低于9 mm，女性为11 mm左右，男性为12 mm左右。鼻根起点的高度平两侧重睑连线的水平位置。如果起点偏高，会使鼻的视觉高度偏高，呈现通天鼻形；如果起点位置偏低，在同等鼻根高度情况下，会使鼻根从视觉上高度偏低。

（二）鼻根点的凹陷程度

由额骨眉间部突起和鼻骨下陷所形成的凹陷从侧面看构成了鼻额角。正常鼻额角在115°～130°，超出此范围则会破坏眼鼻搭配的美学（见第2章第1节图2-1-4）。

（三）鼻梁

鼻梁为一长嵴，其上部为骨性支架，较固定；下部为软骨支架，具有一定的弹性和活动度。鼻背两侧延伸与眶下区相连，下端与鼻翼相接。鼻侧部为鼻梁的两侧面。鼻背侧面观形态可分为凹型、直型和凸型鼻梁三大类型（图15-3）。

鼻背的宽度从鼻根至鼻尖方向逐渐变大，最宽的位置应该在鼻翼的稍上方。鼻梁的高度和宽度的比例决定了鼻梁在视觉上的挺立度。中国人鼻根位置的鼻梁宽度为5~7 mm，鼻翼上方位置的鼻梁宽度为6~9 mm。

（四）鼻头

鼻头由鼻尖、鼻翼、鼻孔和鼻小柱共同构成。鼻头部的审美要素包括鼻尖表现点、鼻翼沟、鼻唇角、鼻翼与鼻尖的形态搭配。在鼻尖的形态中，两侧鼻翼软骨的中间脚是主要决定因素，东方人还受

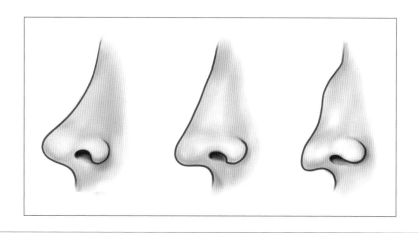

图15-3　鼻背类型

到其间的脂肪组织、鼻尖皮肤厚度等因素的影响。理想的鼻尖高度与鼻长度的比例为0.67∶1。鼻尖高度在男性为26 mm，女性为23 mm，低于22 mm者为低型鼻，高于26 mm者为高型鼻。

　　根据鼻尖的大小形态不同可分为：尖小型、中间型和钝圆型。鼻基底部与通过鼻尖下点水平面所形成的角度称为鼻唇角，一般为90°～105°。根据角度不同，可分为水平型、上翘型和下垂型（图15-4）。

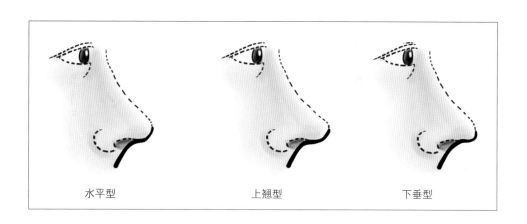

水平型　　　　　　　　上翘型　　　　　　　　下垂型

图15-4　鼻尖方向审美

　　鼻尖表现点共有4个：①鼻尖上点，从侧面看是鼻翼软骨和侧鼻软骨交叉产生的，这个点是鼻梁的下部边缘，又是鼻尖的起点。②鼻尖下点，是大翼软骨中间脚和内侧脚的交界处，是鼻尖的最低点和鼻长度的最远点。③两个鼻侧表现点，是软三角的内侧起点，由大翼软骨内侧脚凸出形成。4个鼻尖表现点呈菱形分布（图15-5）。

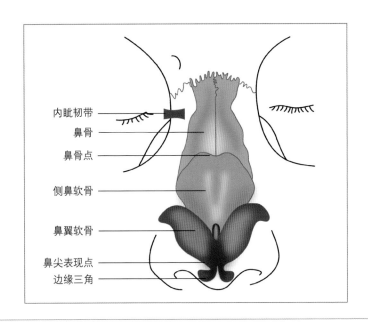

图15-5　鼻尖表现点

（五）鼻小柱

鼻小柱为鼻中隔前下部的游离缘。它连接鼻尖和上唇，同时分隔两个鼻孔，参与鼻基底的组成。鼻小柱与水平面的角度决定了鼻尖为上翘型、水平型或下垂型。根据鼻小柱高度和宽度的不同，可将其分为细窄型、中等型和宽大型（图15-6）。

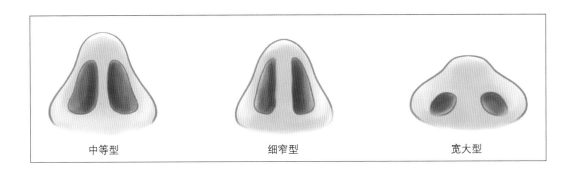

中等型　　　　　　　　　细窄型　　　　　　　　　宽大型

图15-6　鼻小柱形态审美

（六）鼻孔

鼻孔由鼻小柱和鼻翼构成，这三者共同组成了鼻锥体的基底部。因此，鼻孔的形状与鼻基底部的形态、鼻尖的高度和鼻基底部的宽度都有密切关系，具有很重要的形态特征和美学价值，对鼻整形手术设计和手术切口选择都有较重要的指导作用。鼻孔形态一般可分为圆形梨状孔型、对角梨状孔型和水平梨状孔型（图15-7）。

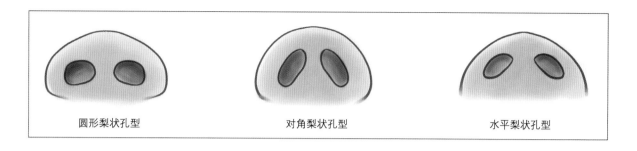

| 圆形梨状孔型 | 对角梨状孔型 | 水平梨状孔型 |

图15-7　鼻孔形态审美

东方人鼻形态主要有以下特征：①鼻较小，鼻梁偏低。②额骨鼻突处较宽而低平，鼻额角大于120°。③鼻宽中等，鼻尖突度小。④额骨鼻突至鼻尖，在男性近似直线，在女性微呈凹型。⑤鼻孔形态差异较大。

三、PPDO鼻部线雕美容的优势

PPDO 鼻部线雕美容是利用目前最先进的聚对二氧环己酮（PPDO）可吸收线材质，进行特殊设计及联合应用，对鼻部多种美学缺陷进行微创矫正的新技术。PPDO 鼻部线雕美容具有如下优势：

1. **线材优势**　PPDO 线具有良好的生物相容性、生物可吸收性和生物可降解性三大品质优势，具有超长的吸收期（180~210 天），纯天然植物染色（紫色），使其同时具有止血、抗菌作用。

2. **设计独特**　抬高鼻小柱使用的线粗为 1#，线长 2.5~2.6 cm，功能区呈双向反向倒刺，且为双伞状头，有可靠的支撑作用，同时不易顶破皮肤，对鼻尖塑形效果好。鼻背垫高可选用 V 形锯齿线或多股线，通过不同数量地摆放排列，可有效垫高鼻梁。也可使用平滑线进行鼻部其他美学单位的微调（图 15-8）。

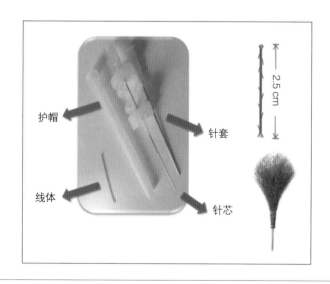

2.5 cm

护帽　针套　线体　针芯

图15-8　隆鼻线结构

3. **操作优势** PPDO 隆鼻线用于矫正轻中度鞍鼻，近期效果非常好，简单易行，手术时间 10~15 min，恢复期仅有 2~3 天，且无栓塞风险，是一种深受欢迎的鼻部微整形手段。

4. **效果优势** 鼻部线雕是以建筑学的结构工程学原理为理论基础，隆鼻效果优于透明质酸注射，维持时间达 12 个月以上，能矫正很多以前必须手术才能解决的问题，如矫正鼻长度、鼻高度、鼻尖鼻孔形态、鼻唇角等，甚至还能解决某些开放性鼻整形手术不能解决的问题，如皮肤薄、痘坑、10° 以内的轻度假体偏斜等。

四、适应证

1. 改善鼻型，如轻中度鞍鼻、鹰钩鼻、驼峰鼻、鼻翼过大等。
2. 注射隆鼻术后外观不佳、透光，要求非手术方法矫正者。
3. 假体隆鼻手术后的某些小缺陷，不愿意或不适合再次行手术矫正者。
4. 对隆鼻手术有恐惧心理、不敢尝试，希望手术时间短、恢复快的患者。

五、禁忌证

1. 鼻部软骨和骨性结构严重畸形，需要手术矫正者。
2. 朝天鼻。
3. 鼻小柱过短，上推不能达到 2.5 cm 者。
4. 鼻腔、口腔、面部或全身有感染灶者。
5. 妊娠及哺乳期、骨骼尚未发育完毕的未成年者。
6. 重要脏器功能不全、高血压、糖尿病、免疫功能缺陷、严重过敏性体质、瘢痕性皮肤以及体相认知障碍者。

六、鼻部线雕的操作方法

（一）线雕抬高鼻尖

1. 术前设计及画线：术者用左手拇、示指伸进鼻孔抬鼻尖，模拟鼻尖抬高后的效果和鼻小柱长度，鼻小柱抬高后长度小于 2.5 cm 者不适合行线雕隆鼻。标记鼻背正中线、鼻根点和鼻尖三个呈"品"字形分布的进针点。

2. 术区和鼻孔内黏膜常规用聚维酮碘消毒、铺巾，鼻尖和鼻小柱用含有肾上腺素的利多卡因溶液（2% 利多卡因 5 ml+ 肾上腺素 5 滴）0.5~1 ml 局部浸润麻醉。

3. 用 4# 小针刀做平行于鼻背方向的皮肤切口。先做最上一个进针点埋线，将鼻小柱专用埋置针（内装有伞状头鼻小柱线）先沿切口方向进入皮下层（深度约 3 mm），然后针尾向上转 90°，变为垂直进针，在鼻孔内的两手指保护和引导下做鼻小柱内垂直方向的推进并拉高鼻尖，当针尖感觉到上颌骨阻力后停止。

4. 提起上唇观察，确保埋置针未穿破口腔黏膜，然后边退针、边推线，针前端退出皮肤切口前要有一个向鼻背方向的推力，以防线头外露。

5. 在"品"字进针点的下两点，用同样方法置入第 2 和第 3 根线，这两根线为交叉置入，也可以平行分布于第 1 根线材的两侧。

6. 进针口压迫止血，然后涂抹创伤修复凝胶或金霉素眼膏，创可贴保护针眼 6 h，鼻背用胶布固定 3~5 天。

7. 双侧降鼻中隔肌各注射一个点（2 U）A 型肉毒杆菌毒素，以免术后大笑引起线头顶破皮肤（图15-9、图 15-10）。

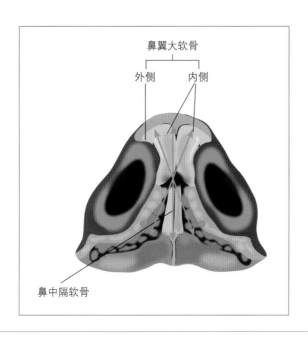

图15-9　线雕抬高鼻尖和肉毒杆菌毒素注射示意图

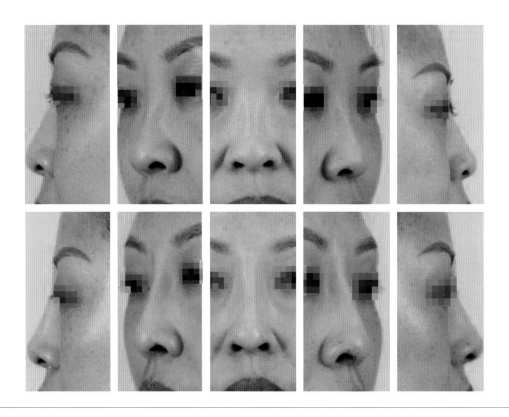

图15-10 线雕抬高鼻尖

上图：左侧位、左前斜位、正位、右前斜位、右侧位术前照片；下图：左侧位、左前斜位、正位、右前斜位、右侧位术后照片

（二）线雕矫正鼻梁低平

1. 常规术前设计、消毒、麻醉等。

2. 鼻背垫高方法：通过原鼻尖抬高的 3 个"品"字切口植入 V 形线（2-0，钝针，26 G），下面两个针孔植入的层次在鼻背筋膜上层，上面一个针孔在皮下层，植入长度根据术前美学设计线确定，一般约 4.6 cm，植入数量根据需要垫高的程度确定，一般总数 5~10 针（10~20 根线）。

3. 全部线植入后一次性剪线，要用剪刀压紧鼻头皮肤状态下剪线，然后再向前推挤鼻尖皮肤，将剪断的线头完全包埋在鼻尖皮下，不能外露或顶起皮肤。

4. 进针口压迫止血，然后涂抹创伤修复凝胶或金霉素眼膏，创可贴保护针眼 6 h，鼻背用胶布固定 3~5 天（图 15-11 ）。

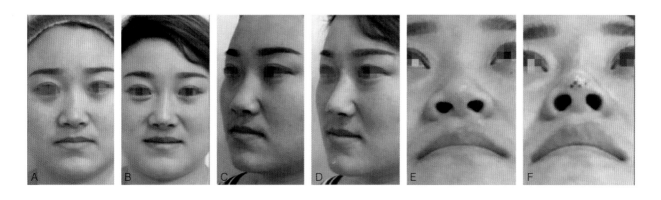

图15-11　线雕矫正鼻梁低平

A. 术前正位；B. 术后正位；C. 术前左前斜位；D. 术后左前斜位；E. 术前鼻底位；F. 术后鼻底位

（三）线雕矫正透明质酸隆鼻术后畸形

1. 术前设计、消毒、麻醉等。

2. 鼻背和鼻尖同时垫高时，应先垫高鼻背，垫高方法同上。在剪线之前，用力挤压塑形。由于皮下和鼻背筋膜下有多根 V 形线做通道支架，一般很容易将透明质酸挤出，特殊情况不能挤出时，可用小针刀在透明质酸聚集处皮肤做切口，不拔针状态下用力挤压，透明质酸会顺针被挤出。

3. 进针口压迫止血，然后涂抹创伤修复凝胶或金霉素眼膏，创可贴保护针眼 6 h，鼻背用胶布固定 3~5 天（图 15-12 ）。

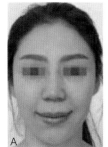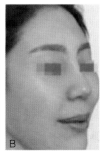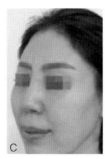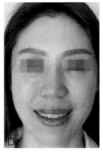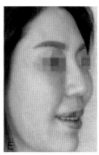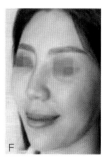

图15-12　线雕矫正透明质酸隆鼻术后畸形

A. 术前正位；B. 术后2个月正位；C. 术前左前斜位；D. 术后2个月左前斜位；E. 术前右前斜位；F. 术后2个月右前斜位

（四）线雕矫正鼻翼宽大

1. 术前设计及画线：术者用两个牙签后端内推鼻翼，模拟出术后效果，并确定进针点。一般进针点位于两侧鼻翼沟处，位置高低根据模拟效果确定。

2. 术区和鼻孔内黏膜常规用聚维酮碘消毒铺巾，用含肾上腺素的利多卡因溶液（2% 利多卡因 5 ml+ 肾上腺素 5 滴）做眶下神经阻滞麻醉，每侧 0.5~1 ml。

3. 用 4# 小针刀做鼻翼处皮肤切口，从切口进针，在皮下层置入 V 形线（2-0，钝针，26 G），针尾端从对侧切口穿出，并把线的转折端露在对侧皮外，同法完成另一侧。将同侧 V 形线的尾端一根线穿过另一侧 V 形线转折中，同法完成对侧。然后两侧 V 形线末端同时拉紧，并将各自的转折端拉入皮下。实现术前模拟效果后，两根 V 形线末端各自打结，但将对侧线的转折端打在一起，这样可以实现牢固固定而不脱钩，将线结埋入皮下（图 15-13）。

4. 进针口压迫止血，然后涂抹创伤修复凝胶或金霉素眼膏，创可贴保护针眼 6 h。

5. 双侧降鼻中隔肌、提上唇鼻翼肌和提上唇肌各注射一个点（2 U）A 型肉毒杆菌毒素，以免术后大笑引起脱钩。

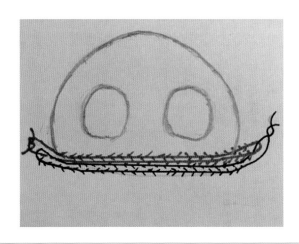

图15-13　线雕矫正鼻翼宽大示意图

（五）线雕矫正鼻假体术后轻度偏斜

1. 术前设计及画线：先将鼻背正中线和原鼻假体背部轮廓线分别画出，测量偏曲程度，一般偏曲在 10° 以内者可以用线雕方法给予矫正，超过 10° 应考虑重修手术。用牙签后端在鼻根点下 1 cm 左右水平由凸侧向凹侧方向推顶鼻假体，模拟矫正后效果，将牙签推顶点标记为 B 点，并在对侧鼻侧壁确定上、下两个点（A 点和 C 点），两点间距 1.5 cm，这两个点与对侧的推顶点形成横置的等腰三角形。

2. 术区常规用聚维酮碘消毒铺巾，用含肾上腺素的利多卡因溶液（2% 利多卡因 5 ml+ 肾上腺素 5 滴）做局部浸润麻醉，每点 0.3 ml。

3. 用 4# 小针刀做 A、B、C 三点皮肤切口，用 6-0 带针尼龙线（4×12，12 mm，3/8 弧，三角针）从 A 点进针，穿鼻假体后从 B 点出针，然后再由 B 点进入，再次穿鼻假体后从 C 点出针，同时拉紧 A、

C点的缝合线，使得假体偏曲矫正，助手稳定住鼻假体，再由C点入针，向深部缝挂在鼻背骨膜上从A点出针，两线在A点打结，查看假体矫正效果，满意后线结埋于皮下（图15-14）。

4. 进针口压迫止血，然后涂抹创伤修复凝胶或金霉素眼膏，创可贴保护针眼6 h。

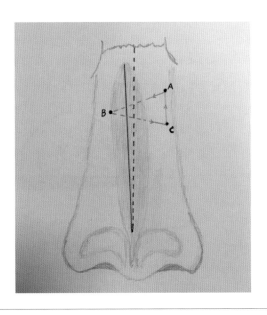

图15-14　线雕矫正鼻假体轻度偏斜示意图

七、术后护理

1. **术后过程**　术后会有轻微肿胀感，个别患者会有上颌骨支撑不适感，2~3天消失。术后鼻背应用胶布固定塑形1周。睡觉时可将枕头垫高，促使肿胀减轻。2周内避免大笑等过度夸张表情，应避免碰撞、重压鼻部。

2. **伤口护理**　6 h内包扎保护，3天内保持干净，可用碘伏棉签或创伤修复凝胶擦洗以防感染。可正常洗脸。

3. **冷敷**　手术后48 h内需要间断冰敷，每次冷敷15 min后休息15 min再敷，一日数次。

4. **饮食**　手术后2周内避免进食辛辣刺激性的食物，忌烟酒。

八、并发症及其防治

1. **局部血肿**　原因：①凝血机制不良因素所致；②操作动作粗暴，组织损伤较重；③术后局部压迫时间过短。

防治方法：①术前常规检查血常规及出凝血时间，排除凝血不良因素；②提倡微创操作，鼻背筋膜下紧贴骨面剥离，保证鼻背筋膜完整，更不能使器械进入肌层操作，造成较大的软组织损伤。

2．**线材偏斜**　原因：①植入线材未在鼻正中线两侧均匀分布；②外力导致线材移位。

防治方法：①术前常规画出鼻正中线和鼻背轮廓线，线材埋置应对称；②术后防止暴力挤压鼻部。

3．**线材浮动**　原因：①多为线材放置过浅，使线材不能直接接触骨面，从而失去贴附作用。

防治方法：放置线材应紧贴骨面，保证鼻背筋膜的完整。

4．**线材外露**　原因：多为线材过长、长时间的局部张力过大所致。

防治方法：①适当裁剪线材，宁短勿长；②术后要嘱受术者当出现皮肤变薄、发红、疼痛时，应及时就诊，线材外露多可以避免。如已穿孔，则应立即清创，取出线材。

5．**感染**　原因：线雕隆鼻术后感染者较为少见。偶尔发生者，多为术前局部就有感染灶，或手术消毒不严格所致。

防治方法：拒绝给有局部感染灶者做线雕隆鼻术；严格遵循无菌操作常规；术后预防性使用抗生素。如术后 3 天局部水肿不退反而加重，出现红、肿、热、痛者，应考虑有感染的可能。应立即打开切口，取出线材，用含有抗生素的液体冲洗创腔，引流，静脉应用抗生素。

九、小结

线雕隆鼻术是近年来兴起的微创鼻整形技术，由于操作简便，创伤轻微，被广泛开展，同时也出现了大量的并发症和不良反应。业界对此项技术的评论不一。拥趸者认为这是一种安全微创的方法，值得推荐；反对者认为其对鼻部组织结构破坏较多，瘢痕和异物反应会导致二期手术修复非常困难，应该禁止。

笔者认为对于线雕隆鼻术不能一概而论，要具体情况、具体分析。如果由技术熟练的医师使用正规产品在正规医疗机构进行，该方法还是有其独特优越性的。分析目前并发症较多的原因，首先是由于该操作看起来技术难度不高，很多非医生也纷纷效仿，导致出现了大量问题；其次，由于这是一项新兴技术，目前还没有统一的操作规范，很多医师在技术探索的过程中也在不断地犯错和吸取教训。因此，加强行业规范，对医师进行操作培训是当务之急。

临床提示

1．鼻部的美学参数　鼻部美学参数是鼻形态、鼻本身以及与周围各结构的角度和比例关系的总称，很好地掌握鼻部的美学参数，是做好鼻整形手术的基础，线雕隆鼻术也不例外。

2．线雕隆鼻术成功的要点　首先，要按照鼻部的美学参数原理结合线材性能，设计出合理的方案。也就是说，要认真研究鼻部的缺陷和所用的线材。其次，要记住线雕隆鼻术不能解决所有的鼻部缺陷，线雕隆鼻术的优势在于微创和快捷。再次，注射肉毒杆菌毒素放松降鼻中隔肌，以及过低的鼻基底联合透明质酸填充，可以起到一加一大于二的效果。最后，要重视术后护理。

（申五一　夏炜　张军）

参考文献

[1] 曹志明, 秦志华, 孙颖莎, 等. 医学美容与美容外科设计. 北京: 清华大学出版社, 2011.

[2] 张宗学. 实用可吸收线材美容技术. 沈阳: 辽宁科学技术出版社, 2016.

[3] 郜皎洁, 陈旻静, 刘振阳, 等. 埋线隆鼻术后并发症的综合处理. 中国美容医学, 2018, 1(27): 13-15.

[4] 申五一, 刘友山, 甘丽, 等. PPDO 线雕矫正透明质酸隆鼻术后外形不佳. 中国美容医学, 2018, 1(27): 10-12.

[5] 王炜. 鼻整形美容外科学. 杭州: 浙江科学技术出版社, 2011.

第 16 章

下面部线雕美容医学

Aesthetic Thread Rejuvenation in Asians

空山细雨客参禅，沙弥门下睡梦酣。风动檐铃寺更静，佛海梵心是渡船。

——崔海燕《雨中登丽水白云寺》

岁月流逝，衰老不可避免。目前公认的三大影响因素为：遗传、年龄（自然老化，又称时程老化）及紫外线照射（光老化）。皮肤老化的主要表现为：皮肤变薄、弹性降低、皮下组织减少以及皮肤和深层软组织结构的松弛下垂。

下面部的老化特点为：由于骨与软组织发生容积缺失，组织结构的支持韧带松弛，其稳固和支撑作用减弱，皮肤及皮下深层组织的退行性变，再加上重力的作用，颞部、颧部和颊部的脂肪垫下移，使下面部体表组织逐渐松垂、弹性减退、皱纹增加等。

一、相关解剖

下面部皮下脂肪可以分为多脂肪区、少脂肪区和无脂肪区。因为锯齿线作用于 SMAS 层深面，所以明确脂肪的分布是至关重要的（图 16-1）。鼻翼外皮下脂肪厚度平均为 1.9 cm，口角外上方皮下脂肪厚度平均为 1.8 cm，是皮下脂肪最厚的部位。沿颈阔肌表面测量，平均厚度为 0.8 cm。以鼻唇沟为界，其外侧为多脂肪区，内侧为无脂肪区。这个解剖学上的特点似乎可以解释鼻唇沟的形成，而且可以解释肥胖脸型和消瘦脸型都可以形成鼻唇沟的原因，同样也很好地诠释了下文中有关锯齿线锚定点选择的重要性。

SMAS 是位于皮下脂肪层深面的一个连续解剖结构，由肌肉和腱膜组织排列构成。SMAS 层在下面部分为肌性、腱膜性和混合性区域。颈阔肌为肌性区域，耳前为腱膜性区域，鼻唇沟外上方附近为混合性区域。肌性和腱膜性区域相对耐牵拉，提拉受力效果好；混合性区域的肌束与肌束间易分离，薄弱的纤维膜又不耐牵拉，因此也称为"SMAS 的薄弱区"。这再次提醒我们，锯齿线提拉的锚着点定位选择的重要性（图 16-2）。

面神经的颊支、下颌缘支和颈支在下面部的体表投影如下：颊支在腮腺前缘浅出，下颌缘支在腮腺下缘浅出，颈支在下颌角后方 0.6 cm 浅出，然后走向前下方，并分支进入颈阔肌（图 16-3）。以腮腺浅出部位为中心，越向外周，可避免损伤面神经，安全性越大（图 16-4）。线雕设计布线时，尤其是锯齿线，避开腮腺位置是明智的选择。

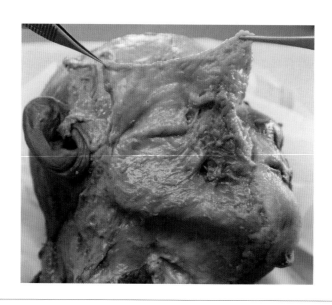

图16-1　鼻唇沟外上方沿颈阔肌表面掀起的多脂肪区

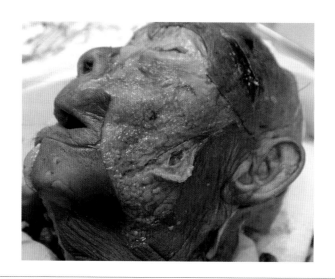

图16-2　在新鲜的实体标本上，将19 G 10 cm锯齿线植入面颊部，依次解剖，锯齿线的层次清晰，表明其位于SMAS深层，此层次恰好符合拉皮手术和解剖层次的安全合理性

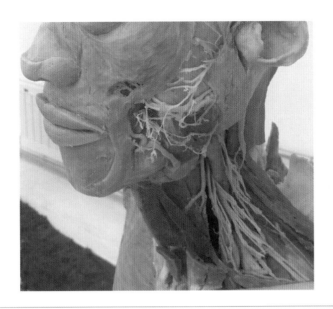

图16-3　面神经的颊支、下颌缘支和颈支从腮腺不同位置浅出（塑化标本）

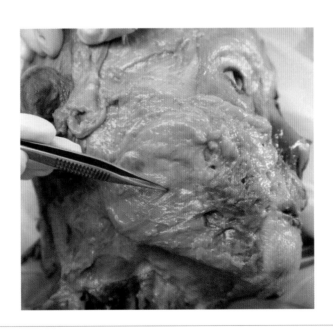

图16-4　从腮腺前缘浅出的面神经颊支

二、下面部的衰老与美学

何为下面部？按照传统"三庭五眼"的划分标准（图 16-5）：上 1/3 从发际到眉间，中 1/3 从眉间到鼻下，下 1/3 从鼻下到颏点。考虑到近年来的美学趋势和需求，笔者将下面部的年轻化范围扩展到锁骨上，也就是涵盖了颈部。

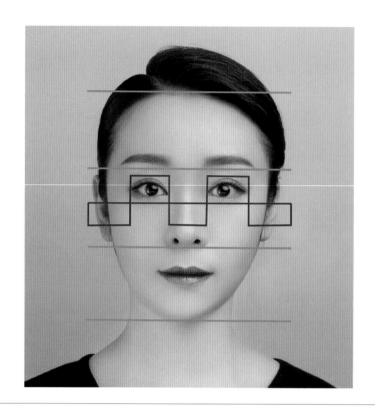

图16-5　三庭五眼

下面部的老化主要表现为：鼻唇沟、木偶纹、羊腮畸形（颏下和颈部下垂皮肤与颈阔肌松垂呈现的下垂，也称"火鸡脖子"）、颏部轮廓不清、颏部后缩、颏颈角加大、下颌脂肪堆积、颈横纹、颈纵纹加深等（图 16-6）。松弛下垂是下面部老化最主要的诉求之一，临床上不但有上述表现，很多情况下，求美者主诉为：面部轮廓线不清，脸型变得宽大，失去女性特有的温柔和妩媚之感。如何将下垂的组织上提复位并补充缺失的容量，恢复到相应的美学曲线，是下面部年轻化的重要目标。

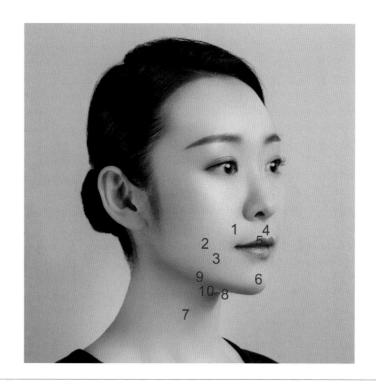

图16-6　下面部老化的主要表现

1. 鼻唇沟；2. 颊袋和脂肪萎缩；3. 面部皱纹和囊袋；4. 上唇人中嵴变平、拉长；5. 唇红变薄、变长；6. 颏部下垂、后缩；
7. 颈部皱纹；8. 颏部脂肪堆积、双下巴形成；9. 颈阔肌囊袋；10. 颌下腺下垂

Guy 等将面部老化的皮肤皱纹分为自然性皱纹（或是体位性皱纹）、动力性皱纹、重力性皱纹和混合性皱纹。以下将对下面部的这四种皱纹分别进行介绍（图 16-7）：

1. **自然性皱纹（体位性皱纹）**　多位于颈部，甚至在婴幼儿颈部都可以见到，呈现横向弧形，与生理性皮纹一致。自然性皱纹与皮下脂肪堆积有一定关系。随着年龄增长，自然性皱纹逐渐加深，皱纹间的皮肤松垂。

2. **动力性皱纹**　是表情肌的长期收缩导致。口轮匝肌收缩会产生口周的细密纵向皱纹，吸烟者会早期出现。一般在 40~50 岁时出现，同时会伴行唇部变薄和拉长。

3. **重力性皱纹**　在皮肤及其深面软组织松弛的基础上，再加上重力作用而形成的皱襞和皱纹，主要分布在下颌区和颈部。颈部皮肤、皮下和颈阔肌的松弛形成"羊腮"，或称"火鸡脖子"。

4. **混合性皱纹**　由上述多种原因引起，机制复杂，下半面部很多部位的老化表现都属于此类皱纹，如鼻唇沟、颏部皱纹和后缩等。

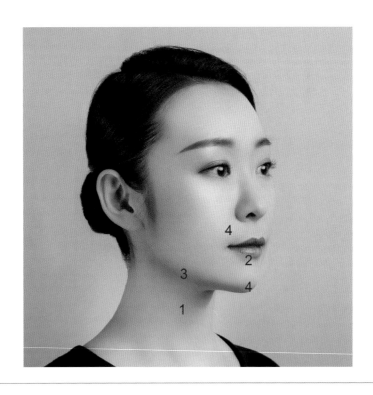

图16-7　下面部老化的四种皱纹

1. 自然性皱纹；2. 动力性皱纹；3. 重力性皱纹；4. 混合性皱纹

　　下面部老化还涉及颏、颌、颈部的曲线。该曲线与侧面的容颜形成一个相关联的共同体，三者之间有着极为密切的内在联系。不同于正面审美的"三庭五眼"，侧面的审美较为公认的是"Rickeets"审美线或者审美平面：即从鼻尖点至颏前点的连线（图16-8）。检查上下唇与该连线之间的关系，从而确定一个人的侧面轮廓是否年轻、美丽。按照中国人美貌人群的研究结果，女性为：上唇位于该线后方2.6 mm，下唇位于该线后方1.1 mm；男性为：上唇位于该线后方1.9 mm，下唇位于该线后方1.8 mm。

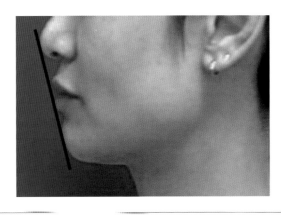
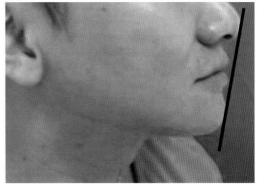

图16-8　年轻女性和年轻男性的"Rickeets"审美线

三、适应证

1. 下面部的松弛下垂。
2. 眶周的松弛下垂。
3. 眉下垂。
4. 中面部的松弛下垂。
5. 下颌缘的膨出。
6. 双下颌的收紧。
7. 鼻轮廓的调整。

四、禁忌证

1. 植入区皮肤有破损、炎症、感染等症状。
2. 在眼周、口周等几乎无皮下脂肪层分布的位置，慎用锯齿线。
3. 植入区有陈旧性瘢痕，线材有外露的风险。
4. 对线雕和提拉效果有不切实际期望者。提拉的即刻效果是显著的，维持时间因人而异，最佳效果在 1~6 个月。
5. 既往有注射微整形治疗史的求美者，需要明确既往的注射材料、注射方法和剂量，以及注射时间，防止出现纠纷。

五、下面部线雕的操作方法

（一）术前准备

1. 询问病史

（1）既往的注射、光电、美容手术病史，尤其关注在布线范围内、锚着点和进针点处是否曾注射过大量的填充剂，是否有脂肪移植的病史。如有，则须明确时间，判断是否可以进行线雕手术，以确保提拉牢固、有效。既往做过光纤溶脂、超声刀、热玛吉类加热治疗的求美者，需要格外注意。植入过程中会有阻碍，效果会有影响，恢复过程会延长，甚至出现长时间的色素沉着。

（2）出血性疾病史。

（3）用药史：尤其是阿司匹林、双嘧达莫（潘生丁）、维生素 E 和激素类药物史，如有上述用药史，应详细询问病情，请相关科室会诊，停药 10 天方可手术。

（4）吸烟史：注射前后应控制吸烟，最好戒烟 1 周以上。

（5）月经史：最好避开月经期。

2. 术前体检　一般不需要特殊检查，但对于有基础疾病的特殊人群，应该做相关检查，排除干扰因素。

3. 术前拍照、签署术前协议　术前照片应该包括"正、侧、斜、仰、俯"位这几个不同角度，以及设计画线的照片。签署协议时应该交代清楚各种可能出现的情况。

（二）麻醉方法

1. 一般建议治疗之前可行表面麻醉，在进行下一步的治疗中可减缓患者的疼痛感。

2. 使用钝针时，一般建议用 30 G 1/2 针头连 1 ml 注射器，使用 0.5%~1% 利多卡因在布线区域行局部浸润麻醉。

（三）术区准备

去除表面麻醉药膏后，术区碘伏消毒，尤其是进针口部位，铺无菌巾，暴露术区。

（四）设计思路

首先确定松弛下垂的部位。此处为需要提升固定的锚着点，常用的面颊部锚着点如图 16-9 所示。该设计理念源于 1992 年 Mendelson 将纵向的鼻唇沟分为 4 个重叠的区域。每个区域由沟内侧的相关解剖而定义。笔者对位于鼻旁的一个区域未做设计，源于该位置结构致密，是皮下脂肪层最厚的部位，而且是鼻唇沟动脉浅出部位，锯齿线的提拉效果差强人意，很容易引起出血和血肿。建议该区域使用 27 G 6 cm 平滑线，必要时配合交联透明质酸骨膜上填充，达到治疗目的。另外，在颈部下颌正中延长线处设计为线雕锚着点，两侧分别植入 19 G 10 cm 的锯齿线，在此中线处有 1 cm 的交叉固定（图 16-10）。

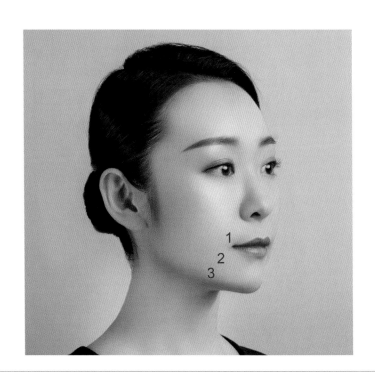

图16-9　显示面颊部的线雕锚着点

1. 位于上唇外侧；2. 位于下唇外侧的皮肤囊袋样隆起；3. 位于颏突的外侧部位

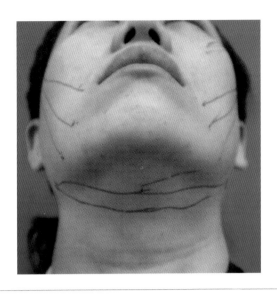

图16-10　显示下面部的线雕锚着点

当锚着点确认之后，再根据选择的线材长度，用尺子进行测量，设计出、进针点。根据不同求美者的要求和具体脸型、松弛表现的不同，设计的提拉方向有所不同，可以选择颧弓上或者耳前发际线处（图 16-11）。

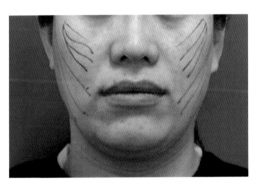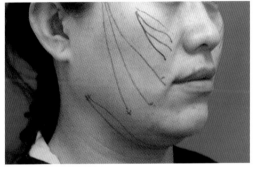

图16-11　显示面颊部使用19 G 10 cm的锯齿线，设计好锚着点之后，用直尺测量10 cm长度，根据求美者希望提升的效果，设计好提拉方向和进针点

（五）手术操作过程

1. 求美者彻底清洁面部后，术者和求美者面对面，坐位设计画线及拍照。线雕结束后也需要拍照。

2. 表面麻醉生效后，进手术室。

3. 消毒、铺无菌巾。如果只做线雕，可以选择平卧位；如果联合做透明质酸填充塑形，可以选择半卧位。根据需要随时调节体位的注射椅是个很好的选择。

4. 如果需要植入锯齿线，先做局部浸润麻醉，生效后可以使用 18 G 的斜面针头，做进针口的穿刺。然后将预制好锯齿线的钝针，从进针口严格按照术前设计好的布线图位置植入。植入过程中注意操作手和感觉手的严密配合，感觉手要明确感知线材针头走行的方向和位置；操作手要力度适中，将线材植入理想层次和位置，严禁暴力，缓慢进针和植入将减缓求美者的不适感，并减少出血和血肿的形成。到达锚定点后，用感觉手按压停留，保证锯齿线挂住组织后缓慢退针，防止退针时将锯齿线带出。

半侧面部植入完成后，让求美者自行照镜子对照效果，并拍照记录半脸的提升效果，能极大增加求美者的信心和满意度。全部植入完成后，检查进针口无活动性出血，安排求美者取坐位。操作手逐根提拉每一条锯齿线，使每根锯齿线都与组织确切贴合，提拉过程中可以看到表面皮肤出现明显上提和不同程度的凹陷，可以用感觉手配合将过度上提的力量适度松解，防止出现过度提拉后的局部变形和凹凸不平。注意两侧是否对称，让求美者照镜子参与此提拉过程的力度掌握。双方一致后，卧位，将外露的锯齿线紧贴皮肤剪断，残端要埋入进针口，防止残端外露。然后使用无菌贴将进针口封闭。如果有明显出血、血肿，可以使用弹力套固定。除此之外，笔者建议外用水凝膜黏性固定，同时可起到很好的降温、消肿作用。术后24 h回访无特殊不适，可以将无菌贴取下。术后3天内针眼处不要沾水，3天后可正常洗脸、淋浴、化妆。

5. 如果需要植入平滑线，可以在术前设计好的布线位置直接植入即可。操作过程中需要注意防止将画线设计的墨汁带入皮肤，造成外伤性文身；需要注意避开血管丰富区进针；锐针进入后，如果刺破小血管，将出现明显淤青甚至血肿；须严格掌握操作层次的一致，因为平滑线一般进针口较多。

建议术后即刻使用水凝膜黏性固定，利于针孔愈合，镇静、消肿，这样处理后基本看不出治疗痕迹。

下面部线雕术前、术后对比照片如图16-12所示。

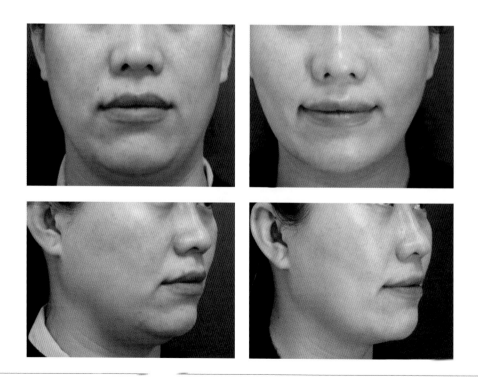

图16-12　上图：术前、术后正位；下图：术前、术后侧位

（六）术后护理

建议进针口处使用抗生素药膏涂抹或者 3M 无菌贴进行封闭。术后 48 h，根据进针口的愈合情况决定是否可以完全去除无菌贴。使用锯齿线的求美者，禁止用力按摩、做过度表情和按压线雕区域，可以使用有弹性的固定材料将术区固定，利于线材更好地发挥作用。同时，减少面部运动，尤其是大笑或者过度咀嚼等动作。

六、线雕和透明质酸注射的联合应用

联合应用是趋势，也是必然，没有一种方法可以解决所有问题。线雕是一种水平方向的提拉和紧致，将松垂组织通过线性提升，达到年轻化的目的；而透明质酸是通过不同层次的注射填充，达到立体上移的效果。二者各有其优势，联合应用可以达到互补协同作用。

图 16-13 所示案例是典型的线雕与透明质酸的联合应用以达到下面部年轻化。术前分析可以看到，下面部轻度松垂，颏部轻度圆钝后缩，下颌缘的曲线不够流畅。术后下面部紧致、提升，立体感增强。

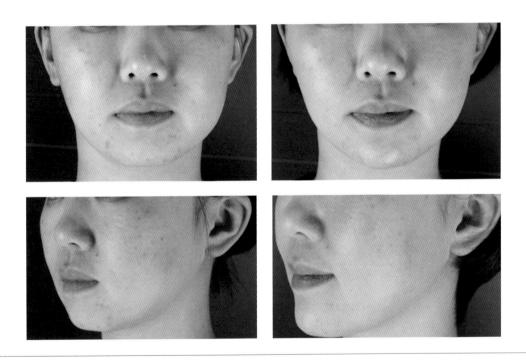

图16-13　每侧3根19 G 10 cm锯齿线+ 透明质酸 0.7 ml（交联透明质酸，含利多卡因成分）注射丰下颌。上图：术前、术后1周正位对比照片；下图：术前、术后1周侧位对比照片

七、线雕与A型肉毒杆菌毒素注射的联合应用

对于颈阔肌、颏肌紧张的求美者，使用 A 型肉毒杆菌毒素注射将相关肌肉进行松弛，减少对线雕提拉效果的拮抗作用，会明显强化线雕的效果，临床上效果显著（图 16-14）。颏肌和颈阔肌都是非常有力量的肌肉，是重要的下面部降肌。给予一定剂量的 A 型肉毒杆菌毒素进行局部松解，将明显改善下面部的松弛下垂，加强线雕的上提作用。

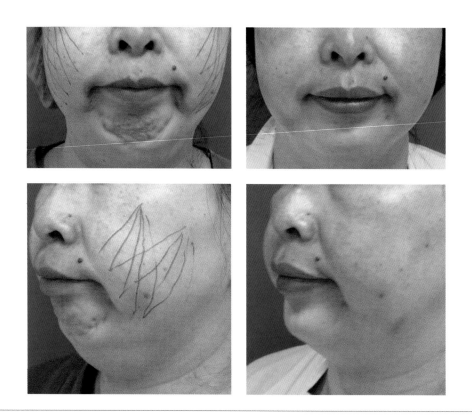

图16-14　每侧10根27 G 6 cm平滑线 + 颏肌A型肉毒杆菌毒素20 U 和颈阔肌的下颌缘处每侧10 U。上图：术前、术后1周正位对比照片；下图：术前、术后1周侧位对比照片

八、线雕与交联和非交联透明质酸、肉毒杆菌毒素注射的联合应用

颈部的松弛和颈纵纹、颈横纹的堆积，对于下面部的老化意义重大。线雕提拉上移颈部松垂组织；交联透明质酸修饰颏部、鼻唇沟；非交联透明质酸治疗颈横纹；A 型肉毒杆菌毒素松解颈阔肌和颏肌，都将明显缩小颏颈角，拉长颈部线条，更加符合侧面"Rickeets"审美线，达到下面部年轻化的满意效果（图 16-15）。

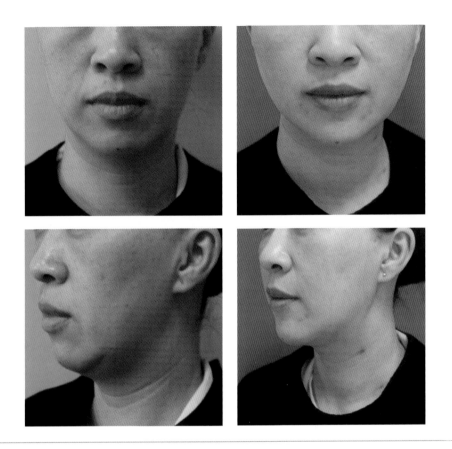

图16-15　每侧面颊部3根19 G 10 cm锯齿线，下颌颈部2根 + 爱芙莱（交联透明质酸，含利多卡因）1 ml颈部注射，爱芙莱每侧鼻唇沟0.5 ml 注射填充 + 嗨体1.5 ml（非交联透明质酸，含L肌肽和多种氨基酸成分，促进胶原新生）颈部横纹注射 + A型肉毒杆菌毒素 20 U颏肌注射，颈阔肌下颌缘部位每侧10 U，颈阔肌颈部20 U注射。上图：术前、术后1周正位对比照片；下图：术前、术后1周侧位对比照片

九、平滑线在下面部年轻化的作用

对于很多初老和初次尝试线雕微整形，以及对于局麻、创伤和疼痛有抵触，要求没有针孔和恢复期的求美者，可以考虑平滑线植入真皮深层和皮下组织浅层，达到提拉紧致下面部的效果。

对于初学线雕以及外科基础较差的术者，建议先从平滑线植入开始操作。

对于锯齿线植入后，双侧细微的不对称，可以通过平滑线的局部植入进行调整。

对于腮腺和耳前区域的面神经浅出部位，锯齿线有伤及神经和血管的风险，可以使用平滑线进行局部提升和补充。按照组织松垂区域，将平滑线设计布线，尽量每侧用5~10根平滑线，达到收紧下面部的效果。如适应证选择得当，求美者满意度很高（图 16-17、图 16-18）。

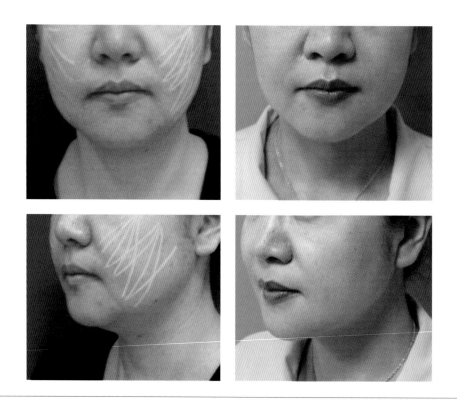

图16-17　上图：术前、术后1周正位对比照片；下图：术前、术后1周侧位对比照片

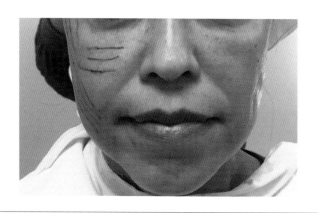

图16-18　线雕半脸对比，左侧为平滑线＋锯齿线术前标记，右侧为线雕术后即刻

　　综上所述，线雕在面部年轻化尤其是下面部年轻化中，起到了很好的提拉作用。通过大量的临床案例及亲身体会，笔者认为线雕的临床优势大致如下：

　　1. 即刻提升的机械作用，无论是锯齿线还是平滑线，植入后都有即刻的提升效果。

　　2. 长期紧致的生物作用，其分解过程中的胶原新生、毛孔缩小和细腻肤质的作用。

　　3. 微创、无手术切口瘢痕、恢复期短。目前的锯齿线设计越来越精妙，双向锯齿的理念就是摒弃了切开、打结和固定等相关创伤性操作。恢复期短对于大多数求美者来说，大大增加了其接受度。

4. 尽量选取少量的线材，达到相对满意的效果。线材毕竟是异物，虽然临床上选择都是可吸收线材，但仍然有个别体质的人会出现各种反应，应该提高警惕，宁少勿多，少量多次，减少损伤，缩短恢复期。

5. 线雕为门诊手术，必须保证无菌操作，进针口多为发际附近，避免异物带入至为关键。

6. 线雕为水平提升，下面部需要立体化塑造，联合使用透明质酸和 A 型肉毒杆菌毒素注射、自体脂肪填充，将有效弥补线雕的缺憾，并使线雕的提拉作用加强，达到最佳的年轻化效果。

7. 线雕需要深入了解相关解剖知识、美学理念和外科操作技巧，规避各种风险，才能达到安全求美的目的。

8. 针对皮肤松弛、下垂明显的高龄求美者，仅靠线雕的提升效果是不确定的，联合除皱手术等多种治疗方案才是正确选择。

以上讲述了线雕在下面部年轻化中的作用。在此重申，线雕使用的均为可吸收 PDO 或者 PPDO 等线材，其缓慢降解吸收的特点非常符合面部年轻化治疗的原则，即循序渐进、动态调整。目前，各种锯齿线的研发都在不断进行中，相信只要锯齿线对于软组织的异物刺激依然存在，就有提升和进步的空间。要想获得理想的面部年轻化效果，有赖于可靠持久的线材、锯齿的有效锚定和合理的靶组织。

（王琳　唐蓉蓉）

第 17 章

颈部线雕美容医学

白日不到处，青春恰自来。苔花如米小，也学牡丹开。

——袁枚《苔》

颈部与面部一样，会随年龄的增长逐渐失去皮肤与皮下组织的弹性，从而导致皮肤松弛、细纹增长、原有的颈部横纹逐渐加深、颏下脂肪垫松弛突出、颈阔肌逐渐松弛突出等问题，进而颈部、下颌线变得模糊，颈颏角也会逐渐变大。颈部问题需要根据产生的原因进行治疗，多数为几种问题同时发生，需要综合治疗。与面部皮肤不同的是，颈部皮肤偏薄，而且移动度较大，会增加瘢痕发生的概率，需要保守治疗。

一、颈部的解剖及老化引起的改变

我们对颈部的解剖学结构（图 17-1）及老化引起的变化详细剖析一下会发现，改善颈部老化主要需要改善皮肤、皮下脂肪、颈阔肌下层脂肪、颈阔肌肌肉、二腹肌肌肉和颌下腺等。

颈部皮肤老化与面部一样，分为自然老化和光老化，相较于身体其他部位，其老化更加明显。老化的皮肤组织内胶原蛋白流失，再生能力低下，这直接导致了皱纹出现和皮肤松弛。长期暴露在紫外线下，会导致色素沉淀、日光性黑子病、血管扩张症、皮肤粗糙等皮肤问题。

颈阔肌位于颈部前侧，对于颈部美感影响很大。颈阔肌平均厚度为 0.6 mm，偏偏薄，将颈部皮肤向下、向外拉伸。并非所有人的颈阔肌都会交叉，50% 的人会发生交叉，20% 的人会轻微交叉，30% 的人不会发生交叉。部分纤维会附着于下颌骨下，部分会附着于面部下方的皮肤和皮下组织。多数纤维交汇于口角与口周肌肉，延展到下颌骨上的 SMAS 层。颈阔肌受面部神经的颈部运动神经支配。

随着年龄增长，颈阔肌的有些部位会因过度活动而出现条索状外观，有些部位会出现萎缩现象。

颈部脂肪层大致分为两部分，一部分是位于颈阔肌前侧的浅层脂肪层，另一部分是位于颈阔肌后侧的深层脂肪层。浅层脂肪层经由肌肉前侧向上分布，主要位于胸锁乳突肌前侧，在下颚骨与舌骨间呈三角形，平均厚度约为 2 cm。颈阔肌中部根据其交叉程度，会与深层脂肪层分离或连接。通常进行双下巴吸脂的部位就是颈阔肌浅层脂肪层部位。颈阔肌深层脂肪层分布于颈阔肌下方，在二腹肌偏上、偏外侧包覆着颌下腺。该脂肪层血流分布较好，包含些许淋巴结。

颈部肌肉中，二腹肌前腹位于邻近下颚骨联合部位的下方边界部分，向外、向下延展；后腹由乳突切迹部位开始向前、向下部分形成。两腹在贯穿中间茎突舌骨肌的肌腱处交汇。前腹在部分患者身上会变大并下垂，使得下巴呈斜面突出，需要做肌腹正中位祛除术。

颌下腺位于下颌骨下边界、二腹肌前腹和后腹间的颌下三角区。该结构也会随着年龄增长逐渐变大、下垂，也是颈部下垂的重要原因。由于颌下三角区是面部动脉和静脉、面神经下颌缘神经经过的部位，手术时需要十分谨慎。体型瘦弱的人二腹肌前腹与颌下腺会相对比较明显。

下颌骨也会随年龄增长逐渐老化、缩短，这也是颈部深层结构的下颌缘和颏下三角区域向下、向前突出的原因之一。

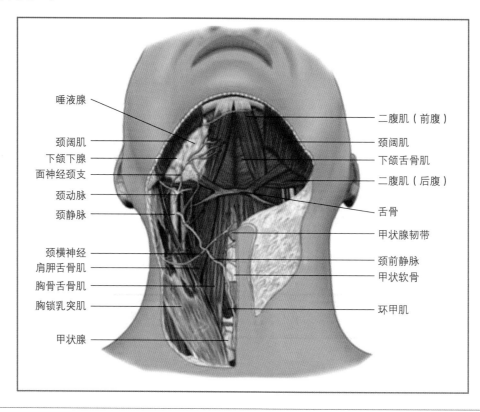

图17-1　颈部解剖

二、颈部的美学及年轻化差异

颈部一直被认为是人体最微妙的部位，除了是嘴和胃、鼻和肺以及脑部和脊椎之间的重要连通管道之外，还包含心脏和脑部之间的重要血管。包围着这些连通管道的是一些复杂的肌肉组织，使人的头部能够低垂、点顿、摇晃、扭动和抬起，在社交中传递各种信息。

美学意义的颈部主要是人体的外露部分，其形态美通常与容貌美相联系，在人体美中占有比较重要的地位。颈部是一个圆柱体，上承头部，下连胸肩，上界是下颌缘和枕骨粗隆，下界是锁骨和第7颈椎脊突。颈部的基本形态从正面和后面看是圆柱体，从侧面看是上下面平行倾斜（从后上至前下）的圆柱体。根据颈部的形态特征，可分为正常颈、细长颈、粗短颈、探颈、仰颈、斜颈和缩颈等。正常健康人的颈部在直立时两侧对称适中，长短、粗细与身材比例相称，甲状腺软骨区平坦、不显露，仰颈时胸锁乳突肌略有突起，血管不外露。颈部的前面称颈，后面称项。

笔者认为中国女性的颈部美学标准既有和世界其他各国女性相通的地方，也包含了东方人体质的特殊性。就线条而言，美丽的颈部应前凸适宜，前弯矩在3~5 cm，下颚骨边界线条要鲜明流畅，下颌舌骨区肌肤要明显凹陷，胸锁乳突肌线条要明显，颈颏角要介于105°~120°，颈部的粗细与头部大小和肩宽相和谐，头和颈的长度约等于身高的1/6。身高1.6 m的女性理想的颈围是31~33 cm。线条美不仅是简单的数字，更需要挺拔和富有曲线美。

通常与西方人比，亚洲人的皮肤偏厚，因此相对来说，东方人颈部皮肤松弛的严重程度较轻，由于皮肤过于松弛而需要手术的情况也很少。至于颈阔肌的交叉类型，韩国学者发现，韩国人相较于西方人，强交叉形态的颈阔肌分布比较多，因此鹅颈畸形比较少。相较于西方人，东方人在40岁以上出现颌下脂肪堆积的现象会更多，因此对去除颌下脂肪的治疗需求较大。

三、颈部线雕美容的操作方法

（一）方法一

线材大致分为无突起的平滑线和有突起的锯齿线。单丝平滑线是最基本的一款线材，线体表面光滑，易推入肌肤组织，但是无法提拉组织，不能用于提升；并且埋线的位置会受肌肉活动的影响，无法固定，因此也称为浮动线。该线主要适用于强化皮肤弹力、组织再生、提亮肤色等。根据颈部横纹路径，将线材埋入（图17-2）。由于疼痛感不明显，只需要涂抹30~40 min的麻醉软膏后，即可进行

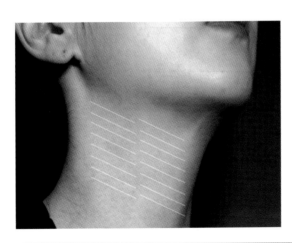

图17-2　颈部线雕设计方法一

手术。埋线数量多时，会因为刺激皮肤而效果更加明显，但是数量过多会引起术后水肿和淤青。近期，为了改善针尖过于锋利的情况，研发出一些钝针头的平滑线。根据需要，埋线深浅不同，效果也不尽相同，但是为了促进胶原蛋白产生，埋线于真皮下会比较好。另外，埋线过后将针具旋转3~4圈后取出，会因为机械应力的作用有助于促进胶原蛋白的产生，因此效果会更加明显。单丝平滑线埋入颈部时，注意不要埋置过浅，以改善颈部横纹与颈部皮肤弹力。

（二）方法二

首先取坐姿观察患者状态并设计进线部位、埋线走向和出线部位。然后让患者对着镜子，向患者充分说明其面颈部的松弛程度与不对称、可改善的程度等，提高患者对术后效果的满意度，并减少纠纷。之后让患者平躺于手术床，使用碘伏与氯己定溶液进行消毒。使用有提拉作用的线材时，需要进行局部麻醉。笔者使用的麻醉液配置以10 ml溶液为准，包含2%利多卡因5 ml、生理盐水5 ml和肾上腺素6~10滴。在线材刺入部位使用23 G的锐针做进针点，再用25 G的一次性钝针在走线路径注射麻醉液，一根线材的走线路径注射0.2~0.4 ml麻醉液。施术过程中几乎不会有疼痛感，因此大多无须睡眠麻醉。

如需要改善双下巴，可以将两条双向线横贯中央，延展向相反方向；亦可从两侧向中间埋线。通常第一种方法更能有效改善双下巴。具体方法为：对准双下巴中部脂肪区，沿下颌的边界将线埋入，向两侧埋线，由乳突筋膜穿出（图17-3）。由于颈部线条呈曲线，在用线材自带针或者套管针进针的时候，需要使用手指控制走针位置。然后在中间部位选取第2个进针点，在颌颈角的上方（约1 cm处）平行颌颈线埋线，向两侧走针，由第一次的出针点或者附近出针，两条线就会呈三角形。这样平直埋入两条线，将线固定在两端外侧，中间柔软的组织向两侧拉伸，可以将松弛下垂的脂肪层提升，使颈部线条更加鲜明。

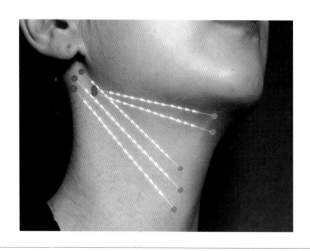

图17-3　颈部线雕设计方法二（ ●进针点　●出针点 ）

（三）方法三

改善双下巴的另一种方法主要是用单向 PDO 可吸收线材，由乳突筋膜进针，走针到颈部中央，将线埋在下颌骨下方，使下颌线更加鲜明，经由与第一种方法相似的走针路径，恢复颌颈角。此时，双向 PDO 线挂在乳突筋膜，将两条线向双下巴中央走线，在中部 1 cm 处出针（图 17-4）。相较于使用锯齿或锥体线材，将埋入的线材向上拉伸进行提升，将皮肤和皮下组织向上提拉，使用线材的凸起部分固定效果会比单丝平滑线效果更加显著。

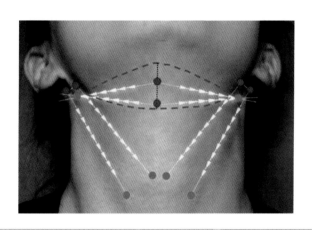

图17-4　颈部线雕设计方法三（•进针点　•出针点）

颈部提升用线建议选择比面部用线细一些的线材。相较于面部皮肤，颈部皮肤偏薄、皮下脂肪较少，容易出现看到线体、阴影或穿出等问题，因此较多使用单丝平滑线、倒刺或突起的提升线材治疗。双向倒刺线一侧会使用 2 根，单向倒刺线一侧使用 4 根（图 17-4）。胸锁乳突肌部位为进针点，在颈部浅层脂肪垫的深层向下斜线走针，由环状软骨和甲状软骨高度的颈部中央线出针。手术后会有些小凹陷，大部分 1 周内会有好转，但是有些较大的凹陷会很难恢复，因此手术后需要进行按摩松解。

（四）方法四

此方法很适用于双下巴及颈部松弛。取颈部中线下颌下方 E 点处为进针点，采用双针线，在颈阔肌浅层走行。一针向左呈弧形达耳垂和乳突之间皮肤穿出；另一针向右达耳垂和乳突之间皮肤穿出。轻柔拉紧提升，剪断多余线（或通过缝针固定在乳突筋膜上）。如此重复 3~5 根线（图 17-5）。

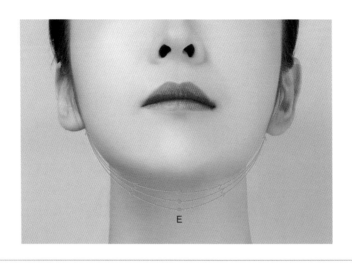

图17-5　颈部线雕设计方法四

（五）方法五

1. 首先找到胸锁乳突肌前缘与颈部中轴线，在胸锁乳突肌的这条中心点为进针点（E/S点），距离中轴线中心点 1 cm 为出针点 E1（上方）、S1（下方）。

2. 双针线一端由 E/S 点进针走向 E1 点出针，同孔进、同孔出，向上回折到 E2 点，把线基本用完出针，按压反剪剪掉。

3. 另一端同样从 E/S 点进针，从 S1 出针，同孔进、同孔出，向下回折到 S2 点，把线基本用完出针，按压反剪剪掉，对侧同等操作（图 17-6）。

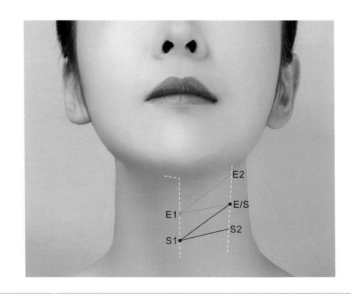

图17-6　颈部线雕设计方法五

四、提升悬吊治疗颈部老化

颈部整形术确实比其他治疗的效果显著，但是手术会伴随有瘢痕或者并发症等风险，因术后肿胀和淤青导致的修复时间也会比较久。因此，术前要进行充分的面诊和商谈，年轻的患者可以做小切口手术，年龄较大的患者切口可能会大一些；并根据皮肤弹力和状态，决定是否进行吸脂和切除皮肤；也会根据颈部脂肪浅层或深层中哪一个部位比较突出，来决定吸脂和皮肤切除范围。要在术前确认二腹肌与颌下腺的肥大或突出状态，确定是否需要切除，并与患者进行充分的沟通。

颈部老化与面部老化紧密相连，可以同时进行治疗，效果会更加显著。尤其下颌骨的线条及角度，可以将相关结构同时进行施术。下颌脂肪多的情况也可以进行下颌吸脂。在临床中，颈部整形术多数会同时进行面部拉皮手术。

单纯施行颈部老化手术时，会在颏下折痕后侧做 1~1.5 cm 的切口。大部分须矫正的部位都在颈阔肌、颏下脂肪、二腹肌等前侧，所以会在中间做切口。

如存在颈颏角钝化、颈部线条松弛和颏下脂肪堆积，而二腹肌与颌下腺的松弛并不严重时，可以单独进行提升线悬吊或者可以同时进行吸脂，治疗效果也很显著。悬吊提升方法是 Giampapa 和 Di Bernardo 教授于 1990 年发明并发表的概念，之后 Ramirez 教授进行了一些改良（图 17-7）。该方法是将永久性人工韧带埋入下颚骨下，矫正颈部老化，支撑颈阔肌并向上提拉。在颏下找到颈阔肌，进行颈阔肌收紧成形术，于两边颈阔肌的内侧进行锯齿线咬合提升颈阔肌，并向两侧走线，在对面耳后的乳突筋膜部位固定；也可以将颈阔肌肌肉以 2 cm 为间隔进行缝合走线；或者向颌下腺部位的颈阔肌上方走线，对颌下唾液腺部位进行提升；也有将长线固定在乳突筋膜处，穿过颈阔肌在颏下切口过线的方法。

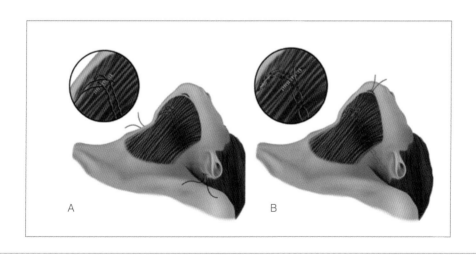

图17-7　颈部埋线悬吊术示意图

(A) Giampapa颈部缝合悬吊。(B) Ramirez Pursestring 缝线悬吊

使用颈部线雕提升的方法难以矫正的患者可以选择比较大的手术。在中部皮肤做个切口，进行大面积皮下剥离，对于脂肪下垂的患者进行脂肪切除术，此时需要留 0.5 cm 厚度的脂肪。手术中去除颈阔肌浅层脂肪之后再观察颈部，若无明显改善，可将深层脂肪进行去除。须矫正深层脂肪的情况并不多。针对二腹肌变大并下垂的情况，可以先将两侧的二腹肌向中间拉紧，如果轮廓有所改善，就用尼龙线材将两侧肌肉在中间进行缝合；如果轮廓并无改善，须进行二腹肌切除整形术。即使去除二腹肌和脂肪，颌下两侧下方还是突出的情况是因为颌下腺变大或下垂，可以进行折叠缝合矫正；但是如果下垂严重，也可以选择将颌下腺浅叶切除。此方法的出血量较大，面神经的下颌缘支损伤风险高，因此术中须十分注意，也有很多医生很少选择进行该项手术。

五、肉毒杆菌毒素注射改善颈部老化

颈阔肌条索是加深的纵向皱纹，分布于颌下到胸骨旁部位，为颈部老化的典型特征，可单独出现，也可与皮肤弹性减退、下颌线界限模糊、脂肪立体感减弱、颌下腺下垂等情况一起出现。垂直的纤维带是因为支撑颈部深层结构的颈阔肌持续活动产生的。该肌肉前侧边界随老化进程，会出现分离，肌肉紧张度会减低，从而向前突出变形，称为"火鸡脖"。

很早之前就有很多医生尝试通过手术去除变厚的颈阔肌条索。颈阔肌切除术、颈阔肌中线折叠术和颈阔肌收紧吻合术等为几种代表性的方法，但由于会出现后遗症和复发等情况，长期效果并不理想。很多患者希望采用保守治疗，肉毒杆菌毒素注射的安全性和效果使其大受欢迎。

具体方法是将突出的颈阔肌条索用大拇指和示指固定后，随着颈阔肌条索由下颌线向下到锁骨边界，每间隔 1~1.5 cm 进行一次注射。注射在深层真皮层较为恰当，若注射过深会导致静脉破裂，或注射到其他颈部肌肉。注射量根据颈阔肌条索的厚度有所变动。颈阔肌条索不是很发达的情况下，只须注射 15~20 U；颈阔肌条索比较发达的情况，需要注射 30 U。大多数患者的总注射量通常在 50~100 U。注射后 5~7 天开始出现效果，每间隔 4~6 个月需要进行一次治疗。

注射后会伴随淤青、皮下血肿等轻微的副作用，随时间推移会自行好转；也会偶尔发生轻微的吞咽困难、颈阔肌无力等副作用，无须干预会自然恢复；声音沙哑或者难以吞咽的副作用非常罕见，这是由于注射层次过深伤到了其他肌肉所致。因此，注射范围和深浅一定要掌握到位。

年轻人也会出现颈部横纹，并且随着年龄增长会逐渐加深。这样的横纹也可以利用肉毒杆菌毒素注射或联合其他治疗方法改善。顺着颈部横纹路径，每间隔 1~1.5 cm 注射 1~2 U 的肉毒杆菌毒素。注射时需要注意不要超过胸锁乳突肌的前侧边界，若注射到后侧，会影响颈部带状肌肉而导致难以吞咽的副作用。注射后，皮肤会有适当的皮丘，注射一定要在皮肤内。每条横纹注射 10~15 U，总注射量超过 50 U 的情况下，会导致颈部肌肉乏力。注射效果在 5~7 天后显现，每间隔 4~6 个月需要进行一次治疗。横纹变浅的同时，会因汗腺和皮脂腺萎缩，改善肤质。但是术前一定要和患者充分沟通，横纹可以改善，并非完全消失。

六、透明质酸注射改善颈部老化

为了改善颈部横纹，也可以进行交联型透明质酸注射填充。建议使用低交联型透明质酸，将透明质酸与利多卡因按1:1进行稀释。也可以和上文中提到的肉毒杆菌毒素联合治疗，效果更佳。注射深度在真皮深层或者皮下，在皱纹浅层进行注射。通常会使用30 G锐针，根据皱纹的深浅和长度注射1~2 ml的透明质酸。有文献报道采用0.3 ml胰岛素针管加入低交联型透明质酸0.1 ml左右后，在皱纹上每隔1 cm进行注射，相较于相隔一定间距水平入针的线性注射，效果要更加显著。另外，含有羟基磷灰石（CaAH）、聚乙烯己内酯(Poly-caprolactoen)成分的透明质酸会刺激胶原蛋白再生，改善皮肤的松弛。

七、光声电类仪器改善颈部老化

强脉冲光适用于色素沉淀、血管扩张症和皮肤异色病的治疗，可有效改善色素、血管等问题，并且副作用很小，但是对于部分色素和血管病变会有些治疗抵抗。这种病变可以使用调Q开关Nd:YAG激光（532 nm、1064 nm）、红宝石激光（694 nm）、翠绿宝石激光（755 nm）进一步治疗色素病变，使用脉冲染料激光(PDL)治疗小的血管病变。相较于面部皮肤，颈部皮肤偏薄，皮肤附属器官密度低。因此，激光治疗过后，病变恢复会比较缓慢。炎症后色素沉着、遗留瘢痕的可能性很大，所以需要控制好能量进行保守治疗。

也可以使用等离子激光改善肤质、弹力、细纹等肌肤问题，如CO_2等离子激光和射频消融激光，效果会比较明显，但是也会伴随一些副作用，所以需要调整激光能量。也有医生会选择相对安全的Er:Glass非剥脱等离子激光，可进行反复治疗。

使用超声刀治疗颈部老化也比较普遍，适用于颈部深层脂肪垫突出的情况。轻度或者中度的颌下腺、颈部皮肤下垂的患者也可以安全地进行治疗，无停工期。治疗时会引起已变性的胶原蛋白萎缩，促进新生胶原蛋白的合成。使用3.0 mm和4.5 mm深度的探头进行操作，基本不会有手术后即刻的肿胀。当与其他方法联合治疗时，先使用超声刀进行治疗，之后可以马上进行激光或者注射治疗。

高能量射频治疗颈部皱纹也很普遍，最具代表性的为热玛吉，2002年获得美国FDA批准用于眼角皱纹去除，之后也用于面部、颈部、四肢和腹部等，用于改善皮肤组织松弛下垂、皱纹过多、肤质老化粗糙等。

八、小结

颈部提升和面部一样有多种治疗方法，需要根据松弛和条索等产生的原因进行相应的治疗。颈部也和面部一样，会受到光老化的影响，从而出现细纹等肌肤问题，对此使用光声电治疗，效果会比较显著。线雕对于改善双下巴和下颚骨下方曲线非常有效。而严重的脂肪、肌肉、唾液腺的松弛等问题，线雕的效果不尽理想，建议手术改善。

临床提示

1. 根据颈部松弛下垂的原因，其治疗方法不尽相同。随着颈部各种组织构造老化而产生的一系列变化，可联合线雕提升、肉毒杆菌毒素和透明质酸注射、超声刀、激光、射频等进行治疗。

2. 颈部埋线提升如使用单丝平滑线，平行颈部横向皱纹埋入，能够改善颈部的皱纹深度和皮肤弹性。如使用倒刺线或者双向倒刺线，在颈部正中或乳突筋膜两个部位都可以植入线材，达到提升效果。

（Jung Jaeyoon　王烨）

参考文献

[1] Giampapa VC, Mesa JM. Neck rejuvenation with suture suspension platysmaplasty technique a minimally invasive neck lift technique that addresses all patients' anatomic needs. Clin Plastic Surg, 2014, 41: 109-124.

[2] Ramirez OM. Advanced considerations determining procedure selection in cervicoplasty. Clin Plastic Surg, 2008, 35: 679-709.

[3] Gordon NA, Adam SI. The deep-plane approach to neck rejuvenation. Facial Plast Surg Clin N Am, 2014, 22: 269-284.

[4] Ramirez OM. Multidimensional evaluation and surgical approaches to neck rejuvenation. Clin Plastic Surg, 2014, 41: 99-107.

[5] Perkins SW, Waters HH. The extended SMAS approach to neck rejuvenation. Facial Plast Surg Clin N Am, 2014, 22: 253-268.

[6] Carolis VD, Gonzalez M. Neck rejuvenation with mastoid-spanning barbed tensor threads (MST Operation). Aesth Plast Surg, 2014, 38: 491-500.

[7] Tiryaki KT, Aksungur E, Grotting JC. Micro-shuttle lifting of the neck: a percutaneous loop suspension method using a novel double-ended needle. Aesthet Surg J, 2016, 36: 629-638.

[8] Khiabanloo SR, Jebreili R, Aalipour E, et al. Outcomes in thread lift for face and neck: A study performed with Silhouette Soft and Promo Happy Lift double needle, innovative and classic techniques. J Cosmet Dermatol, 2018, 1-10.

[9] Doh EJ, Kim J, Lee DH, et al. Neck rejuvenation using a multimodal approach in Asians. J Dermatol Treat, 2018, 29: 400-404.

[10] Vanaman M, Fabi SG, Cox SE. Neck rejuvenation using a combination approach: Our experience and a review of the literature. Dermatol Surg, 2016, 42: S94-S100.

[11] Kim HJ, Hu KS, Kang MK, et al. Decussation patterns of the platysma in Koreans. Br J Plast Surg, 2001, 54: 400-402.

[12] Lee JH, Park YG, Park ES. A prospective observational study of the effectiveness and safety of botulinum toxin in the horizontal neck lines. Aesth Plast Surg, 2018, 42: 1370-1378.

[13] Brandt FS, Boker A. Botulinum toxin for rejuvenation of the neck. Clin Dermatol, 2003, 21: 513-520.

[14] Sugrue CM, Kelly JL, McInerney N. Botulinum toxin treatment for mild to moderate platysma bands: A systematic review of efficacy, safety and injection technique. Aesthet Surg J, 2018: 1-6.

[15] Lee SK, Kim HS. Correction of horizontal neck lines: our preliminary experience with hyaluronic acid fillers. J Cosmet Dermatol, 2018, 17: 590-595.

Aesthetic
Thread Rejuvenation
in Asians

> 春江潮水连海平，海上明月共潮生。
>
> —— 张若虚《春江花月夜》

一、乳房的解剖

成年女性乳房为一对称性的半球形性征器官，位于胸廓前第二至第六肋间水平的浅筋膜浅层与深层之间。乳腺是汗腺组织的一种类型，内达胸骨旁，外至腋前线，外上方呈角状伸向腋窝的腺体组织称为 Spence 腋尾区，在外科做乳腺癌根治切除术时有重要意义，手术时的解剖境界必须包括上述范围。乳房中央前方突起为乳头，其周围色素沉着区为乳晕。

每个乳腺含有 15~20 个呈轮辐状排列的腺叶和腺小叶，后者又由诸多腺泡组成。腺叶之间、腺叶与腺泡之间均有结缔组织间隔。腺叶间上连皮肤与浅筋膜浅层，下连浅筋膜深层的纤维束称为 Cooper 韧带，亦称为乳房悬韧带，使乳腺保持一定的活动度。各腺小叶内与腺泡相通的乳管向乳头方向汇集形成腺叶乳管，逐渐增大形成壶腹，再分成 6~8 个开口于乳头表面。大乳管形成壶腹的膨大处，是导管内乳头状癌的好发部位（图 18-1、图 18-2）。

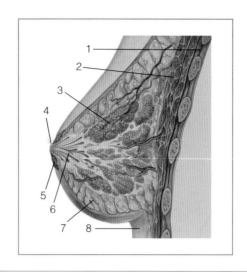

图18-1 乳房解剖

1.肋间肌；2.胸大肌；3.乳腺；4.乳头；5.乳晕；6.输乳管窦；7.乳房脂肪体；8.皮肤

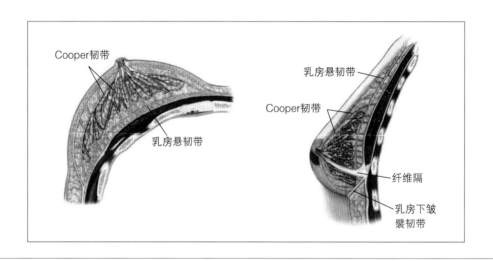

图18-2 乳房韧带

二、乳房的美学

人类关于女性乳房美的标准（图 2-1-6）是不断变化的。关于女性乳房的意识尽管受到种族、地域、文化传统和价值观的影响，但作为美的体现和美的象征，总是以丰满、匀称的乳房为美。漂亮美观、起伏有致的乳房是女性胸部曲线美最为重要的组成部分之一，丰满健美的乳房是成熟女性的标志，是女性魅力的表征。

什么样的乳房才是理想的乳房呢？对于女性的乳房是否发育良好，我们一般要重点考虑以下几个因素：外形、大小、挺拔程度、位置高低、两乳间的间距大小、乳头的大小和乳晕的面积，以及它们的颜色。

乳房并非越大越好。如果乳房的大小与自己的身高、三围比例相协调，这个人的乳房就是美丽的。通常美丽的乳房具有：乳房左右对称、发育状况良好，乳房内脂肪充足、不干瘪，大、小胸肌发达，乳房总体感觉柔软、有弹性、丰满、挺拔，乳房皮肤光滑细腻，乳头、乳晕较大。

三、适应证

1. 轻中度乳房下垂。
2. 乳房塑形。
3. 预防乳房松垂。

四、乳房线雕美容的操作方法

（一）方法一

1. 术前检查各项指标符合手术条件。
2. 术前按照画线设计，采用利多卡因局部浸润麻醉或肋间神经阻滞麻醉；对于疼痛敏感和紧张者，可选择局麻＋静脉复合麻醉。
3. 取乳房内上、外上象限为进针点，在皮下脂肪层或乳腺浅筋膜向下呈弧形至乳房下中部汇合，抽针时同时一手向上辅助提拉。取坐立位检查有无凹陷，是否均匀，轻度收紧抚平，剪除多余的线（图 18-3 ）。

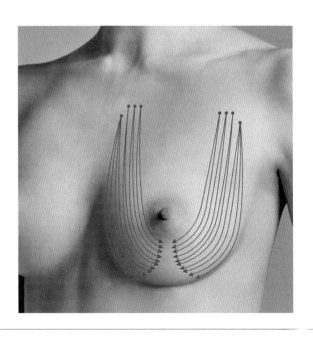

图18-3　乳房线雕设计方法一

（二）方法二

1. 采用双针倒刺线，取 E1 点进针，走行在皮下脂肪层或乳腺浅筋膜，以中心左右分别以 15°~20° 向两侧外下方，达乳头水平线出针，然后斜向外上方 35°，达乳房外缘 2 cm 出针。取坐立位检查有无凹陷，是否均匀，轻度收紧抚平，剪除多余的线。E2 点方法同 E1 点。

2. 采用双针倒刺线，取 E3 点为进针点，分别按乳房弧度向乳房外上、内上象限进行布线，达乳房外缘 2 cm 出针。取坐立位检查有无凹陷，是否均匀，轻度收紧抚平，剪去多余的线。E4、E5 点方法同 E3 点，可以视情况增加布线，方法相同（图 18-4）。

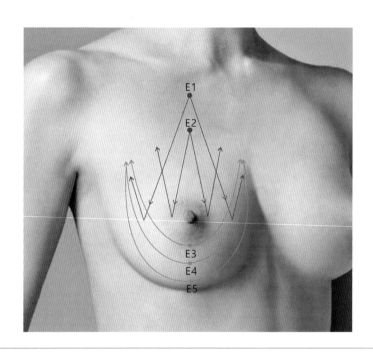

图18-4　乳房线雕设计方法二

（三）方法三

1. 首先使用打孔器在 X1、X2、X3 与 a、b、C、a1、b1、c1 及 D1、D2、D3 点开孔，X1 与 X3 点之间的距离以锚钩针的直径为标尺，X2 点在中间位置。

2. 取出锚钩平滑线从 X1 点进针到 X2 点出针（穿行骨膜层），再从 X2 点进针穿行（SMAS 浅层）到 X1 点出针，将针剪掉，X1 点留两根线头 A1、A2。同上，X2 点进针（穿行骨膜层）到 X3 点出针，同孔进 X2 点（SMAS 浅层），出线剪针，X2 点留两根线头 B1、B2。同上，X3 点进针（穿行骨膜层）到 X1 点出针，同孔进 X3 点（SMAS 浅层），出线剪针，X3 点留两根线头 C1、C2。

3. 上提乳头，穿入 6 根 9 cm 套管针，分别从 E1-E'1、E2-E'2、E3-E'3、E4-E'4、E5-E'5、E6-E'6 抽出 6 根针，穿入自由移动线（套管针仍留在体内）。

4. 取出 1 根 100 cm 双针线，从 D1 点进针，分别向两侧沿套管针上下穿行至 a、a1 点出针。取出第 2 根 100 cm 双针线，从 D2 点进针，分别向两侧沿套管针上下穿行至 b、b1 点出针。取出第 3 根 100 cm 双针线，从 D3 点进针，分别向两侧沿套管针上下穿行至 c、C1 点出针。

5. 取出套管针。

6. 使用引线器从 a1 点进入至 X1 点，将 A1 穿入引线器针孔 A1-a1，同样使用引线器 a-X1，将 A2 穿入引线器针孔 A2-a；同上使用引线器从 b1 点进入至 X3 点，将 C1 穿入引线器针孔 C1-b1，再使用引线器 b-X3，将 C2 穿入引线器针孔 C2-b；同上再次使用引线器，从 C1 点进入至 X2 点，将 B1 穿入引线器针孔 B1-C1，同样使用引线器 C-X2，将 B2 穿入引线器针孔 B2-C；再将 A2 与 a 打结，A1 与 a1 打结，C1 与 b1 打结，C2 与 b 打结，B1 与 C1 打结，B 与 c 打结（图 18-5）。

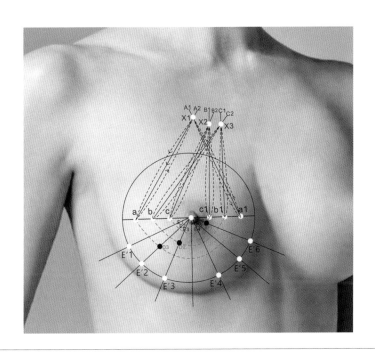

图18-5　乳房线雕设计方法三

（四）方法四

纤维折叠法乳房成形术主要是依据乳房松垂的原因和力学原理，有针对性地缩短被重力牵拉过长的纤维组织，使乳房恢复到松垂以前的位置。因此，在设计时应把重点放在重力牵拉最明显的位置上。具体操作如下：

1. 针具：纤维折叠针（图 18-6）。

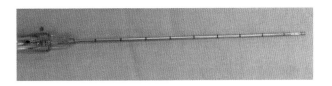

图18-6　折叠针

2. 折叠复位设计原则：确定组织复位后的位置，寻找组织松垂的多个张力点，以线的方式进行纤维组织折叠（乳房重点在内上象限，背部重点在组织松垂的下面）。具体设计见下面方法（图18-7）。

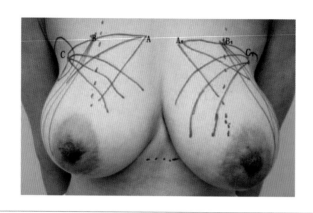

图18-7　A、B、C和A₁、B₁、C₁为进针点（约平第2肋间）

麻醉方法：采用利多卡因局部浸润麻醉或肋间神经阻滞麻醉。对于疼痛敏感和紧张者，可选择局麻 + 静脉复合麻醉。

操作方法：采用单向锯齿线，在皮下层，根据所折叠的部位要求选择折叠数量和线的规格。特殊部位除外，比如眼袋修复所选用的方法和线材与上述方法不同。乳房紧致提升手术的方法如下：

（1）线材：根据乳房的情况，选择合适型号的可吸收线，一般在 40 cm 左右长，材质柔软的更好。

（2）进针点：选自要折叠组织的 10 cm 处进针更易于操作。

（3）埋线层次：主要是皮下筋膜层，根据需要可选择腺体间和胸大肌前等。

（4）埋线方向：与持重纤维组织形成一定夹角，夹角越大，效果越明显。

（5）埋线用量：以能达到效果的最小量为宜。

（6）操作手法：常规折叠操作。

五、临床案例分析

女，32岁，平素健康，未育，无减肥史。自觉乳房松垂，要求紧实些、外形好些。

1. 查体：皮肤弹性好，双乳略松垂，形态欠佳。

2. 线材：每侧 45 cm 长 0 号单向倒钩线 3 条。

3. 针具：纤维折叠针。

4. 设计方法：如图 18-8，尽量折叠乳房内上和外下方的纤维组织。

5. 治疗方案：皮下纤维折叠，收紧组织。

术前、术后对比照片如图 18-8~18-12 所示。

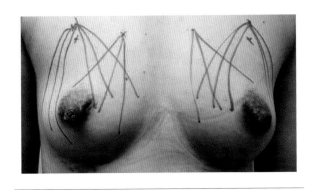

图18-8　术前设计正位

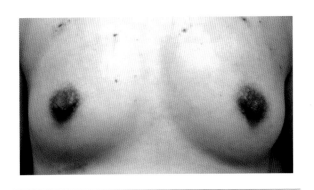

图18-9　术后即刻正位

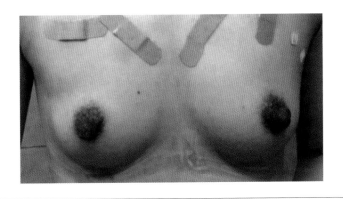

图18-10　术后2天正位

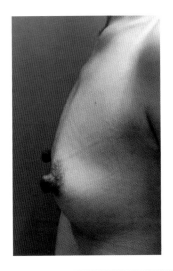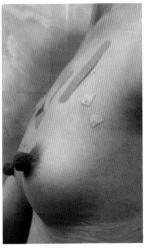

图18-11　术前、术后2天左侧位对比照片

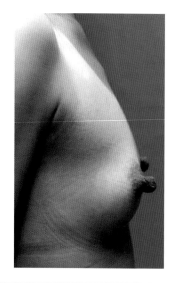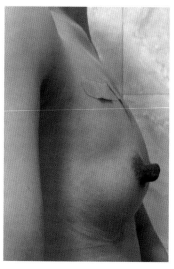

图18-12　术前、术后2天右侧位对比照片

六、手术成功要点

1. 纤维折叠乳房埋线成形术最重要的前提是把握好适应证和精准的设计。
2. 埋线提升、塑形可与自体乳房注射隆乳联合进行，恰当的联合治疗效果更好。
3. 术后注意内衣松紧适当，避免早期剧烈运动。

七、并发症及其预防

1. **外形不满意**　多由于埋线设计不准确引起。设计前需要用手将乳房托起到满意的位置，以便测试折叠的长短及方向。

2. **乳管损伤**　通常是埋线过于接近乳晕区域且埋线层次过深所致。在埋置过程中，线体埋置在皮下层远端，距乳晕 1 cm 以上较为安全。

八、小结

随着社会的发展及人们生活水平的提高，拥有完美的身材是绝大多数女性一直追求的目标。乳房无疑是完美身材的重要组成部分。尽管埋线紧致、塑形和提升乳房的手术开展得比较晚，但是这项手术一出现，就受到众多爱美女士的青睐。

女性的乳房形态各异，与遗传等众多先天因素有关。在女性生育后，尤其是哺乳后，乳房都会有不同程度地松垂，从而导致乳房形态的变化。尤其是随着年龄的增长，因伴有体内雌激素的下降，会使女性乳腺进一步萎缩、下垂。在众多的保持与恢复女性乳房形态的措施中，埋线手术无疑是最佳选择之一，其安全、方便快捷、损伤小、适应证广、恢复快等，不但能恢复乳房的形态（容量不足可以辅助填充治疗），还能预防乳房由于重力作用导致的过快松垂。

从以上两个相对极端的案例（巨乳和小乳）可以看出，虽然两侧乳房埋置的线材很少，但从形态上可以看出，无论是小乳，还是巨乳，都不同程度地收紧、上提了很多，乳房的饱满度也改善了很多。目前，笔者发明的纤维折叠乳房埋线成形术优于其他方法，损伤更小、恢复快、更安全、操作更简单、疗效维持时间更长，同时更能实现乳头、乳晕、乳房的黄金三角比例。当然，精准的设计和操作是纤维折叠乳房埋线成形术成功的重要前提。

（张宗学　刘磊）

Aesthetic
Thread Rejuvenation
in Asians

海纳百川，有容乃大。壁立千仞，无欲则刚。

——林则徐

一、上臂的解剖

上臂自肩部下界起至肱骨内、外上髁上方两横指处的环形线，借肱骨和内外侧肌间隔分为臂前区和臂后区。臂前区皮肤较薄，臂后区皮肤较厚。臂前区浅筋膜薄而疏松，其内有头静脉、贵要静脉、肋间臂神经、臂内侧皮神经、臂外侧下皮神经和前臂内侧皮神经。臂后区浅筋膜致密，有臂外侧上皮神经、臂外侧下皮神经、臂后皮神经和前臂后皮神经（图 19-1 ）。

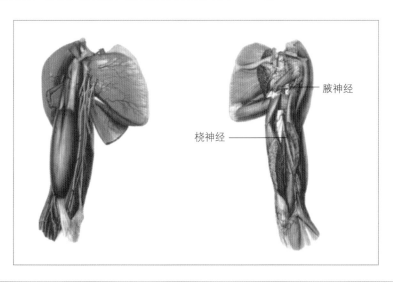

图19-1　上臂的解剖

二、上臂的美学

从美学角度来讲，上臂具有流畅起伏、委婉优美的线条，这样的手臂充满温情，让人过目不忘（图19-2）。上臂是脂肪容易堆积的区域，且上臂内侧脂肪组织相对比较疏松，如果皮肤松弛下垂严重（图19-3），加之脂肪肥厚，易形成蝴蝶羽翼样外观，称为"蝴蝶袖"。即使天生丽质、身材曼妙的美女也经常会有这两片烦恼的"羽翼"，治疗愿望迫切，临床需求量大。

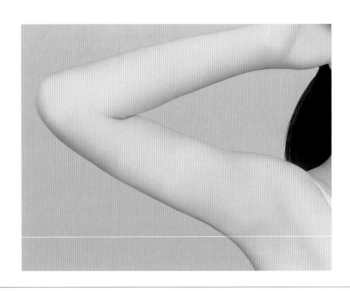

图19-2　上臂的美学

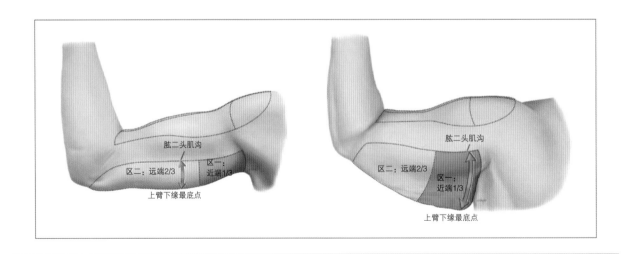

图19-3　上臂皮肤松弛度：上臂下缘最低点至肱二头肌沟槽上的距离。轻度 < 5 cm，中度5~10cm，重度 > 10 cm

依据上臂皮肤松弛度、皮下脂肪量、皮肤弹性、真皮厚度和有无膨胀纹等，将蝴蝶袖大致分为6种类型，如图19-4所示。

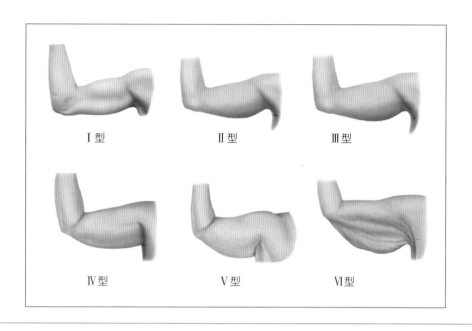

图19-4　蝴蝶袖分型

三、适应证

单纯线雕仅适用于皮下脂肪量较少、皮肤轻度松弛下垂的Ⅰ～Ⅱ型者；对于脂肪量较大，皮肤松弛下垂严重的Ⅲ～Ⅴ型者，多采用线雕联合吸脂或射频溶脂等方法；Ⅵ型者往往需要手术修整复位，祛除多余的皮肤软组织。

线雕应用于蝴蝶袖的治疗大致分为两种情况：①平滑线及螺旋线埋置，主要为刺激胶原增生，增加真皮厚度，改善肤质；②倒刺线悬吊，利用倒刺及线体的提拉作用、力学的平均再分配，将松弛下垂的皮肤软组织进行复位，对抗矫正皮肤的松弛下垂。

四、禁忌证

1. 严重高血压、心肺功能不全、糖尿病、脑血管疾病、癫痫及其他严重的器质性疾病。
2. 体内植入心脏起搏器、除颤仪等金属电子设备。
3. 应用激素、免疫抑制药物。
4. 局部皮肤感染、破溃。

5. 妊娠、精神疾病等。

6. 曾行关节置换术或体内有金属植入物。

五、上臂线雕美容的操作方法

对于蝴蝶袖的治疗，多数情况下，线雕需要与吸脂或射频溶脂联合应用，效果会更佳。下面以线雕联合射频溶脂为例简单介绍。

（一）术前准备

1. **询问病史** 既往有无光电治疗、美容手术病史，尤其对曾接受光纤溶脂和超声刀、热玛吉类治疗的求美者，需要格外注意，植入过程中会有阻碍，效果会有影响，恢复过程会延长，甚至会出现长时间的色素沉着。询问用药史，尤其是阿司匹林、双嘧达莫、维生素 E 和激素类药物史，如有上述用药史，应详询病情，请相关科室会诊，停药 10 天方可手术。

2. **术前拍照、签署术前协议** 照片角度及体位如图 19-5 所示。签署协议时应该交代清楚各种可能出现的情况。

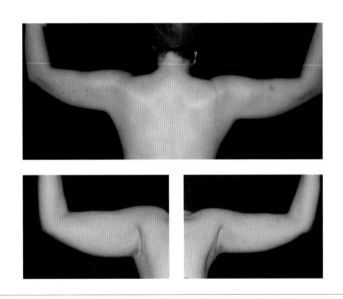

图19-5 术前拍照

（二）操作步骤（以线雕联合射频溶脂为例）

技术原理：射频溶脂仪器为双极射频，针体尖端发出射频能量，与圆形回路电极片之间形成回路，加热位于上述两者间的组织。射频于皮下脂肪产生近 80 ℃的高温，该温度可溶解脂肪，加热脂肪间隔导致收缩，最终形成胶原重塑。由于针体尖端发出能量后，温度自深层向浅层逐渐衰减，因此可保证皮肤在 42 ℃的耐受范围内而不至于发生烫伤；同时，该仪器配有温度传感器，当表皮温度超过预设定温度时自动断电，保证其安全性（图 19-6）。

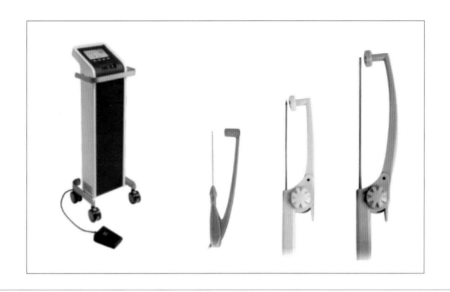

图19-6　射频溶脂仪及治疗手柄

1. 术前根据蝴蝶袖类型、皮肤松弛度和脂肪堆积情况，常规 B 超测量脂肪厚度，充分沟通后制订手术方案。

2. 标记溶脂范围、锯齿线走向及穿刺点位置（图 19-7）。

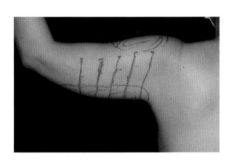 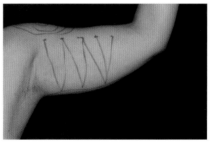

图19-7　设计画线

3. 调节治疗参数。常规消毒铺巾后行肿胀麻醉。以 16 G 或 18 G 针头刺穿皮肤作为穿刺入口，置入治疗头，针体均速缓慢移动并以定点盖章的方式治疗（间隔 1.0 cm 左右做单次盖章形式治疗），整个术区均匀覆盖一次后，使用内径 2 mm 面部吸脂针进行机械性吸脂，降低功率及能量进行第二次溶脂，以收紧皮肤（图 19-8）。

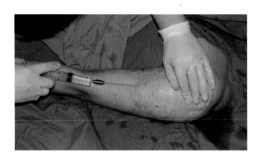
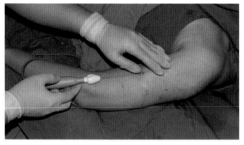

图19-8　肿胀麻醉和射频溶脂

4. 溶脂完成后即刻线雕悬吊。按照术前标记的穿刺点做 0.3 cm 大小切口，按照术前设计的路径使用套管针导入锯齿线，退针时，左手按压套管针的远端，缓慢回撤套管针，保持线尾有一定的张力，在所有锯齿线埋置完成后，取坐位，两侧交替调整，力求两侧悬吊力量平衡、对称美观，两两互相打结，用镊子将线结推送入皮下，缝合切口（图 19-9、图 19-10）。

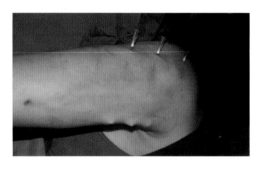
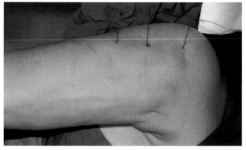

图19-9　溶脂术后即刻线雕

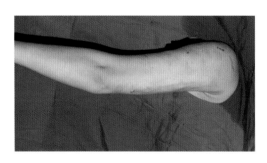
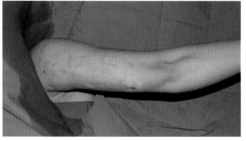

图19-10　线雕联合射频溶脂术后即刻

临床案例 1：

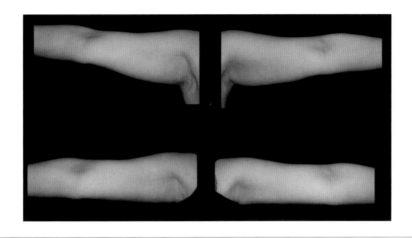

图19-11 蝴蝶袖Ⅱ型，射频溶脂联合线雕术前、术后16个月对比照片

临床案例 2：

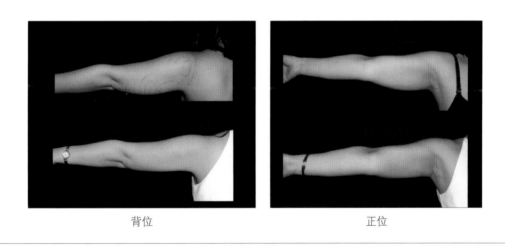

背位 　　　　　　　　　　　　　　　 正位

图19-12 蝴蝶袖Ⅱ型，射频溶脂联合线雕术前、术后24个月对比照片

六、并发症及其处理

对于埋线常见并发症，相关章节已有详细介绍，此处仅对两种术式联合应用的特殊并发症进行简单阐述。

1. **水肿** 由于肿胀麻醉、射频热损伤、机械损伤等，术后都有不同程度的水肿。尤其是射频热损伤，故术中应注意冰敷，避免过多热量蓄积而导致水肿期延长。术后口服草木樨流浸液片（消脱脂），必要时肌内注射激素（视溶脂范围而定）。术后穿着塑身衣是非常有必要的，它能减少术区出血的发生率，促进水肿的吸收，保持倒刺线和皮下组织的紧密附着，减少因肢体活动导致脱线的风险，至少要穿2周。

2.**皮下硬结**　射频溶脂后，局部皮肤会产生硬结，宏观表现为局部凹凸不平，这是射频溶脂的正常反应，术后24 h即可消失，无须处理，但需要和线体埋置过浅而导致的局部凹凸不平及线结相鉴别。

3.**上臂疼痛**　部分患者术后会有一定程度的疼痛，一般1周左右会缓解。部分患者疼痛持续存在，可以抽出疼痛剧烈处皮下的倒刺线。

4.**上臂活动不适**　由于埋线层次过深或者过浅引起，随着倒刺线的吸收会逐渐改善，如果影响生活，可以将倒刺线抽出。

七、小结

对于蝴蝶袖的治疗，多数情况下，线雕需要与吸脂或射频溶脂联合应用。那么线雕与吸脂或射频溶脂同时进行，会不会影响线的提拉力、绞索力以及支持性？是否会影响线雕的效果，产生不利后果呢？国外有相关文献报道，利用离体的腹部皮肤软组织及新鲜尸头进行体外观察，通过测量皮肤表面张力及线体张力，结论为在线雕之前进行吸脂及脂肪移植，不会影响锯齿线与周围组织的绞索力、支撑力及美容效果。虽然有相关文献的支持，但有时蝴蝶袖吸脂或溶脂的量大，累及范围广泛，就有影响效果的隐患，建议在溶脂或吸脂时要注意高效、少量、快速，切勿反复抽吸，否则脂肪的纤维间隔破坏较多，形成较大的腔隙，线材就没有绞索力，容易滑脱。适当的抽吸或溶脂后，再进行线雕美容，同时利用紧致以及错位愈合的纤维粘连，效果会更加持久。

对于射频溶脂而言，去除脂肪的效率远不及机械性吸脂，但射频溶脂的原理是光热效应或阻抗加热，在溶解脂肪的同时还可以凝固微小血管，术中出血少，所以对于蝴蝶袖脂肪量较大的求美者，往往先进行射频溶脂（减少出血），再行机械性吸脂（有效祛除脂肪），降低功率后再进行第二次射频溶脂（以收紧皮肤为主），即"先溶、后吸、再溶"的方法。而国内有学者主张为"先吸、再溶"的操作。理由是：①充分注入肿胀液后，等待肾上腺素作用10 min后，并不会增加出血概率，同样可以获得很好的脂肪抽吸效果；②祛除脂肪后，在射频紧肤时，大多数能量作用于脂肪纤维隔，而不作用于待吸出的脂肪，因此收缩效果好，总能量的应用也较"先溶、后吸、再溶"的模式少，理论上减少了水肿和皮肤烫伤的发生。笔者在临床中均使用过这两种模式，但个人体会"先溶、后吸、再溶"的模式更为优良。术中注意冰敷，避免热量过多蓄积，可降低皮肤烫伤及血清肿的发生率。

（吴文育　赵涛　崔海燕）

参考文献

[1] Paul M, Mulholland RS. A new approach for adipose tissue treatment and body contouring using radiofrequency-assisted liposuction. Aesthetic Plast Surg, 2009, 33: 687-694.

[2] Irvine Duncan D. Nonexcisional tissue tightening: creating skin surface area reduction during abdominal liposuction by adding radiofrequency heating. Aesthet Surg J, 2013, 33(8): 1154-1166.

[3] Suh DH, Jang HW, Lee SJ, et al. Outcomes of polydioxanone knotless thread lifting for facial rejuvenation. Dermatol Surg, 2015, 41(6): 720-725.

[4] Alvarez N, Ortiz L, Vicente V, et al. The effects of radiofrequency on skin: experimental study. Lasers Surg Med, 2008, 40(2): 76-82.

[5] Kim J, Zheng Z, Kim H, et al. Investigation on the cutaneous change induced by face-lifting monodirectional barbed polydioxanone thread. Dermatol Surg, 2017, 43(1): 74-80.

[6] Lee YW, Park TH. Does simultaneous liposuction adversely affect the outcome of thread lift? A preliminary result. Aesthet Plast Surg, 2018, 42(4): 1151-1156.

[7] Duncan DI. Nonexcisional tissue tightening: creating skin surface area reduction during abdominal liposuction by adding radiofrequency heating. Aesthet Surg J, 2013, 33: 1154-1166.

[8] Theodorou SJ, Chia CT. Radiofrequency-assisted liposuction for arm contouring: technique under local anesthesia. Plast Reconstr Surg-Global Open, 2013, 1: e37.

[9] Paul M, Blugerman G, Kreindel M, et al. Threedimensional radiofrequency tissue tightening: a proposed mechanism and applications for body contouring. Aesth Plast Surg, 2011, 35: 87-95.

[10] Mulholland RS. Nonexcisional, minimally invasive rejuvenation of the neck. Clin Plast Surg, 2014, 41: 11-31.

[11] Kim YH, Cha SM, Naidu S, et al. Analysis of postoperative complications for superficial liposuction: a review of 2398 cases. Plast Reconstr Surg, 2011, 127: 863-871.

第20章

肩、背部线雕美容医学

离离原上草，一岁一枯荣。野火烧不尽，春风吹又生。

——白居易《赋得古原草送别》

一、肩、背部的解剖与美学

1. 背部的上部以肩峰和第七颈椎棘突的连线与项部为界，下部以第 12 胸椎和第 12 肋下缘与腰部为界（图 20-1）。

2. 理想的肩、背部外观最基本的条件应符合双侧对称，宽窄比例适当。

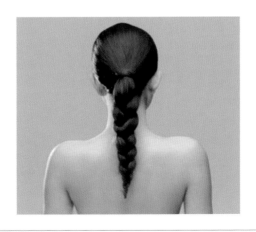

图20-1　人体肩部

3．肩、背部的美学元素还应该包括轮廓的曲线美，其中男性更强调起伏的肌肉轮廓，女性则更强调平滑自然的曲线。

4．肩、背部的形态还受到日常姿态、肌肉功能等的影响，临床上需注意鉴别相关因素导致的不美观。

二、肩、背部线雕美容的操作方法

1．**术前设计**　肩背部皮肤、皮下组织轻度松垂和形态欠满意者效果较好，适合行线雕美容手术。根据求美者的诉求，标记出松垂的部位，进针孔选择操作方便、隐蔽处。

2．**麻醉方法**　一般选择局部浸润麻醉即可，有条件者可在术前半小时用塞来昔布注射液 40 mg 肌内注射协助镇痛；对疼痛特别敏感者，可在静脉复合麻醉下进行手术。

3．**手术方法**　在标记区皮下组织层进行操作，脂肪肥厚者可增加脂肪层内线雕反折；皮肤松垂明显者，可在真皮下行平滑线或螺旋线埋置，以达到皮肤紧致的效果。

4．**术后处理**

（1）局部壳聚糖凝胶涂抹加（或）痘痘贴外敷，以保护针眼。

（2）术后即刻冰敷 10~15 min，术后 48 h 内可间断冰敷，每日 6~8 次，注意冰袋不要直接接触皮肤，以免冻伤。

（3）如果出现线头外露，不要强行拔出，应沿根部剪除。

（4）可口服塞来昔布胶囊，早、晚各一粒，消肿止痛。

（5）术后穿塑身衣 1 周。

5．**临床案例分析**

女，32 岁，主诉腰、背部松垂，外形不美观，要求改善。该求美者平素身体健康，3 年前顺产一女，无快速减肥史。

（1）查体：皮肤弹性好，双腋后、背部和腰部，皮肤、皮下组织松垂，形态欠佳。

（2）线材：40 cm 长、0/2 粗的 PDO 单向倒刺线 12 根。

（3）针具：纤维折叠针。

（4）设计方法：如图 20-2、图 20-4 所示，皮下纤维折叠，收紧组织。术前、术后对比照片如图 20-2~20-6 所示。

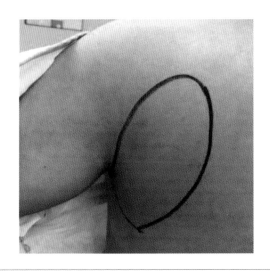

图20-2　左上背部、腋后术前设计

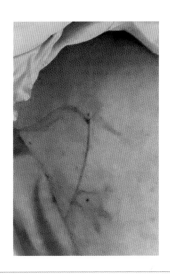

图20-3　左上背部、腋后术后即刻

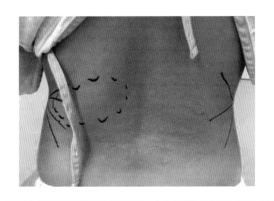

图20-4　左腰、背部术前设计

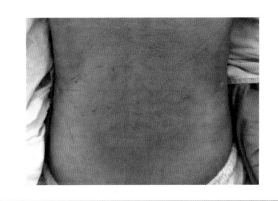

图20-5　左腰、背部术后即刻

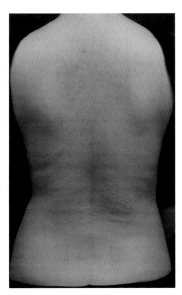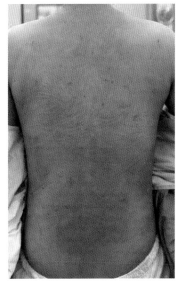

图20-6　术前、术后即刻对比照片

女，33岁，主诉背部、腋后部皮肤松垮，要求紧致改善。该求美者平素身体健康，没有快速减肥史，爱好健身。

（1）查体：皮肤弹性好，双腋后、背部，皮肤、皮下组织松垂，形态欠佳。

（2）线材：40 cm 长 0/2 粗的 PDO 单向倒刺线 2 条。

（3）针具：纤维折叠针。

（4）设计方法：如图 20-7 左图所示，皮下纤维折叠，收紧组织。

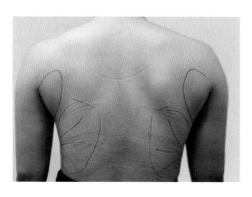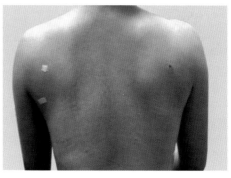

图20-7　背部、腋后纤维折叠塑形术前、术后对比照片

三、常见并发症

肩、背部线雕的常见并发症以肩、背部疼痛最常见。术后早期，肩背部尽量减少活动。若埋线后过度活动，可导致术后早期疼痛感。操作时适度减少埋线数量可有效避免。皮肤表面不平和线痕是由于线材埋置过浅和不均匀造成的，适当深埋可有效避免此问题。

当采用肩、背部纤维折叠法时，线设计时需要根据求美者皮肤、皮下脂肪厚度及松垂情况，选择适当粗度和长度的线材，一般选择 40 cm 长左右、0~0/2 粗的可吸收线为宜。酯类线由于材质柔软、更易操作，且并发症相对更少些。

四、小结

肩、背部的形态是身体曲线优美与否的重要因素之一。目前，临床上大多采用吸脂、溶脂及光电手段进行调整，如再联合线雕美容，效果会更明显。肩、背部纤维折叠法也是线雕美容中一种非常实用的方法，其具有操作简单、损伤小、形态好、恢复快、维持时间长等优点，一般适合肩、背部略有松垂的中、青年女性求美者。

（张宗学　王凌鸿）

第21章

腰、腹部线雕美容医学

朝辞白帝彩云间，千里江陵一日还。两岸猿声啼不住，轻舟已过万重山。

——李白《早发白帝城》

一、腹部的解剖

腹部位于胸部和盆部之间，包括腹壁、腹腔及腹腔脏器。体表标志有腹白线、脐、腹直肌、髂嵴、髂前上棘、腹股沟、耻骨联合和耻骨结节。腹部上界为剑突、肋弓、第 11 肋前端和 12 肋下缘至第 12 胸椎连线。下界为耻骨联合、耻骨嵴、耻骨结节、腹股沟韧带、髂嵴至第 5 腰椎棘突连线。腰椎连接胸腔和骨盆，是一些腹壁结构的附着点。腹部按九分区法，分为左右季肋区、腹上区、左右腰区、脐区、左右髂区和腹下区。腹部的轮廓取决于年龄、肌肉质量和张力、肥胖、腹内病理、胎次和姿势。这些因素可能会显著改变腹部的外形，是操作过程中切口布线设计的主要决定因素。安全地在腹部进行线雕操作需要了解腹壁的分层结构。腹部的解剖层次有皮肤、浅筋膜、肌层、腹横筋膜、腹膜下膜和壁腹膜。所有层次都存在有神经、血管和淋巴管（图 21-1）。

（一）腹部的解剖层次

腹部的皮肤薄而富有弹性，与皮下组织连接疏松。浅筋膜在脐平面以下分两层，浅层为脂肪层，又称 Camper 筋膜，向下与股部浅筋膜相互延续；深层为膜性层，又称 Scarpa 筋膜，在中线附于白线，向下在腹股沟韧带下方约一横指处附于阔筋膜，在耻骨结节之间，越过耻骨联合向下到阴囊与会阴浅筋膜（Colles 筋膜）相延续。浅筋膜内有腹壁浅动脉、浅静脉、浅淋巴管和皮神经。

前腹壁主要由腹直肌和相关的筋膜组成。腹直肌的外侧由三组成对的扁肌组成。每组肌肉具有腱膜或

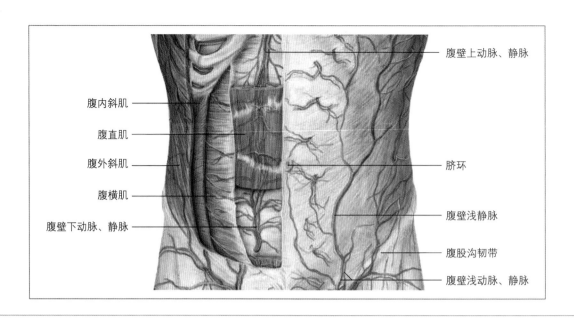

图21-1　腹部的解剖

肌腱，包括腹外斜肌、腹内斜肌和腹横肌。腹直肌由一对带状肌肉组成，这些肌肉延伸前腹壁的长度，并由白线分开。这些肌肉来自耻骨联合和耻骨嵴，插入第5、6、7肋软骨和剑突。外斜肌宽而薄，起自下8个肋骨的表面，向下扇形展开，向内侧插入剑突。内斜肌同样宽而薄，位于外斜肌深处，起自胸腰筋膜、髂嵴前2/3和腹股沟韧带外侧2/3。腹横肌是腹部阔肌中最薄和最深者，位于内斜肌深处，它起自下6个肋软骨的深表面、腰筋膜、髂嵴和腹股沟韧带的外侧1/3，并插入剑突、白线和耻骨联合。两侧腹肌的宽片状腱膜组成腹直肌鞘，包围腹直肌。在腹直肌的外侧，腱膜可以分开，但当到达中线处时又融合。

腹横筋膜是覆盖腹横肌内表面的弱纤维层，通过一层脂肪与腹膜分离。白线从剑突延伸到耻骨联合，为外斜肌、内斜肌和腹横肌的腱膜融合，使腹部肌肉组织彼此保持一定距离。腹膜是一层浆膜，由腹腔内一层薄薄的结缔组织支撑。

腹部的线雕主要在浅筋膜脂肪层操作，这一层次安全性高、出血少，塑形消脂的疗效更为确切。

（二）腹壁血管

浅层动脉：脐平面以上的浅动脉大都较细小，多为肋间后动脉的分支。脐平面下部的动脉有两条，均起自股动脉，其中腹壁浅动脉越过腹股沟韧带中内1/3向脐部走行；旋髂浅动脉发出部常较腹壁浅动脉高出1 cm，在浅筋膜浅、深两层之间向髂前上棘走行。

浅层静脉：胸腹壁静脉、下部腹壁浅静脉、旋髂浅静脉分布与动脉相似，注入大隐静脉，也可以经深静脉进入髂外静脉。胸腹壁静脉与腹壁浅静脉相互吻合，在门脉高压时，血流经附脐静脉流入脐周静脉网，经胸腹壁静脉与腹壁浅静脉与体循环相交通。

腹壁深层的动脉有穿行于腹内斜肌和腹横肌之间的下5对肋间后动脉、肋下动脉及4对腰动脉。腹上部还有腹壁上动脉，系胸廓内动脉的终支之一，位于腹直肌及腹直肌鞘后层之间。腹下部有腹壁下动脉及旋髂深动脉，两者在邻近腹股沟韧带处起自髂外动脉。腹壁下动脉行于腹横筋膜与壁腹膜之间，经深环的内侧斜向上内穿腹横筋膜，上行于腹直肌与腹直肌鞘后层之间，在脐附近与腹壁上动脉相吻合，并与肋间后动脉的终末支在腹直肌的外侧缘相吻合。腹壁下动脉的体表投影为腹股沟韧带中、内 1/3 交界处与脐的连线。

（三）腹部相关神经

第 7~12 胸神经前支斜向前下，行于腹内斜肌与腹横肌之间，至腹直肌外侧缘处进入腹直肌鞘，沿途发出肌支，支配腹前外侧壁诸肌，其前皮支向前穿过腹直肌、腹直肌鞘前层，分布于皮肤。上述神经的外侧皮支分布于腹外侧壁的皮肤。髂腹下神经起自第 12 胸神经及第 1 腰神经前支，在腹内斜肌与腹横肌之间，行于髂前上棘内方约 2.5 cm 处穿过腹内斜肌，向内下方达腹外斜肌腱膜的深面，在浅环上方约 2.5 cm 处穿过腹外斜肌腱膜，其前皮支常经浅环的内侧脚上方穿出分布到耻骨上方的皮肤。髂腹股沟神经在髂腹下神经下方相距约一横指并与其平行，经腹股沟管，位于精索的外侧，出浅环后分布于阴囊前部的皮肤。生殖股神经生殖支沿精索内侧下行，出浅环分布于提睾肌及阴囊内膜。

二、腰、腹部的美学

曲线美是衡量女性形体美的重要标志，而人体"三围"又是构成曲线美的核心元素。三围是人体的胸围（bust）、腰围（waist）、臀围（hip）三者的合称。正常情况下，女性三围中腰围最小，也是最重要的一部分。腰围的围度，不论从健康还是审美角度，目前普遍公认的标准是腰臀比例适当的"细腰"。即使在以胖为美的唐朝，也不是以粗腰为美，而是肌肉丰腴的健康美。由于在临床操作中腰部和腹部通常是整体的，故本章将腰部和腹部一并加以论述。

在医学意义上，狭义的腰部是指躯干下部与腹部相对的背后、脊柱的两侧，上起自第 12 肋骨，下至髂骨嵴这一区域。广义的腰部则除了上述区域外，还包括腹部的中间部位，即腹部九分区中的左、右腰部和脐部。而简便而言，笔者认为腰部包括以下两部分内容：一部分是和背部相连接的部分，往往合称为"腰、背部"，此部分已在"肩、背部"章节论述；另一部分是和腹部相连接的两侧腰线部位，经常合称为"腰、腹部"，本章论述的主要是腰、腹部的内容。

现在多数人接受的女性腰、腹部的审美标准为：从正面看，肚脐两边应有两个对称的凹陷，与肚脐凹陷共同将腹部分成两个部分。乳房处的胸围和腰线处的臀围应大致相等，以使腰部显现柔和的曲线。从侧面看，腹部应与乳房的前突部分和臀部的后突部分对称，形成 S 形。正是这种变化，使女性的身体曲线有了美感。而对于腹部来讲，"平坦"二字是最为常见的腹部美的描述。现如今，马甲线和腹肌的轮廓无疑是很多人追求的理想的腹部美的标准（图 21-2）。

腰部缺陷最典型的就是腰部脂肪堆积过多，从而使整个躯体没有了柔和流畅的曲线美。另外，腰部不对称也是严重影响美观的。腹部缺陷包括：脂肪堆积在下腹部和肚脐周围，形成悬垂形腹壁；腹壁较膨胀，皮下组织的厚度不尽相同，形成圆球形腹；缺乏皮下脂肪，而在肚脐周围有过多的皮肤和皱纹，使腹部肌肤松弛。

腰部由脊柱腰段和软组织构成。对于腰部外观来说，软组织中以皮下脂肪最为重要。腰部构成虽

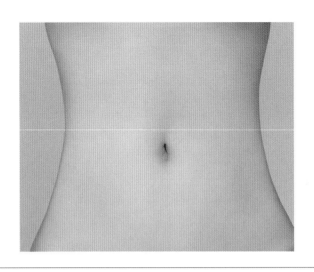

图21-2 腰、腹部美学

然简单，但极为重要。脊柱腰段是脊柱活动度最大的部分，因为在腰部，除了脊柱就没有别的骨骼结构了。所以对于人体来说，不论是静态还是动态，脊柱腰段的弧度变化都会影响人体的曲线美。

腰部上下均呈前后略扁的喇叭状，连接着胸、背部和臀部，因此，无论我们从前后还是从侧面观察，均可看到腰部是人体躯干的最凹陷部位，使得整个躯干呈哑铃型。从正面或背面观察，最凹点在肋弓与髂嵴之间的中点稍上方，侧面最凹点在第3、4腰椎棘突处。因此，腰部在人体曲线美中就起着无可替代的作用。

腰部和身体其他部位的比例恰当、粗细适中、圆润、灵活，才能体现出健康和匀称的美。

腰部的美学评价主要包括腰部的围径和肌肉的弹性。腰围是指经脐部中心的水平围长，或肋最低点与髂嵴上缘两水平线间中点线的围长，用软尺在呼气之末、吸气未开始时测量。最小腰围（minimum waist circumference）指在肋弓和髂嵴之间腰部最细处的水平围长，在呼气之末、吸气未开始时用软尺测量。而腹围（abdominal circumference）是指经髂嵴点的腹部水平围长，在呼气之末、吸气未开始时用软尺测量。

决定腰围大小的主要因素是腰部和腹前外侧部皮下脂肪含量的多少，皮下脂肪越多，腰围就越大。从美学角度而论，男性腰围是胸围的75%，女性腰围是胸围的2/3或身高×0.34。腰过粗主要是皮下脂肪堆积的结果，不但显得臃肿，有损于形体美，而且直接影响身体的健康，有时更带来行动不便。腰过细则会给人瘦弱单薄、无力和不堪重负之感，也有损于形体美，所谓"细腰无力转娇慵"，就成为病态而不是美了。腰肢柔韧，富有动、静态曲线美，是曼妙体形的最关键因素。

我们可以找出无数的例证来证明杨柳细腰是古往今来美女腰部美的标准，但具体的标准很少有人能说得清楚。经过分析和研究，一般从两个方面对女性腰部美的标准进行描述。

国际审美委员会多次将腰围60 cm定为现代女性美的标准。一般来说，我国女性身高若以166 cm为标准，则腰围以64 cm为合适。身高与腰围比例的标准公式是标准腰围（cm）＝[身高（cm）×1/2）-20 cm。腰围和胸围、臀围都是显示体型是否匀称的重要指标。

从体型来说，虽然不同的时代有不同的标准，如偏胖或偏瘦，但有一原则古今不变，即女性腰、臀围的比值大约是 0.7。近年来的研究发现，这个细腰为中心的"三围"比例同样也是身体健康的标准，并且与长寿有密切关系。对女性来说，胸、臀部丰满，肩部较宽，大腿稍粗而腰围较细者，是最健康的类型，这种体型的女性在观察期内的死亡率仅为 1%，身体较瘦、腰围较粗的女性则死亡率较高。心理学研究还证明，腰、臀比例常常比胸围或体重更能吸引男子。

奥黛丽·赫本、玛丽莲·梦露是 20 世纪 50 年代影迷们心目中两种不同类型的美女形象。然而，三围为 36、24、34 英寸的梦露和三围为 31.5、22、31 英寸的赫本，她们的体形都呈沙漏形，腰、臀比例都是 0.7。现在的超级模特的平均三围是 33、23、33 英寸，腰、臀比例仍为 0.7。她们树立的美的标准在一定程度上反映了人们对于腰部美的普遍观点。

无论从形体还是从健康来讲，我们都应该力求避免腰部的臃肿肥胖。无节制和毫无规律的饮食是造成腰部脂肪堆积最重要的因素，同时需要适量的运动，以达到减肥或保持体型的目的。另外，久坐是造成腰、腹部脂肪堆积的又一个重要原因。胖人先胖腰。除遗传因素外，现代人腰部肥胖或因伏案工作，长期得不到锻炼；或因饭后养成久坐的不良习惯；或因坐姿不对，久而久之令腰肌松弛，毫无曲线玲珑之美。腰粗腹凸不仅影响形体美，还更多地影响到健康。

除了自身养成良好的生活习惯外，从医学上，我们有很多方法可解决腰腹部肥胖，比如吸脂手术、药物治疗、物理治疗等。本章我们介绍一种安全、副作用少的埋线疗法。

三、腰、腹部线雕美容的操作方法

（一）方法一

1．适应证

（1）年龄 18~55 岁女性。

（2）以腰、腹部肥胖为主的人群，体重正常、超重或轻度肥胖人群。

（3）中、重度肥胖人群，先接受穴位埋线减重治疗，再进行腰、腹部的局部线雕塑形治疗。

2．术前设计

（1）腰、腹部先做绕脐一周的布线设计，由两侧分别向脐方向进针，进针角度在 15°~30°，分 2~3 个层次，上、下平行排列 2~3 排（图 21-3）。

（2）根据腰、腹部的肥胖形态布线：以脐周脂肪堆积为主时，采用绕脐布线，以脐为中心布线 3~5 圈，根据线的粗细长短确定间隔，一般间隔 10~30 mm。

以全腹脂肪堆积过多为主时，布线以"＃"字设计为主，结合绕脐的扇形布线。"＃"字布线时，纵行线左右各两条（从脐至两侧腰最外侧的 1/3、2/3 分别布线），横向线在脐的水平线上、下共设计 3~5 条平行线，每条线间隔 10~15 mm。扇形布线根据腹部脂肪的形态设计，在最大围度处扇形向脐进针，进针角度为 15°~30°，由内而外 2~3 圈。

（3）腹部肥胖常伴有皮肤松弛，松弛处可适当增加布线量，多加层次，密集布线。

3．麻醉方法

（1）1% 盐酸利多卡因注射液皮丘注射穴位点麻醉（每穴 0.05 ml）。

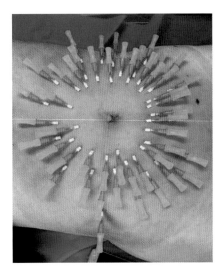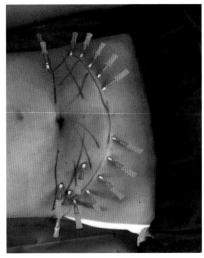

图21-3 腰、腹部线雕设计方法一

（2）复方利多卡因乳膏涂敷各穴位点 1 h。

以上两种方法的目的都是减轻进针时疼痛，对埋线至深部的胀痛感改善不明显。

4. 材料选择

（1）穴位埋线：紫晶丹丝线（江西龙腾）0# 线 2 cm，高冠埋线针 8#。

（2）局部线雕：PPDO 螺旋线或平滑线 3-0。

5. 手术方法

（1）体位：背部及四肢后侧穴位俯卧，腹部及四肢前侧穴位时仰卧，充分暴露埋线部位。

（2）方法：局部线雕时，进针至筋膜层；穴位埋线时，进针至深浅筋膜之间有阻力感时退针推线。

（3）进针角度

①脐（包括脐水平）以下一般垂直于进针点。

②脐（不包括脐水平）以上一般斜刺 45° 向下进针。

③背部穴位：30° 以内斜向下进针，不宜过深，避免刺伤肺部。

④四肢穴位：直刺。

6. 操作技巧及联合应用

（1）根据脂肪的厚度，掌握深度和进针角度，一般在浅层和中层布线，注意避开腹部重要血管（腹部浅动、静脉，腹壁下动、静脉），如有出血或血肿要及时按压止血，因肥胖者腹部脂肪较厚，按压时应稍用力，一般需 3~5 min。

操作时，可以用左手拿捏需要线雕的局部，右手进针，以便把握好层次。

（3）在临床中，往往结合穴位埋线联合运用于需要线雕的局部肥胖部位，以及根据经络和体质的特点选穴，往往疗效倍增。下文将简述腰、腹部肥胖相关的经络和穴位。

（二）方法二

上腹部可用单针倒刺线，取两侧腹壁外侧为进针点，层次走行在皮下浅脂肪层，逐渐向中部弧形布线，退出导管，然后轻柔提紧，剪断多余的线；下腹部采取双针线，从中线点处分别向两侧布线，达腹壁外侧缘，穿出止点，剪除多余的线，轻度收紧，轻柔按摩抚平。局部细小皱纹可添加平滑线（图21-4）。

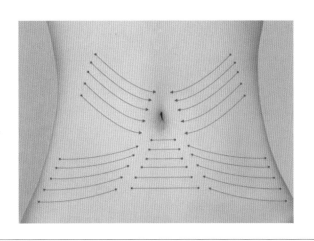

图21-4　腰、腹部线雕设计方法二

四、穴位埋线相关经络和穴位

（一）任脉穴位（图21-5）

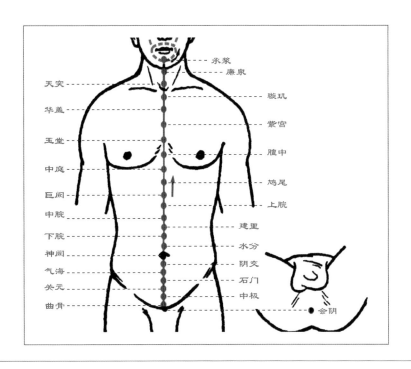

图21-5　任脉穴位

1. **上脘**　位于上腹部，前正中线上，脐上5寸处。在腹白线上，深部为肝下缘及胃幽门部；有腹壁上动、静脉分支，布有第7肋间神经前皮支的内侧支。

2. **中脘**　在上腹部，前正中线上，脐上4寸。深部为胃幽门部；有腹壁上动、静脉，布有第7、8肋间神经前皮支的内侧支。

3. **下脘**　在上腹部，前正中线上，脐上2寸。在腹白线上，深部为横结肠；有腹壁上、下动静脉交界处的分支，布有第8肋间神经前皮支的内侧支。

4. **气海**　在下腹部，前正中线上，脐下1.5寸。在腹白线上，深部为小肠；有腹壁浅动脉、静脉分支，腹壁下动、静脉分支；布有第11肋间神经前皮支的内侧支。

5. **关元**　在下腹部，前正中线上，脐下3寸。在腹白线上，深层有腹壁浅动脉、浅静脉的分支以及腹壁下动脉、下静脉的分支；布有第12肋间神经前支的内侧皮支。

（二）胃经穴位（图21-6）

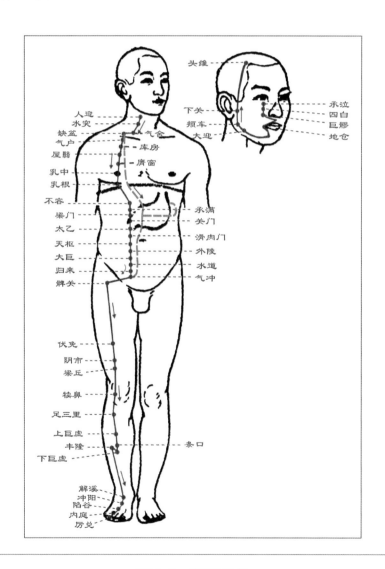

图21-6　足阳明胃经

1. **梁门**　在上腹部，脐中上4寸，前正中线旁开2寸。在腹直肌及其鞘处，深层为腹横肌；有第7肋间动、静脉分支及腹壁上动、静脉；在第8肋间神经分支处（右侧深部为肝下缘和胃幽门部）。

2. **滑肉门**　在上腹部，脐中上1寸，距前正中线2寸。在腹直肌及其鞘处，有第9肋间动、静脉分支及腹壁下动、静分支；布有第9肋间神经分支（内部为小肠）。

3. **天枢**　脐中旁开2寸。在腹直肌及其鞘处，有第9肋间动、静脉分支及腹壁下动、静脉分支，布有第9肋间神经分支（内部为小肠）。

4. **水道**　在下腹部，脐中下3寸，距前正中线2寸。在腹直肌及其鞘处，有第12肋间动、静脉分支，外侧为腹壁下动、静脉；布有第12肋间神经（内部为小肠）。

5. **归来**　在下腹部，脐中下4寸，距前正中线2寸。在腹直肌外缘，有腹内斜肌、腹横肌腱膜；外侧有腹壁下动、静脉；布有髂腹下神经。

6. **足三里**　在小腿前外侧，犊鼻下3寸，距胫骨前缘一横指（中指）。浅层有腓肠外侧皮神经分布；深层有腓深神经肌支和胫前动脉分布；小腿骨间膜深面有胫神经和胫后动脉经过并分布。

7. **丰隆**　位于人体的小腿前外侧，外踝尖上8寸，条口穴外1寸，距胫骨前缘二横指。在趾长伸肌外侧和腓骨短肌之间，有胫前动脉分支；当腓浅神经处。

（三）脾经穴位（图21-7）

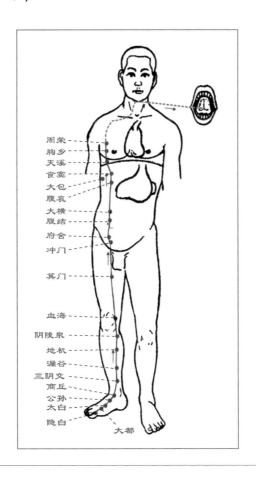

图21-7　足太阴脾经

1. **大横**　在腹中部，距脐中 4 寸。在腹外斜肌肌部及腹横肌肌部。布有第 11 肋间动、静脉，布有第 12 肋间神经。

2. **阴陵泉**　位于小腿内侧，胫骨内侧下缘与胫骨内侧缘之间的凹陷中，在胫骨后缘与腓肠肌之间，比目鱼肌起点上。前方有大隐静脉、膝最上动脉，最深层有胫后动、静脉；布有小腿内侧皮神经本干，最深层有胫神经。

3. **三阴交**　在小腿内侧，当足内踝尖上 3 寸，胫骨内侧缘后方。在胫骨后缘和比目鱼肌之间，深层有屈趾长肌；有大隐静脉，胫后动、静脉；有小腿内侧皮神经，深层后方有胫神经。

（四）胆经穴位（图21-8）

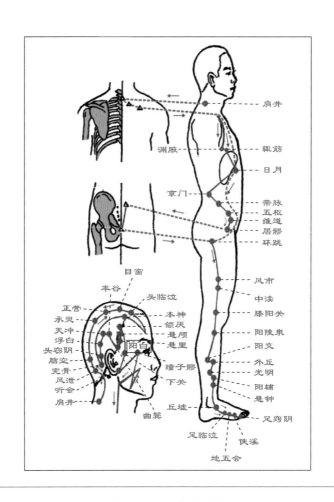

图21-8　足少阳胆经

1. **带脉**　在侧腹部，章门下 1.8 寸，第 11 肋骨游离端下方垂线与脐水平线的交点上。浅层布有第 9、10、11 胸神经前支的外侧皮支和伴行的动、静脉，深层有第 9、10、11 胸神经前支的肌支和相应的动、静脉。

2. **风市**　在大腿外侧部的中线上，腘横纹水平线上 7 寸。或简便定位法：直立，手下垂于体侧，中指尖所到处即是。在阔筋膜下，股外侧肌中；有旋股外侧动、静脉肌支；布有股外侧皮神经、股神经肌支。

3. 阳陵泉　在小腿外侧，腓骨头前下方凹陷处，在腓总神经分为腓浅及腓深神经处。有腓肠外侧皮神经分布。

五、临床案例

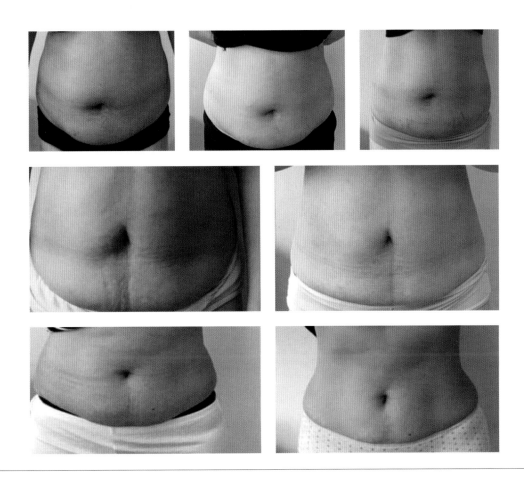

图21-9　术前、术后对比照片

六、并发症及处理

1. 晕针　在埋线过程中，受术者突然发生头晕、目眩、心慌、恶心、冷汗，甚至晕厥的现象。晕针常由于受术者体质虚弱、精神紧张，或饥饿、大汗、大泻、大出血之后；或体位不当；或医者在针刺时手法过重，以致针刺时或留针时发生此证。

出现晕针时，应立即停止进针。让受术者平卧，去枕、头部放低，松解衣带，注意保暖。轻者仰卧片刻，给予温茶或糖水即可恢复。若病情危急，则应配合其他抢救措施对症治疗。

为避免晕针，对初次接受埋线或针刺者，要做好解释工作，消除恐惧心理；采用舒适体位，选穴少、手法轻；对身体不适者，休息后再进针；发现问题，及时处理。

2．线头外露　局部消毒后用灭菌剪刀剪掉外露的部分，以不露皮肤为度；或直接拉出来弃掉再埋。

3．局部红肿　红外线照射局部治疗 30~40 min，温度以皮肤温热舒适为宜。每天 1~2 次，一般 3~5 次即可改善症状。

4．疼痛　口服非甾体抗炎药，如塞来昔布（西乐葆）、布洛芬（芬必得）等，按常规用量，3~5 天即可减轻疼痛。注意 1 周内避免剧烈运动。

5．淤青或肿块　腹部线雕或穴位埋线后，有时会出现因深部血肿造成的淤青或肿块，应做好充分的术前沟通。出现此类情况时，48 h 内一般不做处理。48 h 后可以红外线照射或者热敷，每天 1 次，每次 30 min 左右，控制好温度，并注意防止热灼伤。

6．线体排异　在羊肠线使用中有报道线体排异的并发症，改用 PPDO 或 PGA 等第三代可吸收缝线可避免。目前，第三代合成可吸收缝线应用已经非常广泛，包括聚乙醇酸（PGA）、丙交酯共聚（PGLA）和聚乳酸（PLA）等。国家标准《针灸技术操作规范第 10 部分：穴位埋线》中指出羊肠线已被淘汰。合成线的分解不同于羊肠线。羊肠线的分解吸收是蛋白水解酶分解的过程；而第三代合成可吸收缝线通过普通体液水解，无须酶的参与，炎性反应较羊肠线小，具有良好的生物相容性，排异反应小，吸收周期适中，可完全降解为水和二氧化碳。

（王凌鸿　崔海燕　鞠波）

参考文献

[1] 温木生.试论穴位埋线疗法的综合性效应及治疗机理.陕西中医学院学报,1993,16(2): 6-7.
[2] 邓云志,孙文善.影响微创埋线疗效的几个关键因素.中国针灸,2007,27(4): 291-292.
[3] 廖建琼,宋翔,陈莹,等.穴位埋线治疗单纯性肥胖随机对照临床研究文献 Meta 分析.中国针灸,2014,34(6): 621-626.
[4] 章闻,杨联胜,唐济湘,等.铬制羊肠线穴位埋线后排异反应案及分析.中国针灸,2015,35(4): 621-626.

第22章

臀、腿部线雕美容医学

白日依山尽，黄河入海流。欲穷千里目，更上一层楼。

——王之涣《登鹳雀楼》

第 1 节　臀部的解剖和美学

一、臀部的解剖

臀部美容手术的解剖标志包括骶三角、骶骨窝、股骨粗隆间凹陷、后髂嵴、尾骨和臀沟等。臀部的形态主要由下列四个因素决定：皮肤、皮下脂肪（浅筋膜）、臀大肌和骨性结构。在体形塑造中，应用解剖的需求远不止熟悉深层肌肉、血管神经和骨性解剖，我们同时强调浅筋膜系统（superficial fascial system, SFS）和粘连区等。

浅筋膜系统（SFS）从真皮延伸到肌筋膜，是一个庞大的结缔组织网络。SFS 包括互相连接的垂直和水平方向上的纤维，因而形成结缔组织支架。SFS 水平方向上的纤维附着在真皮和下方的肌筋膜之间。这一层在躯干被称作 Scarpa 筋膜。垂直的 SFS 纤维直接起于真皮深层，附着于三个位置：另一个 SFS 纤维、Scarpa 筋膜，或直接附着于肌筋膜上。SFS 为皮下脂肪提供了立体结构和支撑系统，在缝合时将 SFS 锚定到深筋膜上有助于减少脂肪移位。臀部浅筋膜上方与腰背部浅筋膜相移行，下部及外侧部延续于股部的浅筋膜，内侧在骶骨后方及髂后上棘附近。臀部的浅筋膜对臀部的美学影响重大，一是起到了"筋膜罩"的作用，SFS 的松弛和紧张可影响臀部的外形；二是丰厚的"筋膜罩"也使臀部外形圆润，深部的肌肉结构不易显现。如果把形体塑造比喻为建筑，SFS 就是钢筋。形体塑造的过程很大程度上取决于 SFS 的重塑和再次悬吊。即使当肥胖和大量体重降低后组织出现松弛，SFS 在皮下脂肪结构的调整仍然是一个重要的层次。

臀部的粘连区在男性显示在髂嵴水平，在女性显示在髂嵴下方几厘米处。对于超重的甚至很多体重正常的女性，在这个粘连区下方外侧，多余的脂肪堆积会产生难看的马裤腿畸形。在 SFS 粘连特别大、增厚形成皮肤上线状皱褶的部位，会被紧邻的周围软组织形成凹陷，这些粘连区将两侧相邻的皮下组织分为不同的手术间隔。在体重大量减少的严重臀部畸形中，下方的组织瓣可能需要铺到现有的粘连区表面和上方，锚定在更靠上的位置上。组织锚定的新部位可能起到新的粘连区作用。臀沟是一个自然的粘连区，但是在大量体重降低后可能会消失或不连续。

臀大肌是人体最厚实的一块肌肉，为四方形强大的扁厚肌，是维持人体直立和后伸髋关节的重要肌肉，也是构成臀部形态的重要部分。此肌有广泛的起始，内侧缘以较宽的短腱自上而下起自髂骨臀后线及其骨面、骶骨下部的后面和尾骨的背面，以及骶结节韧带和胸腰筋膜等处。肌上缘长约 10.9 cm，上缘中点肌层厚约 1.2 cm，下缘长约 12.6 cm，下缘中点肌层厚约 2.4 cm，起、止点宽约 11 cm。肌纤维向外下方斜行，分为上半部 3/4 肌纤维束和下半部 1/4 肌纤维束。上半部肌纤维束越过大转子，以腱膜连续于髂胫束，致使此处的髂胫束明显增厚；下半部肌纤维束以厚腱经股二头肌与股外侧肌之间，止于臀肌粗隆和股外侧肌间隔。

二、臀部的美学

臀部作为女性第二性征之一，是女性躯干美的重要组成部分。衰老改变、肥胖和大量体重降低的相关畸形将导致臀部轮廓的改变，包括脂肪量的减少、臀部软组织的松弛下垂、臀部肌肉的突出度降低以及臀沟延长或消失等。所有这些改变结合起来，便会形成一个扁平的、类似正方形的臀部，这会极大地降低女性的柔美感和异性吸引力。通过对臀部形态的重新雕塑来获得有美感的臀部外形，是诸多求美者的共同追求（图 22-1-1）。

（一）臀部的美学单位

臀部美学单位有 8 单位及 10 单位两种学说。Centeno 确定了 8 个臀部美学单位：侧腰单位（2 个）、骶骨三角、对称的臀部单位（2 个）、臀下菱形以及对称的大腿后侧单位（2 个）。Mendieta 则根据臀部抽吸脂肪部位，将臀部分为 10 个单位：骶部 V 区、侧腹、上臀部、后背下部、外侧大腿、臀区、臀部 - 大腿连接处、中外侧臀部、臀下大腿后部和后背上区。臀部重塑最好通过增大臀部单位实现，并加上其他美学单位的重塑和减少。

（二）臀部的四大体表特征

臀部有四大体表元素：臀外侧凹陷、臀下皱襞、臀上窝和骶部三角。从臀部向下画一条虚构的线到臀部中央，将其分为两个象限，理想的臀部在这条线的两侧体积相等，形状类似于足球，但是基底略宽。另外，在臀中部增加一条水平线，将臀部分成四个象限，理想的臀部容量在这条水平线的上下方也应该相等。

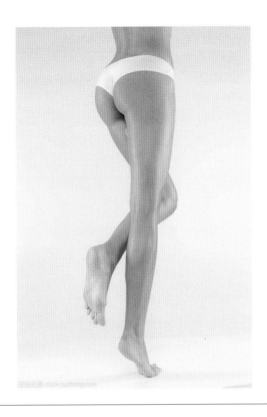

图22-1-1　臀、腿部美学

在臀部的美学评价中，臀部体表元素与臀部周围组织的关系也很重要。①上内侧臀－骶骨连接：上内侧臀－骶骨间隙的界限清晰，可以形成明显的 V 形。随着 V 形变得越深，臀部会有更大的美学吸引力。如果 V 区缺乏肌肉容量和脂肪冗余，臀部会变得平钝。②臀部外侧－髋部轮廓：对于女性，臀部的粘连区位于髂嵴下方几厘米处，即臀中部外侧，粘连区会被紧邻的周围软组织堆积形成凹陷。在理想的臀部，臀中部外侧无凹陷或呈轻度凹陷。在这个粘连区下方的肥胖会显示所谓的马裤腿畸形。③下内侧臀沟－大腿连接：将臀间沟当成中线，下内侧臀沟与臀间沟的角度是臀部美学的一个关键点。在理想的臀部，其角度约为 45° 向下倾斜。随着下内侧臀沟和大腿内侧变得更丰满，45° 倾斜线会变得更水平，甚至形成一个反向的向上倾斜。

（三）腰臀比

腰围指的是从肋缘到髂嵴间腰部最细小部位的周径。臀围指的是臀部最突起部位的周径。腰臀比即腰部最细围度和臀部最高突围度的比值。研究表明，女性腰臀比接近 0.7 具有最佳的吸引力。

（四）臀部突度

Cuenca-Guerra 和 Lugo-Beltran 认为，臀部突度关系着整个臀部的吸引力。而臀部突度的形成主要由皮下脂肪的分布区域和数量决定。理想的臀部突度存在一定的比例，即髂前上棘到大转子的水平间距与大转子到臀部最高点的水平间距不应大于1/2。在评估前应对以下解剖结构进行标记（图22-1-2）。然后，在标记点的基础上绘制3条评估直线：第1条线过A点做垂线（同时也是身体的重力线或平衡轴线），第2条线过B和D点同时平行于第1条线，第3条线水平穿过A、B、C 3点，同时垂直于前两条线。第3条线提供给医师臀部最大突度的理想平面。而前文所提及臀部突度理想比例，即AC=2AB。

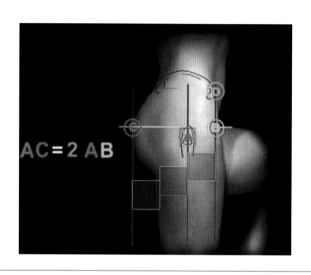

图22-1-2　臀部突度评估的体表标记
A. 股骨大转子；B. 耻骨联合最高点；C. 臀部最高点；D. 髂前上棘

　　理想的臀部在所有四个象限的组织量分布相等，理想的臀沟长度为臀肌长度的一半。骶骨前脂肪量少，呈现一个明显的V形区。下内侧臀沟会有一个与臀间线的45°角，臀沟线止于或刚好超过臀中部线。从侧面观，下背部和臀部融合处有一个S形波浪样弧形，臀部的大部分组织量位于中央区域。

第2节　腿部的解剖和美学

一、腿部的解剖

　　股骨为大腿的中轴骨，上端参与组成髋关节连接骨盆，下端参与组成膝关节连接小腿胫骨，外周有肌肉、神经、血管穿行其间。

　　股骨为全身最长的管状骨，长约43 cm，约占身长的1/4。股骨上端膨大为呈球形的股骨头，表面光滑为关节面，中央凹陷为股骨头凹，头向外下方延伸为较细的股骨颈，颈体相交为颈干角。颈体连接处有两个隆起，上外侧为大转子，下内侧为小转子。在大、小转子之间的前面连成转子间线，在后面连成转子间嵴，大转子内侧有转子窝。股骨体呈圆柱形，弓凸向前方，前面光滑，后面有纵形骨嵴称为粗线。粗线向上分两侧，向上外侧延伸为臀肌粗隆，向下延伸分为两侧髁，两髁之间为腘平面。在粗线中部有开口向下的滋养孔。股骨下端膨大为内、外侧髁，两髁之间后方为髁间窝，两髁向两侧突起为内、外上髁。内上髁上方有突起的收肌结节。

股骨上端的动脉主要来源于闭孔动脉、旋股内外侧动脉及股动脉。股骨体的动脉主要为来源于股深动脉的股骨滋养动脉，经滋养孔入骨。股骨下端的动脉主要来自膝最上动脉、膝上内外侧动脉及膝中动脉等，这些动脉的分支经附近血管进入骨内。

大腿肌分布于股骨周围，外裹阔筋膜。阔筋膜向上附着于腹股沟韧带，向后续于骨筋膜，向下续于小腿筋膜。阔筋膜内侧（于耻骨结节内下方3~4 cm处）薄弱形成隐静脉裂孔（卵圆窝），外侧增厚分为两侧包裹阔筋膜张肌，向下两层并成髂胫束。阔筋膜向深面发出三片肌间隔，深入肌群之间，附着于股骨粗线，围成三个骨筋膜鞘，容纳大腿三个肌群及其血管和神经。

前群：①缝匠肌，起自髂前上棘，止于胫骨上端内侧面，作用为屈髋关节、屈并内旋膝关节，由股神经支配。②股四头肌，有4个头。股直肌起自髂前上棘、髋臼上缘，股中间肌起自股骨体前面，股外侧肌起自股骨粗线外侧唇，股内侧肌起自股骨粗线内侧唇。四头向下形成一个腱，包绕髌骨前面及两侧，下延为髌韧带，止于胫骨粗隆。股四头肌作用为伸膝关节、屈髋关节，由股神经支配。

内侧群：①耻骨肌，起自耻骨梳附近，止于股骨耻骨肌线，作用为内收、内旋、微屈髋关节，由股神经及闭孔神经支配。②长收肌，起自耻骨上支前面及耻骨结节下方，止于股骨粗线内侧唇上1/3部。作用为内收外旋髋关节，由闭孔神经支配。③短收肌，起自耻骨支结合部，止于股骨粗线内侧唇上1/3部。作用为内收、微屈髋关节，由闭孔神经支配。④大收肌，起自坐骨结节、坐骨支及耻骨下支，止于股骨粗线内侧唇上2/3部及收肌结节。作用为内收、外旋髋关节，由闭孔神经及坐骨神经支配。⑤股薄肌，起自耻骨下支，止于胫骨上端内侧面。作用为内旋膝关节，由闭孔神经支配。

后群：①股二头肌，长头起自坐骨结节，短头起自股骨粗线，止于腓骨头。作用为屈膝关节、伸髋关节及微外旋小腿，由坐骨神经支配。②半腱肌，起自坐骨结节，止于胫骨粗隆内侧。作用为屈膝关节、伸髋关节，由坐骨神经支配。③半膜肌，起自坐骨结节，止于胫骨内侧髁下缘。由坐骨神经支配。

前骨筋膜鞘容纳有前群肌及股血管和股神经，内侧骨筋膜鞘容纳有内侧肌群及闭孔血管和闭孔神经，后骨筋膜鞘容纳有后群肌和坐骨神经。由此可见，肌间隔又作为神经界面分割三群肌肉，分布于股骨的周围。在大腿中1/3部的股内侧肌与大收肌之间，有一个6~7 cm长的收肌管，此管位于缝匠肌深面，由三壁构成，前内侧壁为大收肌腱板，前外侧壁为股内侧肌，后壁为长收肌和大收肌，管的上口连接股三角下角，下口为收肌腱裂孔通腘窝，管内由浅入深容纳隐神经、股动脉及股静脉通过。

二、腿部的美学

美腿（图22-1-1）常用来形容美丽、性感的腿。美腿涉及腿长、腿身比、大腿围、腿肚围、大腿长和小腿长等因素。腿长学名全腿长，不易测量，学术上一般采用身高减坐高表示腿长。马氏躯干腿长指数=[（身高-坐高）/坐高]×100，是探讨腿身比最可靠和最具有参照价值的量化指标，为研究腿身比奠定了基础。

同身高时，女性腿长大于男性。由于腿身比与身高呈正相关，身高越大，腿身比也越大。因此，男性的腿身比平均值、马氏躯干腿长指数平均值略大于女性。

大腿围是经臀股沟点的大腿水平围长，又称为大腿最大围，并非大腿中部围。身高大腿围指数 =（大腿围 / 身高）× 100，大腿长围度指数 =（大腿围 / 大腿长）× 100，女性这两项指数均大于男性，差异有显著性。也就是说，女性腿相对粗短，男性相对细长，这与体脂分布的性别差异有关，雌激素抑制脂肪在腹部的囤积，增加脂肪在臀部和大腿的囤积，雄激素则刚好相反。

大腿长通常指股骨长，股骨是人体最粗、最长的长骨。小腿有两长骨，即胫骨和腓骨，通常小腿长指胫骨长，也有文献指腓骨长。国人股骨长于胫骨 7~10 cm，只有胫骨长加上足高后（即胫骨点高），才能接近或超过股骨的长度。而人类的（胫骨长 / 股骨长）× 100 平均只有 80 多。Crural 指数 =（小腿长 / 大腿长）× 100，指数高的人更适于参加跳的运动，大腿短、小腿长可谓之羚羊腿。

第 3 节　臀、腿部线雕美容的操作方法

Constantino 和 Raul 提出了臀部下垂的评估方法。臀部下垂的程度可通过两条线的测量得到，从后面观，通过坐骨结节的垂线命名为 T 线，大腿的后正中线命名为 M 线（图 22-3-1）。

臀下垂分为 6 度。0 度：臀下皱襞不超过 T 线，此时无下垂。1 度（轻度下垂前状态）：皱襞范围超过 T 线，但未及 M 线，于 T 线处无下垂的臀部组织；2 度（中度下垂前状态）：皱襞达到 M 线，于 T 线有下垂的臀部组织；3 度（临界下垂状态）：皱襞超过 M 线，但 M 线处无下垂的臀部组织；4 度（轻度下垂）：又称为真性下垂，在 M 线处有下垂的臀部组织，侧面观，下臀沟与水平线的角度 <10°；5 度（中度下垂）：下垂的臀部组织超过 M 线，侧面观，下臀沟与水平线的角度位于 10°~30°；6 度（重度下垂）：下垂的臀部组织超过 M 线，侧面观，下臀沟与水平线的角度位于 >30°。

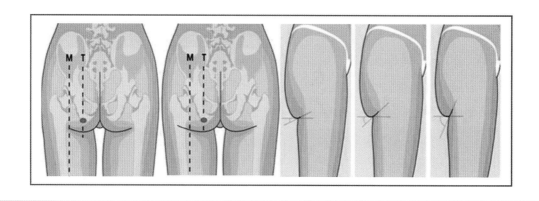

图 22-3-1　臀部下垂的评估方法

一、Elasticum弹性悬吊线埋置臀部提升术

1．**适应证**　①对臀部轮廓形态要求较高，自愿接受手术者；②臀下垂分级 2~6 级。

2．**禁忌证**　①未予控制的全身性疾病，如糖尿病、严重心血管疾病等；②瘢痕体质者。

3．**手术用线**　Elasticum 弹性悬吊线（包含弹性线和 Jano 针）。弹性线由聚酯纤维鞘和其中的硅胶芯组成，因此该线可以进行 100% 的伸展（图 22-3-2）。Jano 针呈双向金属管状，针的两头分别有 6 个 1 cm 长的刻度标记，弹性线穿行在针的中央。

4．**布线设计**　患者取立位，先设计一侧臀部。A 点为中线上的腰臀连接点，为臀部设计的最高点。于下臀沟中线上 3~4 cm 处设计 C 点，AC 连线中点水平线与臀部外侧的交点为 B 点，与臀部最内侧的交点为 D 点，C' 位于 C 点上方 3~5 cm。这样形成两个圈，分别为外圈 ABCD 和内圈 ABC'D。同理设计对侧臀部（图 22-3-3）。

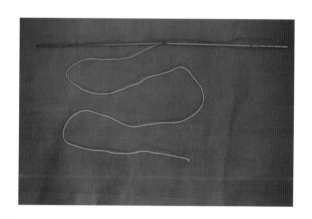

图22-3-2　Elasticum弹性悬吊线

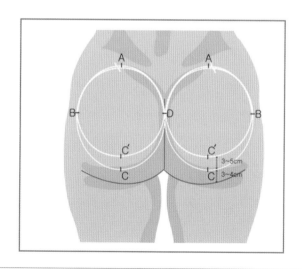

图22-3-3　臀部线雕设计方法

5. **操作技巧**　手术在局麻下进行，分别在 A 点设计 5 mm 手术切口，B、C 点设计 2 mm 手术切口。先于臀大肌上的筋膜层行钝性分离，并使用 Jano 针测量进入该层次的深度。Jano 针于该筋膜层从 A 点潜行至 B 点后，将线从 B 点抽出，针的另一端继续向 C 和 D 点潜行，Elasticum 线由此锚定在 C 和 D 点，最后返回至 A 点并打结。需要注意的是，当线锚定后，线在抽出的过程中需要同时进行提升，这样有助于减少周围组织对其反向的拉力。术毕须穿弹力带以减少术区出血。

6. **联合应用**　如果患者臀部的软组织容量较小，单独应用 Elasticum 弹性悬吊线进行操作可能会出现线头外露或者被触及的情况。此种情况下，联合臀部脂肪移植或者填充物注射会是更好的选择。另外，如果臀部存在大量的脂肪组织，尤其冗余的脂肪组织存在于臀外侧和腰骶部时，联合进行脂肪抽吸术可以使臀部外观更显弧形曲线，以达到更好的臀部美学外观。

二、腿部线雕美容

进针点选在大腿的前内和后内，在皮下脂肪层穿行，达到对侧止点，退出套管，轻度提紧线，剪除多余的线，然后依次布线。结束后，取站立位，轻度按摩塑形，两侧交替调整，力求两侧悬吊力量平衡、对称美观（图 22-3-4）。

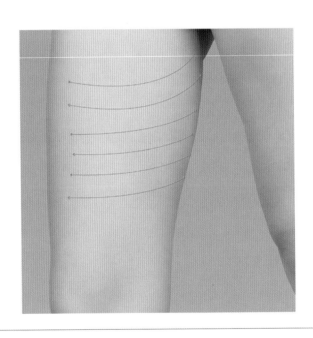

图22-3-4　腿部线雕设计方法

三、并发症的预防及处理

虽然线雕治疗属于微创手术，但由于各种原因可以导致多方面的局部并发症，如术后血肿、感染、线头外露或痛性触及、术后凹凸不平、局部疼痛感等。在进行臀部及大腿提升术时，由于线雕位置较深（臀大肌上的深筋膜），一般较少出现线头外露的情况，但穿刺过程中可能损伤深部血管造成大血肿的发生，因此在操作过程中应严格测量安全的埋置深度，并在同一层次进行埋置。治疗上可以穿刺抽吸、压迫引流等，必要时行开放手术清除血肿并止血。线雕治疗后 10 天左右可出现局部疼痛，但这种疼痛持续时间较短，无须处理可自然恢复，短期内尽量避免局部按摩及剧烈运动。

（赵红艺　郑胜）

参考文献

[1] Lockwood TE. Superficial fascial system (SFS) of the trunk and extremities: a new concept. Plast Reconstr Surg, 1991, 87(6): 1009-1018.

[2] Rohrich RJ, Smith PD, Marcantonio DR, et al. The zones of adherence: role in minimizing and preventing contour deformities in liposuction. Plast Reconstr Surg, 2001, 107(6): 1562-1569.

[3] 洪志坚. 臀部美学和应用解剖. 中国美容医学, 2009, 18(6): 879-881.

[4] 曹赛赛, 彭喆, 穆兰. 女性臀部美学标准的评估. 中华医学美学美容杂志, 2017, 23(2): 133-134.

[5] Centeno RF. Gluteal aesthetic unit classification: a tool to improve outcomes in body contouring. Aesthet Surg J, 2006, 26(2): 200-208.

[6] Mendieta CG. Gluteal reshaping. Aesthet Surg J, 2007, 27(6): 641-655

[7] Cuenca-Guerra R, Lugo-Beltran I. Beautiful buttocks: characteristics and surgical techniques. Ciin Plast Surg, 2006, 33(3): 321-332

[8] Centeno RF, Sood A, Young VL. Clinical Anatomy in Aesthetic Gluteal Contouring. Clin Plast Surg, 2018, 45(2): 145-157.

[9] Cuenca-Guerra R, Quezada J. What makes buttocks beautiful? A review and classification of the determinants of gluteal beauty and the surgical techniques to achieve them. Aesthetic Plast Surg, 2004, 28(5): 340-347.

[10] Mendieta CG. Classification system for gluteal evaluation. Clin Plast Surg, 2006, 33(3): 333-346.

[11] Gonzalez R. Etiology, definition, and classification of gluteal ptosis. Aesthetic Plast Surg, 2006, 30(3): 320-326.

[12] Oh CH, Jang SB, Kang CM, et al. Buttock lifting using elastic thread (Elasticum®) with a new classification of gluteal ptosis. Aesthetic Plast Surg, 2018, 42(4): 1050-1058.

第23章

私密线雕美容医学

世事一场大梦，人生几度秋凉？夜来风叶已鸣廊，看取眉头鬓上。酒贱常愁客少，月明多被云妨。中秋谁与共孤光，把盏凄然北望。

——苏轼《西江月·世事一场大梦》

随着社会的发展进步，人们对于生活品质的追求越来越高，有更多的女性希望通过修复重建及美容的方法对生殖器外形与功能进行重塑，使其年轻化，增强女性自信，获得生殖器美容和功能的改善，女性生殖器整形美容手术将成为性健康治疗中不可缺少的一部分。目前，女性生殖器整复是以功能障碍诊治及形态美化为主的新兴临床交叉学科，涉及妇产科学、整形外科学、妇科泌尿学、生殖医学、心理学及社会学等领域。

女性生殖器整形美容手术包括阴阜填充术、大阴唇填充术、大阴唇缩小术、阴蒂包皮整形术、阴蒂整形术、小阴唇缩小整形术、处女膜修补术、G点再造术、G点增大术、阴道紧缩术和会阴整形术等。

随着线雕美容的发展，以及线材的改进和完善，目前所有可行线雕美容塑形的部位，从面颈部到躯干、四肢都收到了很好的临床效果。近几年，线雕美容逐渐拓展到女性外阴及会阴部位。相对于传统的手术修复，线雕美容治疗阴道松弛具有操作微创、风险小、恢复快、无须住院、不影响正常工作及生活、便于二次修复与调整等诸多优势，尤其对于希望再次生育者及希望解决阴道松弛的女性，可结合其他盆底修复手术和康复治疗措施，进行整体化系统治疗，有助于提高患者术后的满意度。

第1节   私密线雕相关解剖

一、外生殖器

女性外生殖器指生殖器官的外露部分，又称外阴（图 23-1-1）。

1. **阴阜**   为耻骨联合前隆起的脂肪垫。青春期后，该部分皮肤开始生长阴毛，分布呈尖端向下的倒三角形。阴毛为第二性征之一，其疏密、粗细、色泽可因人或种族而异。

2. **大阴唇**   为起自阴阜、止于会阴的一对隆起的皮肤皱襞。两侧大阴唇前端为子宫圆韧带的终点，后端在会阴体前相融合，各形成阴唇前、后联合。大阴唇外侧面与皮肤相同，皮层内有皮脂腺和汗腺，青春期长出阴毛；内侧面皮肤湿润似黏膜。大阴唇有很厚的皮下脂肪层，其内含有丰富的血管、淋巴管和神经。未婚妇女的两侧大阴唇自然合拢，遮盖阴道口及尿道口。经产妇的大阴唇由于分娩的影响而向两侧分开。绝经后大阴唇呈萎缩状，阴毛也稀少。

3. **小阴唇**   是位于大阴唇内侧的一对薄皱襞。表面色褐，湿润，无毛，富于神经末梢，故极敏感。两侧小阴唇的前端相互融合，再分为两叶，包绕阴蒂。前叶形成阴蒂包皮，后叶形成阴蒂系带。大、小阴唇后端汇合，在正中线形成阴唇系带。

4. **阴蒂**   位于两侧小阴唇的顶端，与男性阴茎同源，有勃起性，由两个阴蒂海绵体组成，分阴蒂头、阴蒂体和阴蒂脚三部分。后者附着于两侧的耻骨支上，仅阴蒂头显露。其富于神经末梢，极为敏感。

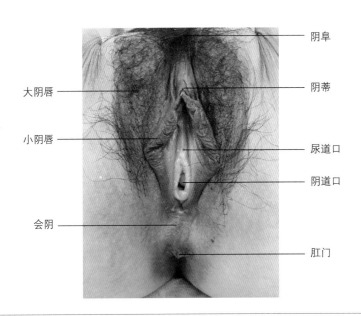

图23-1-1   女性外生殖器

5. 阴道前庭　为两小阴唇之间的菱形区。前为阴蒂，后为阴唇系带。阴道前庭中央有阴道口，阴道口周围有处女膜或处女膜痕。阴道口的后外侧、阴唇内侧与处女膜间，左右各有一前庭大腺开口。阴道口与阴唇系带之间有一浅窝称舟状窝，又称阴道前庭窝，经产妇此窝消失。阴道口前方有较小的尿道外口，为略呈圆形的矢状裂隙。其后壁上有一对并列的腺体，称尿道旁腺或斯基恩腺，其分泌物可润滑尿道口。

6. 前庭球　位于前庭两侧，由具有勃起性的静脉丛组成。其前部与阴蒂相接，后端膨大，表面被球海绵体肌覆盖。

7. 前庭大腺　又称巴多林腺，位于大阴唇后部，被球海绵体肌覆盖，如黄豆大小，左右各一。腺管细长（1~2 cm），向内侧开口于阴道前庭后方小阴唇与处女膜之间的沟内。正常情况下不能触及此腺，若腺管口闭塞，可形成前庭大腺囊肿或前庭大腺脓肿。

8. 处女膜　位于阴道口与阴道前庭分界处。膜的两面覆有鳞状上皮，其间含有结缔组织、血管与神经末梢。处女膜中间有孔，孔的形状、大小和膜的厚薄因人而异。处女膜多在初次性交时破裂，产后受分娩影响残留数个小隆起状的处女膜痕。

二、盆底

盆底（图 23-1-2）由多层肌肉和筋膜构成，封闭骨盆出口，承载盆腔脏器并保持其正常位置。骨盆底前为耻骨联合和耻骨弓，后为尾骨尖，两侧为耻骨降支、坐骨升支及坐骨结节。若骨盆底结构和功能出现异常，可导致盆腔脏器膨出、脱垂或引起功能障碍；妊娠和分娩可以不同程度地损伤骨盆底组织或影响其功能。

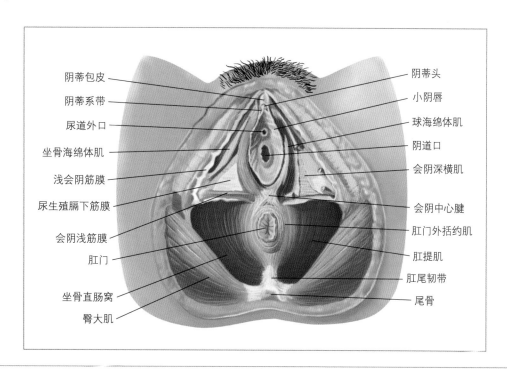

阴蒂包皮　阴蒂头　阴蒂系带　小阴唇　尿道外口　球海绵体肌　坐骨海绵体肌　阴道口　浅会阴筋膜　会阴深横肌　尿生殖膈下筋膜　会阴中心腱　会阴浅筋膜　肛门外括约肌　肛门　肛提肌　坐骨直肠窝　肛尾韧带　臀大肌　尾骨

图23-1-2　盆底组织

骨盆底有三层组织：

（一）外层

外层位于外生殖器、会阴皮肤及皮下组织的下面，由会阴浅筋膜及其深面的三对肌肉及括约肌组成。此层肌肉的肌腱汇合于阴道外口与肛门之间，形成中心腱（图23-1-2）。

1. **球海绵体肌** 覆盖前庭球及前庭大腺，向前经阴道两侧附于阴蒂海绵体根部，向后与肛门外括约肌交叉混合。此肌收缩时能紧缩阴道，又称阴道括约肌。

2. **坐骨海绵体肌** 始于坐骨结节内侧，沿坐骨升支及耻骨降支前行，向上止于阴蒂海绵体。

3. **会阴浅横肌** 从两侧坐骨结节内侧面中线向中心腱汇合。

4. **肛门外括约肌** 为围绕肛门的环形肌束，前端汇合于中心腱。

（二）中层

中层即泌尿生殖膈，由上、下两层坚韧的筋膜及其间的一对会阴深横肌和尿道括约肌组成，覆盖由耻骨弓及两坐骨结节形成的骨盆出口前部的三角形平面上，有尿道、阴道穿过（图23-1-2）。

1. **会阴深横肌** 自坐骨结节的内侧面延伸至中心腱处。

2. **尿道括约肌** 环绕尿道，控制排尿。

（三）内层

内层即盆膈，为骨盆底最坚韧的一层，由肛提肌及其内、外面各覆一层筋膜组成。自前向后依次有尿道、阴道及直肠穿过。肛提肌由一对三角形肌肉板组成，两侧肌肉互相对称，左右联合呈向下的漏斗状，其肌纤维有不同的排布，可分为耻尾肌、髂尾肌和坐尾肌。肛提肌在骨盆底肌肉中起最重要的支持作用，又因肌纤维在阴道和直肠周围交织，加强了肛门和阴道括约肌的作用。

会阴有广义与狭义之分。广义的会阴指盆膈以下封闭骨盆出口的全部软组织结构。会阴部由会阴肌、筋膜和血管、神经等构成，并有消化、泌尿及生殖管道的末段穿行其中。若于两坐骨结节间做一横线，可将会阴部分为两个三角区：即前方的尿生殖三角，在女性有尿道及阴道穿过；后方的肛门三角区，为肛管贯穿。狭义的会阴是指位于阴道口和肛门之间的楔形软组织，厚3~4 cm，又称会阴体，由表及里为皮肤、皮下脂肪、筋膜、部分肛提肌和会阴中心腱。会阴中心腱由部分肛提肌及其筋膜和会阴浅横肌、会阴深横肌、球海绵体肌及肛门外括约肌的肌腱共同交织而成。

三、会阴的血管及神经

1. **动脉** 来自阴部内动脉，在近尿生殖膈处发出会阴动脉穿入会阴浅隙；主干入会阴深隙。会阴动脉分出会阴横动脉及阴唇后动脉。后者有内、外两支，分布于大阴唇及小阴唇。阴部内动脉主干在会阴深隙内分出前庭动脉、阴蒂背动脉和阴蒂深动脉，分别分布于前庭球、阴蒂背面和阴蒂海绵体。

2. **静脉** 阴部内静脉收纳会阴、肛管及外生殖器的大部分静脉，与阴部内动脉伴行，最后注入髂内静脉。

3. **神经** 来自阴部神经，起自骶骨（S2~4），自梨状肌下孔穿出，伴阴部内动、静脉经坐骨小孔。

四、内生殖器

（一）阴道的形态

阴道是极富弹性及伸展性的扁筒样肌性器官。阴道向后、向上倾斜，呈"S"形弯曲，与子宫轴形成大约 90°。成年妇女阴道前壁长 7~9 cm，后壁长 10~12 cm。每分娩一次，阴道前壁增长 0.5~1.2 cm，后壁增长 1.0~2.0 cm。阴道横径由上而下逐渐变窄，上端较宽大，围绕子宫颈阴道部。子宫颈与阴道壁之间所形成的环形腔隙称为阴道穹。按其位置，可分为阴道前后穹及两个侧穹。前穹为浅隐窝，后穹较深阔，与直肠子宫陷凹紧密相邻，为盆腔最低点。阴道形态、结构及伸展性随年龄而变化。成年未婚妇女阴道皱襞显著，阴道腔较狭窄；经产妇阴道腔和阴道口变宽，会阴体会出现不同程度的裂伤。老年妇女因雌激素减少而出现阴道萎缩、皱襞消失、管腔变窄和延展性降低。女性在性交时，阴道收缩程度是由三种因素决定的，包括阴道的解剖学因素、肌力因素和容积因素。

（二）阴道的毗邻

阴道位于真骨盆腔的中央，处于膀胱尿道之后、直肠之前。

1. 阴道下 1/3 段与周围组织连接紧密。其前方与尿道之间有致密的尿道阴道隔，内有静脉丛和结缔组织。若分娩或手术时损伤，易在此处形成尿道阴道瘘。阴道下段后方是会阴中心腱，两侧与肛提肌中间部分黏附在一起，此处结缔组织作用最强。

2. 阴道中 1/3 段的两侧是肛提肌。其前方与膀胱之间有膀胱阴道隔，此处筋膜及结缔组织疏松，手术时易于分离，若损伤则造成阴道瘘。由于分娩时的损伤削弱了前壁的强度，阴道前壁会与其相邻的膀胱尿道一起向外、向后突出，称为阴道前壁膨出。阴道中段后方与直肠之间有一结缔组织隔，称直肠阴道隔，其中有静脉丛及疏松结缔组织，当手术或分娩时会阴撕裂至会阴中心腱时发生阴道后壁松弛，直肠同阴道后壁一起向前突出，称为阴道后壁膨出或直肠膨出。

3. 阴道上 1/3 段前方与膀胱和子宫相邻，后方是直肠子宫陷凹，两侧是主韧带。子宫直肠凹陷为腹腔最低点。

（三）阴道的血管、淋巴管与神经

1. **动脉** 阴道上 1/3 段是由子宫动脉的阴道支供应的，中 1/3 段由膀胱下动脉的阴道支供应，下 1/3 段由肛门动脉、直肠下动脉和阴道内动脉供应。这些动脉在阴道壁内相互吻合。

2. **静脉** 阴道的静脉在阴道两侧形成阴道静脉丛，与子宫静脉汇合成子宫阴道静脉丛。由于阴道富有静脉丛，故局部受损伤易出血或形成血肿。

3. **淋巴管** 阴道上部的淋巴管起自阴道前壁，沿子宫动脉阴道支上行，部分经子宫旁淋巴结或阴道旁淋巴，部分沿子宫动脉直接注入髂外、髂内和髂总淋巴结，部分注入闭孔淋巴结。

4. **神经** 由子宫阴道丛支配，其副交感神经来自第 3、4 骶椎脊髓节段，交感神经来自上腹下神经丛和骶交感干。阴道下部由阴部神经分支支配。阴道的神经末梢主要分布于外端 1/3，而内端 2/3 几乎没有神经末梢，因此阴道外 1/3 区域敏感。

(四)阴道的微生态环境

阴道壁的组织结构：阴道壁由黏膜层、平滑肌层及纤维弹力膜（筋膜）三层组织形成。阴道黏膜表层上皮细胞含有糖原，糖原在阴道杆菌的作用下转变成乳酸，使阴道保持酸性，pH 为 4~5，是防止致病菌在阴道内繁殖的主要防线。

第 2 节　私密线雕美容的临床应用

一、私密线雕概述

随着线雕美容医学的发展，一种新型的方法——通过私密收紧线改善轻、中度阴道松弛为临床提供了一种新的思路，解决了传统手术去除阴道黏膜而导致绝经后阴道挛缩的弊端，满足了求美者短期即可进行性生活，以及不影响工作、恢复快的心理需求。私密线雕美容是在外阴皮下、阴道黏膜组织层或会阴肌肉浅筋膜层埋入医用可吸收线，产生直接的机械效应及填充与轮廓塑形效果，同时也兼备改善外阴肤质的作用。

1. **线材的成分**　包括对二氧环己酮（PDO）、聚对二氧环己酮（PPDO）、聚乳酸（PLA）、左旋聚乳酸（PLLA）和聚丙烯（PP）等。

2. **线材的种类**　用于增加术区饱满度，使黏膜紧致、弹性增加时，可选用平滑线、多股平滑线（爆炸线）等。用于改善阴道松弛的多选用单丝可吸收聚乳酸己内酯线（可吸收的外科缝线）；双向倒刺，倒刺分布区域长度为 12 cm；型号 0/0USP；采用 21 G 双直针分别装配在长 6 cm 螺纹倒刺线两端；线材在组织的平均降解时间为 18~24 个月；线材的效果维持时间为 30~36 个月。目前，通过 FDA 认证的有悦升私密线，由于价格偏高，市场占有率受一定的影响。

二、阴道松弛症概述

1. **阴道松弛症的定义**　因妊娠、分娩、外伤或衰老，使球海绵体肌、肛门括约肌、肛提肌肌肉撕裂或变薄，阴道收缩力减弱和阴道管径增大，导致性生活过程中感觉减退和性生活质量下降，同时可继发盆底功能障碍（图 23-2-1）。

2. **阴道松弛的原因**　主要原因是经阴道分娩、年龄增长和绝经。其发病机制主要是阴道壁组织和盆底由于妊娠、阴道分娩及绝经后雌激素水平下降等原因导致阴道壁松弛、黏膜层变薄及萎缩。其中最主要的是阴道弹力纤维受损，在分娩时，当胎头通过产道使其肛提肌前间隙过度扩张，肛提肌分离甚至肌纤维拉长断裂，尿生殖裂孔因损伤松弛而扩大，并将潜在的薄弱转变成为一种缺损。还有部分

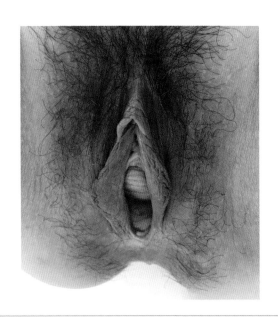

图23-2-1　阴道松弛

患者是由于先天性发育异常、营养缺乏导致肌肉松弛、腹腔压力增加等引起。

3．**阴道松弛症的诊断及评估方法**　临床常用指测法，阴道松弛症患者阴道可轻松容纳两指以上。阴道松弛症的分度：手指法测量阴道松弛程度，轻度为两指，中度为三指，重度为四指及以上。

4．**阴道松弛症的分级**

（1）Ⅰ级：分娩使阴道松弛，黏膜皱襞减少；多年的性生活使阴道延伸扩张，同时盆底肌肉的张力和韧性下降。

（2）Ⅱ级：性生活中夫妻双方的快感降低，高潮次数减少；阴道壁出现少部分松弛、阴道黏膜皱襞减少；阴道口基本可以闭合。

（3）Ⅲ级：性生活中伴侣体会不到"紧握感"，易患妇科炎症等妇科疾病，阴道壁约2/3部分出现松弛。

5．**阴道松弛症的治疗**　目前常用的治疗方法有手术治疗和非手术治疗（盆底康复治疗、射频治疗、激光治疗等）。对于阴道松弛症患者实施的缩紧阴道的手术，称为阴道紧缩术，我们主要讲的是经加强盆底肌肉的阴道紧缩术。

对于轻、中度阴道松弛，可选择凯格尔运动、盆底物理治疗、阴道激光治疗及线雕进行微创收紧，术后恢复快，不影响工作及生活；对于重度松弛合并阴道前后壁膨出的患者，单纯的线雕解决不了根本问题，应选择保留阴道黏膜或切除部分黏膜的肛提肌加强会阴体重建术；如同时合并压力性尿失禁，应加尿道中段悬吊术；如合并子宫脱垂、阴道前后壁膨出，则应行阴式子宫切除术、中盆腔悬吊术或全盆底重建术。

三、私密线雕的适应证与禁忌证

（一）适应证

1. 外阴组织的提升，针对更年期及松弛下垂的外阴组织。
2. 阴道黏膜萎缩的修复，针对会阴侧切后黏膜挛缩。
3. 阴道松弛症，针对阴道后壁及阴道口的修复。
4. 会阴陈旧性裂，针对分娩裂伤及肌肉衰老。
5. 渴望改变亲密关系的部分性功能障碍。

（二）禁忌证

1. 存在生殖道炎症、生殖系统肿瘤、重度会阴裂伤、肛周疾病和性传播疾病。
2. 月经期、产后 42 天之内。
3. 妊娠期妇女及未发育成熟的少女。
4. 合并血液系统疾病、严重心脑血管疾病及其他不能耐受手术的内科疾病。
5. 两周内接受过血栓溶栓剂、抗凝剂及凝血机制异常者，需慎重权衡治疗的安全性与可行性。

四、术前准备与麻醉方式的选择

1. **术前评估和问诊要点**　包括患者到底想要解决什么问题，即就诊主要的诉求及期望值是什么，患者是否存在心理问题、情感危机、性生活不和谐、收缩力不佳，是否合并尿失禁等。

私密线雕尽管能修复阴道支持结构并且减小阴道宽度，但无法逆转或改变社会心理因素所致的性功能不全，故术前评估应当涉及患者婚姻及性伴侣情况，以及患者对手术效果的期望值。术前对于患者做好心理疏导至关重要。

2. **术前相关检查**　包括血、尿、便常规，血型，出凝血时间，生化全项，术前四项（乙肝、丙肝、HIV、梅毒），心电图，胸部 X 线片，白带常规，液基细胞学检测（TCT），人乳头瘤病毒（HPV）检测等。术前要务必做妇科检查，炎症急性期避免操作此项目。

3. **术前准备**　选择手术所用线材，碘伏、2% 利多卡因、肾上腺素，ALLis 钳（两只），蚊式钳（两只），巾钳（两只），16 号带齿持针器，打孔器，线剪一把，纱布。注意术区消毒要用碘伏，会阴区禁用碘酒及乙醇消毒。仅手术区域备皮。

4. **麻醉方式的选择**

（1）局部浸润麻醉 ± 阴部神经阻滞麻醉：2% 利多卡因 10 ml + 0.75% 盐酸罗哌卡因注射液 10 ml + 1：20 万盐酸肾上腺素。罗哌卡因最大剂量为 2 支（150 mg）。利多卡因最大剂量不能超过 400 mg，对本品过敏、严重房室传导阻滞、室内传导阻滞者禁用。

阴部神经阻滞麻醉操作方法：选择 20 号脊柱穿刺针，可经阴道及会阴途径，按解剖路径，找到阴部神经所在位点，注入配好的麻醉药即可（图 23-2-2、图 23-2-3）。

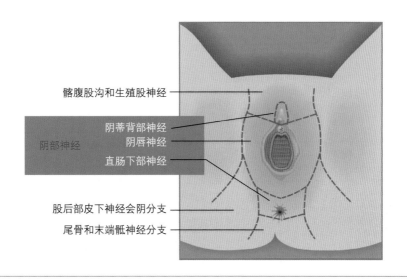

图23-2-2　阴部神经

髂腹股沟和生殖股神经

阴部神经

阴蒂背部神经

阴唇神经

直肠下部神经

股后部皮下神经会阴分支

尾骨和末端骶神经分支

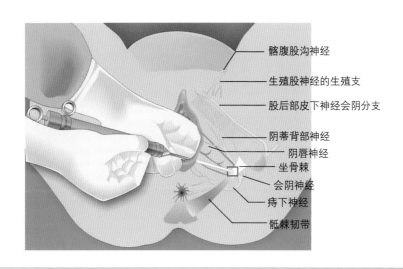

图23-2-3　阴部神经阻滞麻醉示意图

髂腹股沟神经

生殖股神经的生殖支

股后部皮下神经会阴分支

阴蒂背部神经

阴唇神经

坐骨棘

会阴神经

痔下神经

骶棘韧带

（2）全身麻醉：对于疼痛敏感和紧张的患者可以选择全身麻醉。

五、私密线雕的操作方法

（一）锯齿双针线的操作

1. 布线方案及设计　选取可吸收聚乳酸己内酯双针线，视阴道松弛与软组织、会阴体等松弛情况做"双菱形"或单菱形布线设计。线体走行于会阴浅、深横肌，球海绵体肌和会阴中心腱。以下为"双菱形"布线设计。

首先确定第一根线的操作点，在肛门和阴道口的括约肌处画出十字中轴线与平行线，找到侧切线标记位置斜上方 1 cm（与中轴线约呈 45°）的平行线上为进针点 S1，肛门与交叉点中间等分位置为 S2，S1 对称平行位置为 S3，阴道口内缘中心点位置为 S4，阴道口内侧壁 1/3 斜上方大约 2 点钟方向为出针点 S5，对面平行 10 点钟方向为出针点 S6；再确定第二根线的操作点，仍在会阴浅横肌上，腹股沟与 S3 之间的中心点位置为第二根线的进针点 a1，a2 出针点在 a1 对面平行的位置（图 23-2-4）。

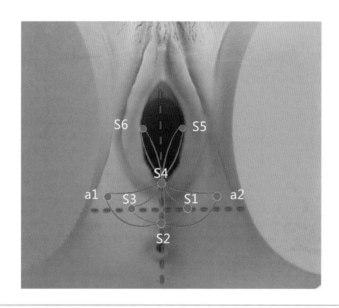

图23-2-4 "双菱形"布线设计

2．具体操作步骤

（1）术前准备：患者取膀胱截石位，术区常规消毒、铺巾。将碘伏一块放入阴道内。进、出针点注射麻药，沿途线路浅层与深层都须注射麻药，或行会阴神经阻滞麻醉和全身麻醉。使用 2 mm 打孔器或 11 号尖刀片分别在 S1、S2、S3、S4、a1 和 a2 打 6 个孔，并用小号蚊式钳 360° 分离。

（2）操作第一根线

①使用小号蚊式钳（使用一格）夹住线中间无倒刺部分，将线等分，先做前半根线，从 S1 点进入到肌肉层，走向 S2 点会阴中心腱出针，再从 S2 点进针到肌肉层走向 S3 点出针，均操作于会阴浅横肌，将针剪掉留线。

②打开蚊式钳，使用后半根线，仍从 S1 进针到肌肉深层走向 S4 出针，再从 S4 进针走向 S52 点钟方向，从 S5 出针点出针，再同孔进入从 S5 走向 S2 出针点出针，再从 S2 同孔进走向 S610 点钟方向出针，S6 同孔进走向 S4，从 S4 出针走向 S3（肌肉深层）出针，剪针留线。

（3）操作第二根线：同上选用小号蚊式钳（使用一格）夹住线中间无倒刺部分，将线等分，先做前半根线，从 a2 进针到肌肉层走向 S2，从 S2 出针，再同孔进针走向 a1，剪针留线。打开蚊式钳，走另外半根线，从 a2 进针到肌肉深层走向 S4，从 S4 点出针，再同孔进到肌肉深层，走向 a1 出针，剪针留线。

（4）取出阴道内的纱布，挤压阴道口向内缓慢收紧，先打结第一根线（打 4 个结），将结深埋入 S3

针孔内。

（5）同上操作，向内挤压收紧打结第二根线（打4个结），深埋入a1针孔内。术前、术后对比照片如图23-2-5所示。

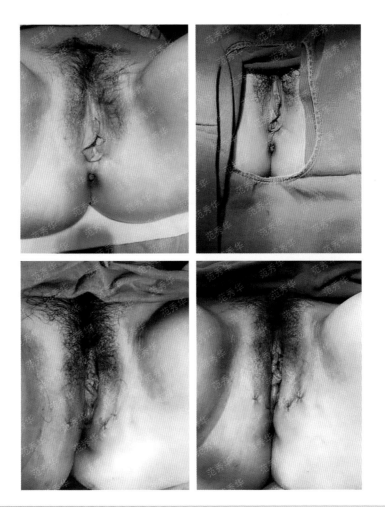

图23-2-5 术前、术后对比照片

临床提示

1. 打结后用蚊式钳钳嘴朝下夹住结上方多余的线头，将结送入针孔（S3、a2）深层，要将线头深埋并用手指检测，确保摸不到为止。

2. 打结时不要用力过大、过猛，防止线断裂。

3. 打结时不要收得过紧，确保有1~1.5 cm指测的空间。

4. 术中一定注意于直肠阴道隔处充分注射肿胀液，避免损伤直肠。

5. 术后务必行肛门检查，防止缝线穿透直肠，如发现，立即拆除。

6. 术后一定记住取出阴道纱布。

（二）平滑线的操作

对于大阴唇松弛，可选择 25 mm 及 38 mm PPDO/PCL/PLLA 平滑线共 60~80 根。布线设计：大阴唇井字格布线，深、浅两层结合收紧外阴（图 23-2-6）。

对于轻度阴道松弛，可选择 38 mm 爆炸线 6 根或 38 mm PLLA 童颜线 10~20 根。布线设计：患者取膀胱截石位，3 点到 6 点、9 点到 6 点如需要埋线，须注射肿胀液后放置。埋线层次为阴道皱襞下约 3 mm，设计 6 个点，每点埋置 1 根爆炸线，或 3 根左右童颜线。注意避免阴道前后壁埋线（图23-2-7）。

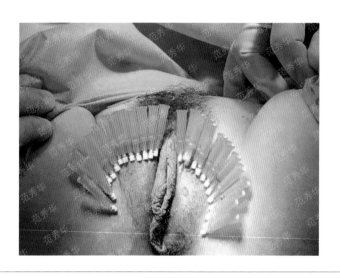

图23-2-6　大阴唇松弛埋线

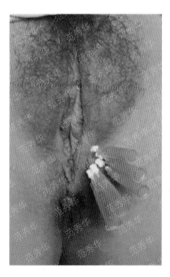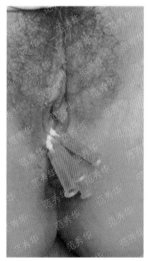

图23-2-7　轻度阴道松弛埋线

六、术后护理和注意事项

术后给予阴道手术常规护理和指导。术后 3 天内口服布洛芬胶囊镇痛，1 次 /12 小时。1 周内嘱患者要保持外阴清洁，术区喷洒医用生物胶体分散剂；保持大便通畅，清淡饮食，禁食辛辣、刺激性食物，如有便秘，适当应用开塞露或麻仁润肠丸；术后冰敷外阴，可以改善淤青肿胀；术后制动，1 个月内禁止剧烈运动，普通患者 1 个月后可正常活动，特殊职业患者须特殊交代，如舞蹈演员、体操运动员要适当延长正常活动时间；术后坚持做凯格尔运动或行其他盆底康复治疗，巩固手术效果；手术 4 周后复查，评估阴道开口及阴道宽度；原则上 4 ～ 6 周可恢复性生活，性生活前复诊，告知性生活技巧；可指导患者在恢复性生活之前 1 ～ 2 周进行温水浴、会阴按摩；定期随诊，留下长期随访资料。

预防：经常进行盆底肌功能训练，尤其是孕前、产后、围绝经期、盆腔手术后，应尽早进行盆底肌功能训练，尽快帮助盆底功能的修复，能显著降低日后发生阴道松弛、尿失禁、子宫脱垂、性功能障碍等疾病的可能性。

七、私密线雕的常见并发症及处理

1. **血肿** 主要因为局部止血不彻底，或者术后血管重新开放，有动脉性出血未能发现或未彻底止血，缝合时留有死腔。处理方法：术中必须严格止血，一旦出现血肿，要及时清理血肿，再次止血。尽快打开创口，充分止血后再次缝合；如果出血较多但没有形成血肿，可以考虑出血部位的缝合止血（图 23-2-8）。

2. **感染、伤口愈合不良** 多由于术后清洗坐浴不到位，或性生活过早，将伤口重新撕裂。处理方法：局部坐浴清洗（图 23-2-9、图 23-2-10）。

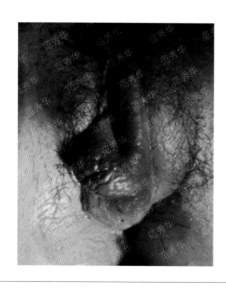

图23-2-8　血肿

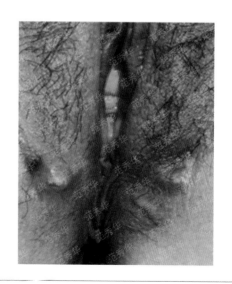

图23-2-9　感染

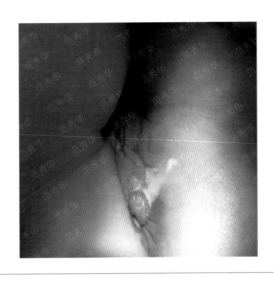

图23-2-10　感染

3．**直肠阴道瘘**　由于术中损伤直肠、阴道黏膜造成，也可因为感染造成。处理方法：充分去除缝线，抗感染、充分引流。预防：手术时必须采用肿胀麻醉，增宽阴道直肠间隙，减少手术损伤风险，开口不要过深，缝线不要穿透黏膜。如术中发现直肠阴道瘘，可可行一期缝合修补。术后发现瘘，则须待术后3~6个月行二期修补。

4．**线体外露及断裂**　多由于操作不当，线雕层次过浅造成。处理方法：剪掉暴露线头（图23-2-11）。

5．**神经、血管、腺体损伤**　术中严格掌握解剖结构及层次。

6．**其他并发症**　包括淤青（图23-2-12）、阴道狭窄、排斥反应、形态不佳等。

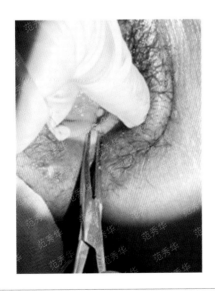

图23-2-11　线体外露

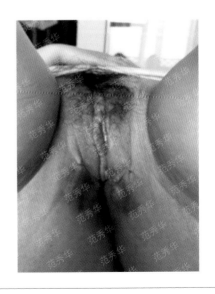

图23-2-12　淤青

7. 手术后疼痛，切口部位组织瘢痕增生，敏感度降低或感觉过敏。

8. 对手术结果不满意，或松弛复发，可再次手术。

八、手术效果评价

1. **主观评价**　阴道口径及外阴形态变化（医生的查体）、阴道口收紧感觉及性生活质量的变化（患者的自我感觉）。

2. **客观评价**　如何对紧缩的效果进行客观数据的量化评价，目前还没有统一标准。

第3节　私密线雕与其他项目的联合应用

一、与脂肪移植的联合应用

1. **阴道自体脂肪移植**　临床风险高，效果欠佳，目前不提倡应用。

2. **阴阜、大阴唇自体脂肪移植**　大阴唇自体脂肪移植的层次在会阴浅筋膜上、真皮层下。操作时要依据分层注射移植的原则，将脂肪均匀地注射在各层次中，防止脂肪团过大形成结节或囊肿。大阴唇结节如果过大，可导致性生活时压迫、疼痛，甚至囊肿感染、破溃。在自体脂肪移植的过程中，大阴唇深层用大颗粒脂肪，中层用小颗粒脂肪，真皮下层用"纳米脂肪"进行移植，增加植入的脂肪细胞的成活率，增厚皮下脂肪层，促进皮下弹力纤维和弹力纤维蛋白基质的形成，以达到增加会阴部皮肤弹性和年轻化的作用（图 23-3-1）。

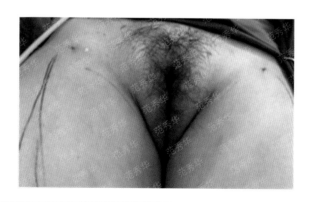

图23-3-1　阴阜、大阴唇自体脂肪移植

二、与透明质酸注射的联合应用

透明质酸种类繁多，特点是使用方便、选择面广。治疗以小分子、中分子透明质酸为主，大分子在严重萎缩患者可少量应用于特殊部位。主要注射部位在黏膜下层。优点是立竿见影，见效快，短期内可迅速恢复；缺点是费用较高，维持时间有限。

三、与富血小板血浆（PRP）注射的联合应用

可有效消除色素沉着，淡化色素；刺激胶原蛋白及组织增生，恢复皮肤弹性；增加血液供应，改善敏感度；G点注射，可增加性敏感度（该方法目前仍存在较大争议）。

四、与其他私密注射材料的联合应用

如干细胞（是能修复人体衰老或病变的细胞）；中胚层疗法、复合细胞生长因子，以及各种营养剂；童颜针等。

私密精准注射方法

1. 术前正确评估，确定注射范围和方法。
2. 术前充分消毒，阴道是有菌的部位，具有特殊的环境：潮湿、湿润、透气性差、易感染。
3. 找准解剖层次；充分暴露术野，用单叶阴道拉钩；尽量用钝针，从阴道口进针，边退针、边给药；先进行深部区域及前后壁操作，再进行两侧壁操作。
4. 注射方法为点状、扇形、交叉、棱形、线形、平铺等；注射长度为阴道外1/2，约5 cm；注射层次在阴道黏膜以下的组织间隙内。

五、与盆底康复治疗的联合应用

任何阴道紧缩手术都不是一劳永逸的，术前、术后辅以盆底康复治疗，可以巩固阴道紧缩术效果。盆底肌属于骨骼肌，受躯体神经支配，直接受人的意识控制，分为Ⅰ类和Ⅱ类肌纤维。Ⅰ类肌纤维又称为慢肌纤维，其特点为强直收缩，长且持久，不易疲劳，对维持姿势和盆底的支撑功能起重要作用。Ⅱ类肌纤维又称为快肌纤维，主要分布在尿道和肛门周围，主导的是肌肉的张力、力量和反应速度，特点是阶段性收缩，快速短暂，易疲劳，在控尿、控便及性功能正常发挥中起重要作用，对姿势改变

和腹压增加时（如咳嗽、举重物等）关闭盆底的裂孔非常重要。盆底肌中慢肌纤维约占70%，快肌纤维约占30%。盆底康复治疗的目的就是增加耻骨尾骨肌的敏感性，增强盆底肌肉的收缩力。盆底康复治疗的方法包括盆底肌锻炼、生物反馈法、电刺激、模拟训练等。

盆底肌锻炼（又称凯格尔运动），1948年由美国Arnold Kegel首次提出，指有意识地对肛提肌为主的盆底肌肉进行自主性收缩，以加强控尿能力及盆底肌肉力量，改善尿道、肛门括约肌的功能。为最传统的非手术治疗方法，无副作用及并发症。适用于：轻、中度尿失禁，轻度子宫脱垂，膀胱、直肠膨出，阴道紧缩术前、术后的辅助治疗，改善性生活质量，产后盆底康复。

凯格尔运动方法：①仰卧，双腿弯曲，保持正常呼吸；②关闭尿道、肛门、阴道，收缩肛门，想象阴道里有个东西，然后将其由下至上提起；③坚持3~5 s，然后放松，如此反复；④收缩和放松为一组，每10组为一次，一天2~3次凯格尔运动，每周尽量保证有3~5天做凯格尔运动。凯格尔运动要领：运动前排空膀胱，保持正常呼吸，除盆底肌在运动外，身体其他部位保持放松，腹部无紧张感，尽量减少大腿、臀部和腹部肌肉力量的参与。

生物反馈（Biofeedback）：采用模拟的声音或视觉信号来反馈提示正常及异常的盆底肌肉活动状态，以使患者或医生了解盆底锻炼的正确性，从而获得正确的、更有效的盆底锻炼。

电刺激：通过低频脉冲电流刺激来促进相关神经功能、肌肉功能的恢复，促进血液和淋巴循环，达到治疗效果，操作简便、无创无痛且安全性高。盆底肌锻炼的基础上辅以电刺激联合生物反馈治疗，协助提高盆底神经敏感性及引导正确的肌肉收缩习惯，最终实现治疗目的。借助康复治疗仪对盆底肌肌力和肌肉纤维的弹性及功能进行评估，确定盆底功能受损的类型，再根据评估结果制订出个性化的治疗方案，通过采用不同频率、不同振幅的双向波电刺激和生物反馈训练疗程，唤醒被损伤的盆底神经肌肉，增加盆底肌肉肌力和弹性，使盆底功能恢复正常。

盆底康复治疗具有安全性、科学性、非依赖性特点。根据病人个体情况制订个性化治疗方案，疗程结束后根据患者主观症状和客观标准的变化来评价疗效，并使用盆底肌肉康复器进行家庭训练，以巩固治疗效果。一般每次治疗15~30 min，10次为一疗程。

六、小结

对于任何新的治疗技术，安全性及有效性无疑是一个重要的评价指标，并且需要大量的临床样本以及长期的随访后才能够给出一个令人信服的证据。私密线雕用于"阴道回春"是一种新的切入点和想法，但目前因私密整形的特殊部位增加了长期随访的困难，还缺乏长期的A级证据，对其有效性及安全性进行评价，其远期疗效和治疗前后对比还有待进一步证实。会阴整形美容的所有手术都应遵循整体和谐的原则：美丽是外观、功能和心理的和谐统一，要个性化对待女性会阴部美容整形，局部结构特点要服从会阴整体形态特点，要遵循个人心理诉求，结构正常不等于求美者满意。"私密整形"已经成为整形美容行业的新热点，也存在很多虚假、不科学宣传以及不规范现象。新的治疗方法不断涌现，我们要制定行业规范，加强规范化培训，正确引导及疏导求美者，坚守医疗底线！

本章内容结合并参考了多位国内、外专家的临床经验和最新研究成果，在此致以崇高的谢意！另外，非常感谢我的助手、朱琳、张亚楠、范佳佳及张冉医生在编写过程中付出的辛苦劳动。最感谢的还是崔海燕教授，让我有机会分享工作中的一些体会和经验，有不足之处恳请各位同道批评指正，进一步将私密线雕技术规范化，为广大求美者提供最好的诊疗服务。

（范秀华　朱琳　陈蓓玲　张亚楠）

第24章

面瘫的线雕治疗

Aesthetic
Thread Rejuvenation
in Asians

世事如场大梦，人生几度辉煌？纵是秋风叶鸣廊，依然华美乐章。自饮亦须酣畅，云中嫦娥守望。良辰好景应如是，把酒邀月共赏。

——崔海燕《西江月·世事一场大梦》

面神经瘫痪（facial palsy）简称面瘫，是由多种原因造成的面神经核以上或以下的面神经损害，导致以面部表情功能障碍为主要表现的综合症候群。目前，成年人面瘫的发病率在万分之三左右，孕产妇可高达十万分之四十五。面瘫造成患者面容丑陋，并给他们的生活、工作和社交都带来极大困难，导致他们失去参加社会生活的信心和勇气。

目前，针对面瘫疾病的诊治可根据面瘫的时间分为早、晚期治疗，分别可进行神经或肌肉修复。对于静态性的下垂，还需要同时进行下垂器官的悬吊。对于部分患者，可以辅助以线雕治疗。但由于面瘫患者面部肌张力的状态与正常人不同，线材植入后需要承受的应力更大，所以对于面瘫患者的适应证把握应该更加谨慎。

一、面瘫线雕治疗的适应证

1. 对于迫切想要改善面部状态，但又害怕手术创伤的患者，早期可以考虑进行线雕提拉，进行短期的改善，待患者心态调适妥当后再行手术治疗。

2. 部分面瘫同时伴有面肌联动的患者。这类患者由于患侧肌肉力量的不平衡和紊乱，常表现为患侧提肌力量减弱而降肌力量过度增强。如患侧由于抬眉力量减弱而出现眉下垂，或患侧口角由于提肌群的力量减弱同时伴有降口角肌和颈阔肌的联动，表现为静态情况下的口角下垂以及微笑情况下的下垂加重，而患侧的"苹果肌"也由于提肌力量的减弱和颈阔肌的过度牵拉导致静态和微笑时的向下牵扯，缺乏应有的饱满弧度。对于这类患者，可以通过线雕进行眉和口角位置的暂时调整，同时通过面部提拉使患侧"苹果肌"更加饱满对称。

3. 肿瘤术后面瘫的患者。这类患者由于在肿瘤切除术中损伤了面神经，术后出现术侧的面瘫。这类患者面神经的连续性大多是保留的，术后需要经过半年到一年的观察期以明确神经状态，以及是否能够进行神经修复手术。但在等待期间，患者术侧大多处于弛缓性瘫痪状态，半侧面部静态情况下明显松弛下垂，出现眉下垂、下睑退缩、口角下垂、闭口不能，甚至流涎的表现，患者刚刚经历了手术的创伤，马上又要面对面瘫的打击，往往容易出现情绪的巨大波动，无法接受自己的现状，也无法融入社交活动，生活质量极差。对于这类患者，如果能够在早期甚至术前给予线雕治疗，维持术后的静态对称，能够较好地维护患者的心理稳定，实现术后早期的平稳过渡和心理调适，为术后的良好康复做好身心准备。

二、线材选择

线材选择可借鉴线雕美容提升线材。总体来讲，面瘫患者由于面部肌张力明显减低，线材需要对抗的牵张力更大，线材选择以更佳牢固、可靠为宜。目前文献可查的线材有 3-0 Mononylon™（Ethicon Ltd., Brazil）和 Omega V（Only Medical, Seoul, Korea）（图 24-1）。

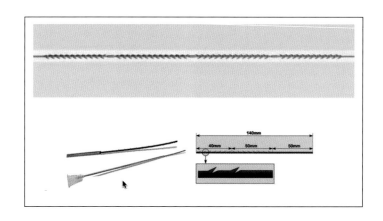

图24-1　面瘫线雕治疗的线材选择

三、面瘫的线雕操作方法

总体来讲，面瘫的线雕治疗可以借鉴线雕美容提升，但部分患者存在患侧的联动表现，因此必要的术后制动措施需要提前和患者进行沟通。

（一）眉

1. **麻醉方法**　基础麻醉 + 局部麻醉（0.5% 利多卡因 +0.125% 布比卡因 +1/160 000 肾上腺素）。

2．**手术切口**　位于中线外 5 cm 发际缘处。

3．**手术方法**　由切口处经引导管引导向眉头、眉中、眉峰和眉尾分别放置倒刺线提升。也有学者使用 6~8 根线材以加强悬吊效果（图 24-2）。也可在经发际切口眉提升术时放置倒刺线辅助提升。

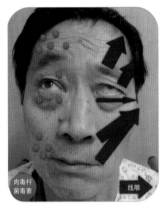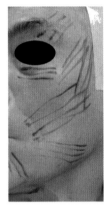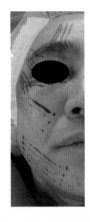

图24-2　面瘫线雕设计

4．**术后护理**　术后术侧面部贴美容胶带 1 周，限制面部表情。

（二）外眦及中面部

1．**麻醉方法**　基础麻醉 + 局部麻醉（0.5% 利多卡因 +0.125% 布比卡因 +1/160 000 肾上腺素）。

2．**手术切口**　于患侧颞线外 1 cm、发际上 2 cm 做水平切口，该切口刚好落在鼻翼基底和外眦连线上。然后在中线外侧 5 cm、发际内再做一个辅助切口。

3．**手术方法**　通过旁正中切口置入内镜引导，从颞部切口在颞浅、深筋膜之间分离，至颧弓上缘，然后在哨兵静脉外侧向下贴骨面分离至面中部。通过引导管盲视下向眶外侧、中面部和下面部分离并置入倒刺线，倒刺线另一头固定于颞深筋膜。关闭颞部及旁正中切口（图 24-3~24-5）。

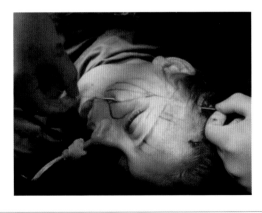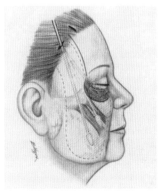

图24-3　外眦部、中面部和下面部线雕设计

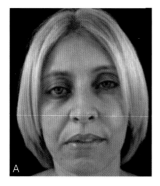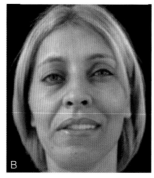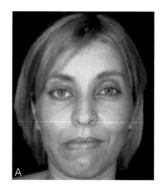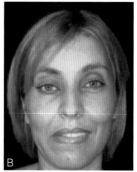

图24-4　面肌联动患者线雕术前、术后对比照片

A. 术前静态，微笑；B.术后静态，微笑

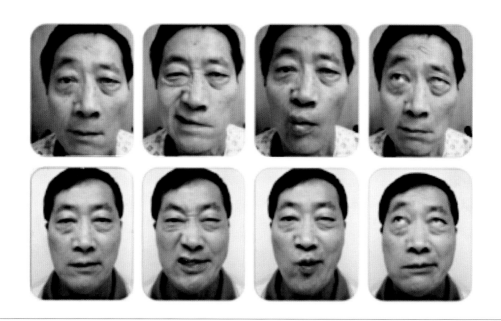

图24-5　晚期面瘫线雕术前（上图）、术后（下图）对比照片

4. 术后护理　术后术侧面部贴美容胶带1周，限制面部表情。

四、注意事项

对于面肌联动患者及肿瘤术后早期面瘫的患者，在进行手术操作时应格外注意线材埋置层次，避免面神经的损伤。面肌联动患者多表现为部分面瘫、面神经功能减弱，但仍保留功能，且基础的神经冲动传导对于维持肌肉张力、保证口眼静态对称具有非常重要的作用。如果线雕过程中再次损伤神经，将会造成患者的再次面瘫和功能的进一步减弱，甚至后期严重面肌联动的出现。而对于肿瘤术后早期面瘫的患者则更应该谨慎，如果术中导致面神经的二次损伤，将会影响患者后期的恢复，同时也加大了后期手术修复的难度，甚至导致神经修复无法实施。

五、关于面瘫线雕治疗的思考

关于线雕提升的持久性问题，一直以来存在诸多争论。部分研究发现，线材埋置提升后的效果可以保持 3~5 年，也有部分研究认为线雕提升更适合于短期改善。面瘫患者由于面神经的损伤而导致面部肌张力丧失，或者由于神经再生异常而导致面部肌力紊乱，这种情况下，埋置后的线材将会较埋置在正常面部的线材承受更大的应力，线雕作用维持时间短，术前沟通应充分。因此，综合考虑各方面因素，我们认为针对面瘫患者的线雕提升主要适合应用于短暂的过渡期治疗，长期的效果仍应以手术治疗为主，或者线雕配合手术治疗。

（王文进）

参考文献

[1] Perrone M. Use of triple-convergence polypropylene thread for the aesthetic correction of partial facial paralysis caused by the facial nerve injury. Rev Col Bras Cir, 2012, 39(5): 368-372.

[2] Mishra A, Husein B, Lecky B, et al. Silhouette thread lift as an ancillary procedure in an unusual case of necrotizing myopathy of the face. Plast Reconstr Surg, 2011, 128(2): 589-590.

[3] Choe WJ, Kim HD, Han BH, et al. Thread lifting: a minimally invasive surgical technique for long-standing facial paralysis. HNO, 2017, 65(11): 910-915.

[4] Savoia A, Accardo C, Vannini F, et al. Outcomes in thread lift for facial rejuvenation: a study performed with happy lift ™ revitalizing. Dermatol Ther (Heidelb), 2014, 4(1): 103-114.

[5] Gülbitti HA, Colebunders B, Pirayesh A, et al. Thread-lift sutures: still in the lift? A systematic review of the literature. Plast Reconstr Surg, 2018, 141(3): 341e-347e.

[6] Fukaya M. Long-term effect of the insoluble thread-lifting technique. Clin Cosmet Investig Dermatol, 2017, 10: 483-491.

鸣　谢

上海交通大学医学院附属第九人民医院虹梅门诊

021-54220975　　　021-64018183

上海医疗美迪塑 newLV

怀训整形艺术公益基金

美思科

北京大学医学出版社有限公司

净研生物技术有限公司

教学视频二维码扫描说明

第一步　打开手机微信，利用"发现"中的"扫一扫"，扫描右边"北京大学医学出版社有限公司"微信公众号二维码，关注北京大学医学出版社微信公众号。

第二步　刮开右边的二维码，使用"北京大学医学出版社有限公司"微信公众号中右下角的"扫一扫"功能，激活本册图书的增值服务。

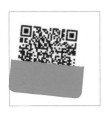

第三步　使用"北京大学医学出版社有限公司"微信公众号中右下角的"扫一扫"功能，扫描下方视频二维码，即可观看视频（一本书只绑定一个微信号）。

崔海燕教学视频 1 　　崔海燕教学视频 2

崔海燕教学视频 3 　　崔海燕教学视频 4